镜之舞

合作性家庭治疗指要

Steven Friedman ◎著

林紫心理机构◎译

华东师范大学出版社

图书在版编目(CIP)数据

镜之舞:合作性家庭治疗指要/(美)弗莱德曼主编;
林紫心理机构译. —上海:华东师范大学出版社,2017
ISBN 978-7-5675-5756-7

Ⅰ.①镜… Ⅱ.①弗…②林… Ⅲ.①精神疗法
Ⅳ.①R749.055

中国版本图书馆 CIP 数据核字(2017)第 043016 号

镜之舞:合作性家庭治疗指要

主　　编	Steven Friedman
译　　者	林紫心理机构
策划编辑	彭呈军
审读编辑	叶　枝
责任校对	林文君
装帧设计	卢晓红

出版发行　华东师范大学出版社
社　　址　上海市中山北路 3663 号　邮编 200062
网　　址　www.ecnupress.com.cn
电　　话　021-60821666　行政传真 021-62572105
客服电话　021-62865537　门市(邮购)电话 021-62869887
地　　址　上海市中山北路 3663 号华东师范大学校内先锋路口
网　　店　http://hdsdcbs.tmall.com

印　刷　者　常熟高专印刷有限公司
开　　本　787×1092　16 开
印　　张　21
字　　数　361 千字
版　　次　2017 年 4 月第 1 版
印　　次　2017 年 4 月第 1 次
书　　号　ISBN 978-7-5675-5756-7/B·1048
定　　价　56.00 元

出 版 人　王　焰

(如发现本版图书有印订质量问题,请寄回本社客服中心调换或电话 021-62865537 联系)

翻译团队名单

庞美云　郑　燕　钟　华　吴诗佳
陈菲菲　程　江　乐　宁　何　良
舒柳敏

上海市版权局著作权合同登记　图字：09 - 2014 - 635 号

献给予我机会与之工作的个人和家庭……

给那些一起笑过……

一起哭过的人们……

他们教给我如此之多。

观照……指那样深的
理解，经由潜沉入经验之中，
你的和我的，
熟晓的和异域的，
新的和旧的，
并肩一起……让他们彼此对话。
——Mary Catherine Bateson

前言

这本合集的整理出版过程对我来说是段十分美好的经历——因为我总会惊叹于这个领域的新成果竟如此之多。Steven Friedman 把几个章节合并称为"合作训练"，这种说法源于挪威心理治疗师 Tom Andersen 的反映性团体概念、德克萨斯州的 Harry Goolishian 和 Harlene Anderson"合作语言体系研究"，以及 Michael White 和 David Epston 分别在澳大利亚和新西兰所作的叙事研究。所有这些革新者，在人文学科的后现代主义运动和语言艺术的发展中，大胆地挣脱了家庭治疗中传统的问题取向模式的束缚，为我们指引了一个极具潜力的新方向。

请允许我来介绍一下我自己是如何接触到这个领域的。1981 年我的《家庭治疗的基础》①这本书出版时，我就不安地感到，被家庭治疗师们广泛使用的系统类比方法在使用中是有许多限制条件的，如果不满足这些条件盲目使用可能会造成严重的后果。在十年之后，我们清楚地认识到，人文学科的主要研究内容必须要重新作思考了。可在我的书出版的那个年代，我们这些家庭治疗师对其后将要发生的变革几乎一无所知。当时在大家看来，后现代主义大概就是法国舶来的某个主义，批判理论约莫就是马克思主义哲学中的一种，甚至几乎都没人知道社会历史学家米歇尔·福柯（Michel Foucault）是何许人也。叙事理论在当时也只有一些前沿的心理分析师在运用，而社会建构主义理论和建构主义这两个截然不同的理论框架也几乎被混为一谈了。但是，也的确有一批比我们更博学的女性家庭治疗师走在了前头，她们一直试图警醒我们未来将会发生什么。

当我终于弄明白了后现代主义想表达的意思时，我就试着努力跟上其发展的脚步，后来我归纳出了后现代主义发起的三项挑战——我认为它们十分有助于我们理解后现代主义思想。第一项挑战，从哲学角度来说，它挑战了科学思维一直以来的主导

---

① 原著名为：Foundations of Family Therapy(1981)。

地位。自启蒙运动以来,人文学科的学术和实践研究领域都在努力并试图能像自然科学那样成果卓著。而不少反对者提出:这些领域无法用社会建构主义学家 Kenneth Gergen(1985)提出的本质主义的观点去评述——本质主义认为任何外在的事物都存在着其核心的本质。如果说"现代"的定义是实证的、毋庸置疑的,那么"后现代"就是社会性的、解释性的。那些批评家们认为,后现代主义容易发生伦理危机,而后现代主义的支持者们认为,他们只是在追求真实的意义。

第二项挑战,后现代运动发起了对社会思想家所普遍关注的所谓构成个体内部系统之符号和规则的挑战。当你回顾 20 世纪社会思想的发展历程,你很容易可以发现在语言学、文艺评论、社会学、人类学、心理学界的主流学者都认同的一个观点:在人类的行为活动和生活事件背后都蕴含着某些组成结构。如今,这些结构已经被概括出来了,也被视为传奇一般的存在。实际上,有一个"主义"就是专门用来概括这场结构主义和后现代主义之间特殊的"大撞车"的:后结构主义(Berman,1988)。按照这个观点,即使是顶尖的文学评论家也未必能在小说或剧本里找出什么符号来表征,就好比一个经验丰富的治疗师也很难在一个家庭中找到一个功能失调的结构。

第三项针对已有认知经验的挑战是一个关于社会行动主义的新概念。这个观点避开了马克思主义者们一直争论不休的旧有框架,将关注点集中在社会论述层面的政治批判上。这个想法源自于以下几个方面的启发。首先是源自于德国学派所称的批判理论,批判理论提倡的是一种更开放的谈话情境——社会哲学家哈贝马斯①称其为"理想谈话"(Poster,1989)。另一个来源是早期的圣经解释学,从原始的圣经人物的解读发展为具有广泛意义的解释艺术。最后是米歇尔·福柯(Rabinow,1984)所做的革命性工作——他在批判官僚主义对当代思想的侵蚀时所提出的"日常生活中的小法西斯主义"为政治活动家提供了一个强有力的武器。

这些想法支持着我去探寻"不同的声音"——这个词我引用自心理学家卡罗尔·吉利根(Carol Gilligan)1982 年出版的著作《不同的声音——心理学理论与妇女发展》②。在书中,她对哈佛学者劳伦斯·柯尔伯格(Lawrence Kohlberg)的道德发展阶段理论提出了质疑:她认为柯尔伯格的理论依据的是仅有男性受试者的研究结果。她自己进行的研究运用了与柯尔伯格相同的研究方法,由男性和女性受试者共同参

---

① 尤尔根·哈贝马斯(Jürgen Habermas),德国当代最重要的哲学家之一。
② 原著名为:In a Different Voice(1982),本书中译本已于 1999 年 2 月由中央编译出版社出版。

与,研究结果提示:女性为维护关系的稳定而倾向于变通地去理解规则,而男性则倾向于依据抽象的是非必然的根本原则。吉利根的这种性别价值体系似乎为我的两难境地给出了答案。我逐渐摆脱了这种男性中心的价值观中所包含的是非必然的规则,找到一种基于联结、伙伴关系的理论形式,从而得到女性的青睐,当然还包括有相似看法的男性。

我还曾撰文讨论过心理治疗专业筑起的横亘在治疗师和他们的来访者之间的"不平等的墙"。职业保密原则是其中的隔墙之一,它制约了治疗技术的培训,也影响着我所说的"学术用语",即临床用语的使用。我很认同福柯描述的现代专业监管机构(学校、审判系统、医院)的功能,即通过被授权的获益来悄然彰显他们的权利。然而我在想,究竟如何才能打破这种不公正呢?我不是为了去指责这些家庭治疗机构,而是想要找到一套可操作的方法并付诸实践,并能通过它们带来一些实质的改变。

就在这个时候,挪威的心理治疗师 Tom Andersen 通过"反映小组"(1991)这个美妙、戏剧性的模式,开创了这个崭新的领域。这个方法要求一个小组的成员通过交谈分享各自看法,而治疗师和家庭成员则观察和倾听。然后家庭成员也可以对小组反映的内容作出反馈。这项创新做法相比长期以来一直使用的严格隐蔽的单向视窗来说,是一种更好地了解治疗进展的方法。我还留意到,这一方法同时也改变了专业人员的语言,变得更加简明、更加个性化也更有意义。当我正在研究有什么方法可以让不同的声音得到实现时,恰巧看到了这个方法,这对我来说简直是天赐良机,所以我几乎立刻就接受,更准确地说,是领会了这个方法。

这一时期,另一个对我来说很有帮助的人是 Harry Goolishian,他是个充满人性关怀的心理学家,家庭治疗的先驱。他居住在德州的加尔维斯顿,在休斯敦工作。他和他的同事 Harlene Anderson(Anderson & Goolishian, 1988)一同为家庭治疗领域注入了新的理念:治疗师应该作为一个"一无所知的人"进入到治疗中。其所涉及的这种让人不太舒服的谈话方式着实让我吃了一惊。从表面上看,似乎只是寻常的谈话,然而实际上,这个"谈话"的内容是他们对自己做了些什么的描述。让我印象尤其深刻的是,从他们叙述的言辞、态度中,我丝毫没有感到那种像是在谈论同事、导师或是观察者的"真正的"交谈口吻,而是在描述着他们所看到的人。他们的立场背后的哲学意义与解释学紧密相连,其中也折射出具有合作意义且以后现代主义的语言理论为基础的治疗目标。

还有一项系统概念和现代主义治疗方法上的突破,是由澳大利亚的 Michael

White 和新西兰的 David Epston 的非凡创举所带来的。White 和 Epston 在 1990 年的著作《叙事意味着治疗的结束》①打破了家庭治疗的疆界，自此之后，这个领域也完全不同了。我想他们的研究之所以如此迅速普及，有一部分是因为其中所运用的的叙事隐喻与社会建构主义的理念不谋而合，也有一部分是因为他们在治疗方法上借鉴了福柯式的宽松自由的理念。"故事"可以让人们看到他们所处的困境，进而给予他们摆脱困境的希望。"自由的故事"则使得治疗师和来访者可以并肩在一起。

这些方法受到后现代主义的影响，如同戏剧一般迅速地改变了过去人们以及家庭治疗中以个体为单位的思维模式。这些创新实践者不刻意提取出个人或系统单个实体作为对象，而是将这两者之间的边界作为一个实体——把它比作一台织布机，一刻不停地织着昂贵的挂毯。他们还有一个意图，就是要帮助个体获得自我认同，而一般来说这种认同都是植根于社交网络中的。所以，我更愿意称治疗师的工作为"自我认同训练营"。这也是为什么他们如此强调要去建构一个社区，让这个环境能对成员彼此之间的认识发挥积极的影响。

令人惊叹的是，这些革新者能如此彻底地抛弃传统的系统疗法治疗师所遵循的问题取向的治疗原则，同时他们使用的语言也发生了如此大的变化。Goolishian 和 Anderson 并不将所谓"问题"看做是需要去解决的，而是将其"溶解"在了治疗谈话的内容中。Tom Andersen 的反映小组将艺术形式和事实相结合，对出现在治疗现场的情境做即时的干预。White 和 Epston 提出了"渗透问题的故事"这个说法，目的也是要建构一个更为积极的故事来将其取代。所有的这些先驱者们都坚守"美好的生活图景"，即便这幅图景需要他们自己去构建。他们这么做还算是治疗师吗？

我的答案不参照以前的评判标准。我认为他们在努力带动我所说的"感知的社区"（community of perception）这个新环境。这个社区的概念不同于我们所想象的居住区或是城镇，而是由不断变化的、面对面交流的团体所组成的，且每个团体成员都参与其中，就像是一个鱼群，维持并塑造着自己。传统上将人与环境划分为两极的界限也不复存在了，我们关心的是人际交往中的事件，这是社会心理学家 John Shotter（1993）对比了占卜后提出的。没有所谓的目标，也没有必要去制定目标。也没有指挥者。这个游戏的结果取决于每一个参与其中的人，因为是他们一点点添砖加瓦造就的。

---

① 原著名为：Narrative Means to Therapeutic Ends。

这种转变也带来了治疗关系的新模式,马萨诸塞州北安普敦市 Windhorse 联合会的心理治疗师 Jeffrey Fortuna(1995)将这种治疗关系称作治疗的友谊(therapeutic friendship)。这种关系相比传统的治疗模式,让当事人获得更多平等感。这包含了一种 White 和 Epston 称为"透明感",我称其为"公平坦诚"的原则。大家一同分享对治疗过程的看法和其中一些不为人知的秘密,这些都是个人生活中的细节内容。治疗师会放下身份同当事人一起参与一些社交活动,比如一起做庆典的蛋糕、一起去购物或是喝茶等。传统方法中支持安慰、积极关注的做法也会去运用。但不可否认的是治疗师与当事人之间神圣不可侵犯的边界在这里受到了挑战。

最后我要指出一点,就是 White 与 Epston 的工作与其他两个研究团队的不同之处。叙事方法是严格由治疗师来驱动的,事实上,它有一个严格的社会学框架。相比而言,Tom Andersen, Harlene Anderson,以及 Harry Goolishian 的做法远没有如此严格,而且恰恰特点也就在于它的无目的性(如果说的确有目标的话),这也是我之前所指的"不同的声音"之一。因为这种在实践哲学上的不同,后来的研究团队在实践叙事团体治疗时会有截然不同的感受。

撇开其中的不同之处,我想任何人都没有想到过这个新疗法的尝试会呈现出如此彻底地变革——从关注某个单位因素变成关注交互作用。Shotter 也曾试着去定义这难以说清的说法,称之为"了解到这第三种……"他的意思是说,由此他了解了有一种既不是指向内心世界也不是外部世界的,而是关注最平常的生活中付出——给予的这个空间。Shotter 说,在这个空间里,能看到实际生活中的事件,还有政治方面的或是道德方面的事件。

我的同事 Mary Olson 还是一个作家,她说社会建构理论有一个问题是其中没有关于痛苦的解释理论。这也许就是为什么社会活动家会抱怨了,也因此,他们会指责系统理论。我之所以如此认同这种协同合作的疗法,是因为我相信它能够让我们去面对痛苦的同时还能有信心去战胜它,正是这紧密相连的信念串连起了他们现实生活的全部。这也是为什么我感到这本合集的出版是如此珍贵。用心阅读它吧。

Lynn Hoffman
佛蒙特州布拉特尔伯勒家庭中心

致谢

　　我想要对我们哈佛社区健康计划（Harvard Community Health Plan，下文称HCHP）布雷茵特里中心的家庭治疗团队的诸位成员们：Sally Brecher, Cynthia Mittelmeier, Ethan Kisch, Madeline Dymsza 表示由衷的感谢。在过去的几年里，和这些优秀的治疗师们一同紧密合作让我敢于冒险，也让我自身和我的专业素养得到了很大的成长。Naami Seidman Turk，作为博士后加入到我们的团队中来，也做出了杰出的贡献。她的智慧和创造力就像是催化剂，拓宽并丰富了我的临床工作。我在 HCHP 布雷茵特里中心的心理健康部门的同事们：Vicki Beggs, Rose Catalanotti, Stan Cole, Lauren Corbett, Ellen Frishman, Dan Gadish, Marge Lavin, Ted Powers, Jim Ritchie, Rob Schneider 和 Ronnie Tilles，过去的十年里，我和他们一起共事，在这个时而动荡的医疗管理体系里，我们营造起了稳定、支持、友好、轻松愉快的团队氛围。另外，我还要感谢 Margot Taylor Fanger，她的意见令我大受启发；Simon Budman 支持着我，也像老师一样指导我；Michael Hoyt 是我的咨询者、导师和朋友。我也很感激 Harvey P. Katz, MD，哈佛社区健康计划在布雷茵特里中心的负责人，他给予我在这个项目上的支持。

　　我想要特别感谢这些作者，他们工作中所付出的努力都呈现在了他们出色的投稿文章中了。我还要感谢 Seymour Weingarten，Guilford 出版社的主编，在他的鼓励下，我完成了这本书，Anna Brackett 和 Guilford 的制作团队如此用心地制作出了这本书。最后，我要深深地感谢我的妻子 Donna，她多年以来一直陪伴着我，做我的顾问、朋友和专注的倾听者，她对我的爱是我完成这项任务的根基。

目录

第三部分　作为观众的团体：重写故事

序言：开启反映

Steven Friedman

身在此山不识山

——Ralph Waldo Emerson

回到 1978 年，当时我正在马萨诸塞儿童指导中心带领一个培训小组。我们通过一个单面透视的镜子隔周观察一个家庭治疗案例。这个案例是由我的两个同事做的，而我和大约 5、6 个受训成员在镜子后观察。在一次治疗中，这个家庭反馈说，孩子的行为得到了改进，"在家表现好起来"。当时我们都感到很高兴。我跟我的同事很快交换了一下意见，决定邀请这个家庭在一旁聆听和旁观我们观察小组针对他们的治疗变化的反馈。我们让这个家庭大约观察了 10—15 分钟的讨论，之后便邀请他们发表意见。这个家庭似乎对听到的讨论内容感到非常高兴，而且觉得自己家庭内部的改变得到了支持和鼓励。

很多年过去了，这段经验几乎要被我遗忘了，直到我读到 Tom Andersen(1987)的一个关于反映小组的研究才意识到，一旁观察的听众会对治疗进程提供有利的贡献，他们是一种中介，可以验证改变，播种思想甚至提供更多可能。在过往的数年中，我和同事在一个健康管理中心测试了设置观察小组这样的治疗模式的效果，发现这个反馈过程非常有助于启动患者的改变。

自 Tom Andersen 1987 年发表了关于设置反映小组的研究成果后，家庭治疗这个领域就被这种设置，或者是说这个反馈的环节极大地改变了。实际上，这个新的研究让家庭治疗获得了变革，瓦解了旧的方法。通过对话和叙事疗法，语言和意义取代了咨询中参与的人，而成为治疗中的突出和专用要素。对话过程中自然折射出的意义，为创造新的理解和可能的改变提供了机会。

使用反映小组/旁听这个技术，可以追溯到早期家庭治疗的一个阶段，这个阶段强调在治疗中介入拓展的家庭网络（extended family networks）（Speck & Attneave，1973）。多重影响的治疗（MacGregoretal.，1964），即数名治疗师联合对来访家庭进行强化干预，或是由 Laqueur（1976）发展出来的多组家庭群的模式（multiple family group format），这些都可以看成是过去治疗师允许外部世界进入治疗关系（Laqueur，1976，p409）的例子。从某个方面看，家庭治疗又回到了它最初的根基——社区努力（a community endeavor）的方式。在咨询过程中引入听众或是见证人，是这类技术的关键所在。上述所提到的作者都运用了一些听众/旁听的技术，去启动治疗谈话中的新想法。

心理治疗的发展导向，往往反应了其文化背景的变化。自救运动的兴起，给大家提供了一个公众论坛去解决个人问题。互联网创造了一个"虚拟的"社区，连接起世界各地的人。我的一个来访者告诉我，她将自己在一个艰难时段的悲伤分享到了网上，结果收到了数以百计的电子邮件来支持和鼓励她。而在美国，电视真人秀这种模式也确实让个人化的困境被呈现给公众。电视访谈秀通过现场观众和电视观众的互动对话来展现人们的生活和人际关系，数以百万的人们则通过观看来了解。实际上，知名电视访谈秀的主持人 Oprah Winfrey 还获得了家庭婚姻协会颁发的一个特别成就奖，奖励她的节目对大众了解婚姻和家庭议题起到的教育作用。虽然这类节目追求的是满足大众的偷窥欲，但它们的确提供了一个机会，去展现人们日常生活的复杂性和多样性。社区访谈对话的方式被创造出来，这个方式提供了大量关于个人和人际间生活的观点。在此前所提到的作者都致力于利用社区的知识——专业而又个性化的——提供给人们一个改变生活困境的可能和选择。

本书可以看作是一场咨询师治疗师和来访者的对话，这种对话为新想法和新远景创造了一个空间。这些合作对话的专家作为本书内容的贡献者，并不顺从传统治疗方式。事实上，本书所提供许多观点完全与传统的治疗过程相悖，对心理治疗这个领域有一个变革性的影响。本书的作者实际上并不是通过对话去评估和修正"问题"，他们也不会使用诊断标签这样的方式，实际上，他们不重视甚至弱化诊断标签。他们谈论过去也好，给予解释也好，都是为了启动当下的变化。

本书所呈现的内容，包含了一个社会构建理论的理念，即借助对话可能创造出（多种）意义，来为人们提供一个创造个人现实的可能（Anderson & Goolishian，1988）。问题不再被视为是结构化的，而是一种不断在人生中发展变化其意义的自我构建/故事。治疗变成一个对话平台，在这里来访者的故事被重写和重构，以便建立来访者的力量感和成就感。叙事疗法的先锋人物 Michael 和 David 在他们的创新性的研究中表明，治疗师扮演的角色旨在带来新的故事，这些故事里带来希望、弹性和力量，来访者带着这些新植入的故事面对外部世界，以期将故事中所获得的一切延展入自己的社会生活，并浑然一体。

本书的章节从传统的治疗模式入手，逐渐引入合作对话的方法（例如，Friedman，1993；McNamee & Gergen，1992）。本书展现了合作对话可以如何被运用于主流的治疗领域，呈现出其复杂性。在家庭治疗领域，世界各地出现了许多新方法和新实践，拓宽和加深了这个领域的思考和实践。这其中有八个代表人物，他们来自不同国家，一起构成了一个具有多样文化背景、政治理念和世界观的（新）论点。本书主要呈现的是，叙事疗法是如何基于语言为来访者提供新契机和新希望。

章节概览

本书分为三个部分。第一部分，作者们描述了如何通过结构治疗性的对话，来创造出这样一个空间：多元的观点被表达，协作解决问题的方法被呈现。以多元临床和文化为背景，作者们展现出的观点和方法带给读者一系列合作对话的图示：参与者的声音被听到，参与者的想法被求证，即便是在传统社会中，"边缘化"和极端化的小众也得以参与其中。治疗过程变成了一个对话过程，形成公众可参与的平台，允许想法以递归的风格流动起来。因为所有参与的声音都被呈现，由此产生的解决方法又确认和尊重了所有参与者的尊严。

Andersen（第一章）向读者展示了反映这个环境出现和发展的历史。他相信人是一种信息集合，他将自己的来访者看作是可以共同合作探究各种可能的合作者。Andersen 提出了他的临床假设并详述了在不同环境下实践反映的几种有价值的方法。瑞典的 Kjellberg 及其同事（第二章）谈论了当治疗从传统权威式的模式转向相对平等的关系时，他们觉察到的变化、困惑以及针对这种更自由的咨询方式的感受。他们当时在乡间的社区服务，常遇到暴力和虐待儿童的情况，于是他们就将地方的服务部门和当地家庭组织在一起，共同聆听这些情况并协同开展治疗。而在芬兰的 Seikkula 和他的同事（第三章）遇到的案例是一些深受"精神病患"影响的人，他们详述了一种更新、更开放的系统治疗方式的发展和组成，即在治疗中的优先对话和讨论，而治疗师的功能则被弱化。那些精神病患的家属和医院工作人员被集合组成一个"多元声音讨论组",借此来降低精神疾病发作这种情况所引发的影响。

Griffith和Griffith(第四章)举出了一个令人耳目一新的例子,他们讲述了如何通过反馈去重新平衡存在于医疗专业人员和病患之间的权利关系,这个方式改变了病患的情绪状态,使他们转而更加开放和有弹性。Swim(第五章)受到Harlene Anderson和Harry Goolishian的启发,介绍了一种创新的运用反映机制的方法,去帮助那些曾经被界定为情绪紊乱的学生,消除阻隔,战胜困境。校内人员聚集聆听、分享,借助叙事将一个悲观和扭曲异常的故事转变为一个充满希望和(各种)可能的故事。McCarthy和Byrne(第六章)通过并列故事的方法,帮助人们从旧的脚本中解脱出来。通过借助爱尔兰传统故事和神话,他们将治疗团队和要处理的困难结合在一起,从而给读者创造出一个独一无二的、具有价值的社会构建理论的理解。他们这种创新疗法有助于那些受困于古老传说中的恐惧和孤立的人们获得解脱。

本书第二部分,作者们提供了许多不同临床环境下操作反映小组这种技术的实用指南。利用叙事中的隐喻和焦点解决的思路,罗列了许多具体的观点和有用的临床案例,去展示如何有效地组织反映小组。经由反映小组产生的观点被植入临床治疗中,去支持、激发和激活个体/家庭案例去促进改变。

Lax(第七章)通过解释学和社会构建理论的一些观点,提出了一系列关于反映技术的建议,以及如何将"规则"置于相关的背景之中从而使治疗的透明度提高,并从治疗中的"误解"中获益。Janowsky,Dickerson和Zimmerman(第八章)富有创造性地把反映整合进了叙事疗法的框架。他们展示了一个临床案例,来访者在治疗中提供了她自己对治疗的反馈,作者说明了让来访者反馈在治疗环节中是如何起到其重要意义的。Friedman,Brecher和Mittelmeier(第九章)将反映小组看作是"催生新观点和行为动机的跳板"。他们展示了一些在健康管理中心服务时用到的反映小组所拍的图片,并说明了使用反映小组的好处。Selekman(第十章)论述了雇佣他人做同辈的观察反映者可以从家庭治疗中获益。作者在问题解决这一大的框架下,展示了这种创新方法在家庭治疗中的多种运用,从而有利于家庭客户接纳新的观念。

在本书最后一个部分,作者们通过各种各样的新方法将治疗扩展到了大的社区团体中。大批的旁听者被邀请共建并传播更好的故事,把人们从主流的文化思想中解放出来。通过将人和问题分离开来,就有可能改写和共建新的故事,从而带来新的期望和机会。当人们在团体的关注中不断呈现挣扎并取得进步时,新的人际网络就产生了,在这个网络里隐含着联结和希望。

Lobovits,Maisel 和 Freeman(第十一章)巧妙地将理论和实践相结合,通过许多新颖的方法展示了如何通过听众来传播想要推广的观点。在治疗中的一些重要道德议题也被关注和探讨。Madigan 和 Epston(第十二章)在他们的抵抗贪食和厌食的讨论团体中,展示了如何通过听众来启动变化。这些“团体(含听众)”就像是一个信息储备银行或是大数据夹,内含了许多有益的知识,以便于在成员中被传播循环。作者通过实际案例展示了这些人际网络可以有效地将人们从自我问题的沉浸中释放出来。Epston,White 和“Ben”通过一个协助研究的来访者(第十三章),充分展示了在一篇曾在达利奇中心日报中发表过的一个观点:人们如果可以跟有效解决问题的知识关联起来,他们就可能成为自己或别人的心理咨询顾问,就会具备解决自己问题的能力。作者展示了一个有趣的临床访谈,一个来访者作为协助研究员和治疗师,一起辨别、收集可能有用的知识,并将知识在团体中传播,人们因此获得了新的希望。

Nichols 和 Jacques(第十四章)创造性地将叙事疗法的框架植入了一个针对青少年问题的治疗当中,他们雇佣了这些问题青少年社区里的人们作为青少年成长和进步仪式的见证者。Adams-Westcott 和 Isenbart(第十五章)证明了反映技术在针对幼年时遭受性虐待的成人治疗中的成效。通过团体治疗的形式,将治疗过程看作是一段“旅程”,作者展现了观众的反馈是如何打开一个新的空间,在这个空间里有许多新的想法,可以帮助别人构建自己的(更好发展)故事。最后,我来总结一下本书的主要思路。

*   *   *

许多年前在亚利桑那州开会之余,我去参观了 Taliesin West,这是建筑师 Frank Lloyd Wright 在沙漠中建筑的一座房子,设计师和家人、学徒在房子里呆过许多冬天。这个著名的建筑物就好像是长在沙漠里一样。它突破了传统的矩形构造,创造出一个融入了光和幻想力的空间。Wright 把这个设计看作是一种个人成长:既要重视建筑物所处的地理地域,同时也要注重当地文化是如何利用空间的。一座建筑物需要因地制宜。其内在的空间需要结合外在环境从而融为一体。这个设计利用了有机流动性这样的建筑理念而成。

而治疗过程,从社会构建观点来看,道理是类似的。治疗师和其团队将来访者的语言和认知与当地的文化相结合,协同设计一些方式,让来访者从束缚中释放出来,并提供机会或是启动改变。通过这样的方式,曾经的束缚或是受限的结构(阻碍)就会被抚动,从而创造出空间来容纳新的意义、理解和可能的变化。Lynn Hoffman(1993)曾说过,大部分的治疗都是移动阻碍(壁垒),指出希望(窗户)。人们总能找到他们的窗户(p155)。我希望本书能打开新的局面,让大家能更容易地找到属于自己的那扇门。

感谢

感谢以下人士在编辑方面的帮助:

Donna Haig Friedman

Naami Seidman Turk

Sally Brecher

MSW

参考文献

Andersen, T. (1987). The reflecting team: Dialogue and meta-dialogue in clinical work. *Family Process*, 26, 415 – 428.

Anderson, H., & Goolishian, H. A. (1988). Human systems as linguistic systems: Preliminary and evolving ideas about the implications for clinical theory. *Family Process*, 27, 371 – 393.

Friedman, S. (Ed.). (1993). *The new language of change: Constructive collaboration in psychotherapy*. New York: Guilford Press.

Hoffman, L. (1993). *Exchanging voices: A collaborative approach to family therapy*. London: Karnac Books.

Laqueur, H. P. (1976). Multiple family therapy. In P. Guerin (Ed.), *Family therapy: Theory and practice* (pp. 405 – 416). New York: Gardner Press.

MacGregor, R., Ritchie, A. M., Serrano, A. C., Schuster, F. P., MacDanal, E. L., & Goolishian, H. A. (1964). *Multiple Impact Therapy with families*. New York: McGraw-Hill.

McNamee, S., & Gergen, K. J. (1992). *Therapy as social construction*. Newbury Park, CA: Sage.

Speck, R. V., & Attneave, C. L. (1973). *Family networks*. New York: Vintage.

White, M., & Epston, D. (1990). *Narrative means to therapeutic ends*. New York: Norton.

第一部分

反映过程： 开启对话

说出一个字，如在想象的
键盘上敲击出声。

——Ludwig Wittgenstein

伦理道德是：行动总是为
增加选项。

——Heinz von Foerster

改版来自于从看似混乱处遇见惊奇。为了改写，我们需要(表现)那些几乎没有露
过脸的，抓住零碎的线索。

——Mary Catherine Bateson

第一章　反映过程、行动的告知和形成

你可以借用我的眼睛,但你不能把它们拿走

作者:汤姆·安德森(Tom Anderson)　翻译:乐宁

关于创造性行动本身的心理,我曾经提到以下和它相关的论述:对以前不曾关注的在旧的环境下不相关而在新的环境下相关的事物的替代;对以前隐藏的类似事物的发现;对在行为准则中想当然地应用的潜在公理和思维习惯的感知;对本来就存在的事物的发现。

这导致一个悖论,即一个发现越原始,那么它后来似乎会越显而易见。从《圣经·旧约》意义上来说,创造性的行动并不是创造行动。它并不是无中生有:它发现、选择、重组、整合、合成已经存在的事实、思想、能力、技能。对每个部分越熟悉,新产生的整体就越显眼。

亚瑟·凯斯特勒(1964,p.119-120)

我对于反映过程的起源和发展的论述方式,在过去几年里有所变化。刚开始,我经常引用一些理论,好像这些过程来自于智力因素。现在我不这么认为了。我认为它们更多是感知的结果。虽然在反映过程 1985 年 3 月首次出现时我并不知道它,但现在我认为它是我作为治疗师解决自身不适的一种方案。作为治疗师,首先需要和他人相处,而当我和他们在一起感觉不适时,相处就会很困难。

本章个人化的开场白,可能对那些更喜欢客观描述的人来说价值有限。然而,我相信,对那些被诠释学传统以及假设知识是为环境所限、时间所限和人物所限而吸引的人来说,可能具有一些价值。我将首先说明一下诠释圈。

诠释圈

这个概念是由两个德国哲学家——马丁·海德格尔和汉斯·乔治·伽达默(Wachthauer，1986；Warnke，1987)提出来的。他们声称，我们理解的东西更多是由我们曾经的生活所决定的。我们曾经的生活给我们带来了各种普遍的假定，那就是，人怎样才能被最好地理解。

伽达默说，当我们去见一个需要了解的人时，我们不可避免地带有偏见；即在我们见到他/她以前，我们已经开始去认识这个人。伽达默用了"偏见"这个词，而海德格尔用了"先见"一词。一些人假定(带着先见)一个人所说的和所做的，产生于这个人的一个"内核"。带着这种先见去和他人见面的那些人，会在他人的行为里寻找反映和体现假定的内核动力学的迹象。

相对一个内核的另一种先见，是一个人的中心能通过外在反映出来——在这个人参与的对话和语言中。通过关注他/她的对话和语言，能够更好地理解别人。

关于人类一些现存的先见有两个例子。当我们努力去理解另一个人时(在我们先见的框架内)，我们可能看到或者听到我们以前从来没有看到或者听到过的东西。这个新的信息，可能反作用或与我们的先见产生细微的差异，甚至改变我们的先见。这种先见，对实际的理解的影响，以及实际的理解反过来对先见的影响，被称为诠释圈。

其他偏见

先见的概念，不但适用于人类，而且应用于我要了解的所有现象，包括反映过程、关于反映过程的写作，或者读者对反映过程的阅读。

我的先见是反映过程和我关于反映过程的写作很不一样。这些过程比我能看到或者听到的更为复杂。所以，写作只是个简化的版本，和我(根据我的偏见)感觉有用所以要看或者听的东西关联。当我写作时，我听到和看到的东西，用我的比喻和我的语言被描述出来，但是我绝不能理所当然地认为，我写作用的词语，创造出了让我的读者如我一样的影像和思想。

本章里，我会努力使用和"普通"人日常语言尽量接近的一种语言。我的偏见是读者们会在他们的偏见框架里解读这个章节，而这可能提供一个机会，让读者们反映在他们自己的工作和他们自己的先见中。

细微的差别

本章的"目的",不仅仅是描述反映过程,而且要描述它们产生和进一步发展的环境。因为这些环境的构成是我个人的先见,我留出空间,描述作为各种反映过程的组件,如何反作用、产生差异、改变我的偏见以及我作为治疗师的存在。反映过程可以被看作是诠释圈。

关注不适的感觉

本节讨论了人体和感觉,一部分内容可能偏离了上下文。如果你有这样的感觉,请从第16页的反映过程开始阅读。

作为挪威北部的乡村医生,我了解普通生活以及普通人体疾病。人体各个部位(头颈、肩、后背等)的疼痛和僵硬是一般医疗中最普通的疾病,因为"太普通"以至无法引起学术界的兴趣。我学习的医校并没有教我们作为医生如何去处理这个,所以我们只有自己摸索。我很幸运地遇到了一位挪威女心理治疗师——古德龙·奥佛兰伯格,她将我介绍给了她的老师——阿德尔·布洛·汉森,另一位挪威女心理治疗师。她们两人让我看到了一个从未到过的世界。布洛·汉森多年的工作,教会了她呼吸和活动是生命的两个重要方面;我们的呼吸影响我们的活动,而我们的活动又影响我们的呼吸。关于呼吸,在挪威语里有两个词:一个更生理学的,呼吸("a puste");而另一个更庄重的,甚至更加神圣的词,精神("a ande")。当一个人去世,挪威人最常说他/她精神走了。当我们起床,处于山间的新鲜空气中,或者类似的场合,我们也说我们吸取着空气的精华。活着在世上,就是正在呼吸。我们所有的表达和口语伴随呼气的节奏而来;我们大笑,释放出我们快乐的感觉;我们哭泣,引出伤心的感觉;我们大吼的声音,传递愤怒的感觉等等。在呼吸的呼出部分,所有思想和感觉被表现出来了。

我们的活动,是那些伸展全身各个部分的肌肉(如膝盖)以及弯曲这些部分的肌肉互相作用的部分结果,有时候细微而精致,有时候狂暴且粗野。膝盖前面的伸展肌肉和后端的弯曲肌肉正好相反。当它们一起工作时,共同对膝盖产生平衡作用。两个我们都需要——伸展的肌肉以及弯曲的肌肉,以便我们在行走、坐、起立、转身等活动时保持全身各部分的平衡。

布洛·汉森注意到,在困难的阶段(比如,当我们焦虑、愤怒或者悲伤,并且不想让别人知道时),一个人就会失去平衡,弯曲肌肉会增加活动,而伸展肌肉的活动会受到限制（被弯曲的肌肉）。这个人总体上趋向于"蜷缩"起来而身体倾向于"关闭"。读者们大多见过那些把手臂交叉放于胸前，身体前倾，一种处于"关闭"状态的身体行为。在这种关闭性的行为里，肩膀和上肢前面的、颈后的、胃部的、前臀的弯曲肌肉都参与了。

布洛·汉森注意到，在伸展肌肉受到限制的同时，呼吸也受到了限制。她认识到，如果她能帮助一个人伸展并且打开身体，一些有趣的事情就发生了。当身体伸展时吸气不由自主地发生了，随着吸气，产生了一种持续伸展的强烈愿望，而这刺激更多的吸气。这个循环，持续直到胸腔填满，当空气反向离开肺部，所有肌肉的紧张（也包括弯曲肌肉）消失了。

在这个伸展、呼吸和消除紧张的过程中，身体的肌肉平衡总体上改变了。事实上，人们有时能够看到一个人姿势的变化。

为了写一本这方面的书，紧密观察这项工作，对形成在我体内"蔓延"的某种知识起到了很大作用。1983 年至 1986 年间，当我写这本书时，我逐渐明白布洛·汉森的工作如何决定她要达到的目的，以及她的工作如何和别人产生联系。

她伸展他人身体一部分的方法之一，是她用一只手紧握紧张的肌肉（比如，小腿肚肌肉）以产生疼痛感。疼痛的同时出现（膝盖的）伸展，进而出现吸入。如果她的手太温和，她不会看到他人呼吸的任何反应。如果她的手用力一点，从而产生更多的疼痛，她能看到吸入的增加，然后伴随呼出时空气的释放。然而，如果她的手太用力的话，引起太多疼痛或者紧握时间太长，那么他人会以喘气的方式吸入，而不让空气流出并屏住呼吸。通过一直观察他人的呼吸，布洛·汉森紧密地跟踪了这个过程。如果她没有观察到呼吸的增加，她的手会更用力一点，如果她看到因为手太用力导致呼吸停止了，会立刻放开紧握的手。

这至少告诉我两件事情。首先，它让格雷戈里·巴特森的关于变化的想法可视化了。巴特森把变化看成总是发生的差异。他也认为差异不会自己产生，而是伴随另一个差异而来。比如，如果气温下降，人就会穿上茄克。总而言之，巴特森（1972）作了一个著名论述："一个差异产生另一个差异。"（p. 453）巴特森的论述和布洛·汉森的工作告诉我，有三个差异，但只有其中一个产生了差异。太平常的东西，不会产生差异；太不平常的东西，也不会产生差异；适度不平常的东西，会产生差异。这些细微的变化，在许多情形和场合下广泛适用，包括对话。

我从布洛·汉森学到的另一件事是她观察到（我假定她也听到或者甚至闻到）他

人在她的手上继续工作以前，如何对她的手产生反应。应用于心理治疗，这意味着我必须等待，并看到他人对我说的或者做的做出反应，然后我才能说或做下一件事情。我要说或做的下一件事，必定会受他人对我刚说的或做的事情的反应的影响。我必须进展足够缓慢，以便能够看到或者听到他人在对话中会怎么样。如果事情太不平常，那么他人会感到不舒服，并通过一个或者很多信号告诉我。这种信号有很多，我只大略地举一些读者们可能已经知道的例子：说话少了、眼睛往下看或者看别处、表达最好结束对话而不是继续的感觉等。我们能观察到他人的不适感。

当我们硬让他人做一些太不平常的事情的时候，我们也能观察到我们自己的不适感。我们能觉察到我们的身体会告诉我们。对我来说，这种感觉出现在我的胸骨下部的后面。有人说他们在胃部感觉到，有些在眼睛后面，有些在前额，有些在后背，诸如此类。

两个序曲

适度不平常的想法，给我所参加的治疗性对话带来一个更平静的氛围。这个想法，是在 1985 年 3 月产生的，对第一个反映小组来说，这是两个序曲中的一个，我相信它也影响了第二个序曲，即一个进行干预的新方法。

我们小组原本用米兰方法（Milan approach）工作，然而在 1984 年，我们干预家庭的方式产生了一种变化。我们开始说，"除了你看到的东西，我们还看到了这个"，以及"除了你努力去做的事情，你可以试试这个（我们建议的事情）"。

同时强调家庭和我们考虑的事情，都是有价值的。以前我们倾向于努力找到正确的干预模式，如果这些家庭不同意我们的干预，那么争执很容易就爆发了：要么他们要么我们是正确的。这个从以前的二选一立场，变为两个都是的新立场的变化，使所有事情变得更加"民主"。

后来的研究表明，似乎这两个序曲对开放式谈话（反映）的发生，是很有意义的准备。这种关于开放式谈话的想法在 1981 年就出现了，我也和安娜·斯高彭提起过，那时候我和她在一起工作。然而，我们对于开放式谈话会以一种有害的方式在他们面前谈论家庭的担心，限制了我们继续尝试。当我们开始使用这个模式时，我们惊奇地发现，不用令人不快的或者有害的词汇进行交谈是多么的容易。如何交谈，取决于我们谈话的环境，这个在后来变得更加明显。如果我们选择在他们不在的情况下讨论家庭，我们很容易"职业地"以超然的方式交谈。如果我们选择在他们在场的情况下谈论他们，我们自然用日常语言，用一种友好的方式交谈。

反映小组

开放式谈话的想法中止了四年，直到 1985 年 3 月我们开始使用（小组成员包括马格努斯·哈尔德、爱文德·艾克霍夫、特雷格夫·尼森和我）。年轻的治疗师与母亲、父亲以及女儿讨论他们糟糕的家庭生活。母亲对未来看不到希望，已经去了几次精神病医院了（有时是因为她企图自杀）。治疗师被拉进了他们的绝望，找不到问题所在，也无法阐述另一种家庭前景。小组成员们从一个单向屏幕后面进行观察，我们把治疗师叫到我们房间，并给他我们的乐观的问题。他带着这些乐观的问题回到家庭，只是马上又被拉回到悲观状态。

我们三次尝试同样的策略，但得到的都是同样的悲观结果。然后，经过在屏幕后面短暂的讨论，我们向这个家庭和治疗师提出我们的想法——即我们谈论的时候他们倾听。我们的顾虑使我们希望他们不会接受这个提议，但是他们还是接受了。

我们工作的那些房间里，碰巧有麦克风和喇叭。所以，我们在我们的房间里打开了灯，而他们调暗了他们房间的；我们打开了我们房间的麦克风，而他们关掉了他们的；我们关掉了我们的喇叭，而他们打开了他们的。我们坐在明亮的房间里：看得见而且没有保护。（我们终于认识到我们以前遇到的这些家庭是如何经历这些安排的：令人害怕，同时又让人兴奋。）

一开始，我们的讨论并不顺畅；我们甚至在想这个家庭是否由于各种原因没有看到。当我们展望一个乐观的未来的时候，我们的推测变得越来越生动。当我们切回声音和灯光的时候，这个家庭完全变了：他们热切地讨论着将来他们能够做什么。他们甚至大笑了。我感觉这个真的不一样，并且给了我很好的体验。

不久，我们停止切换声音和灯光，而是使用交换房间的办法。治疗师和这个家庭在一个房间里讨论，而小组从单向屏幕后面的房间里倾听谈话。然后进行交换，小组走到"会谈室"，而治疗师和这个家庭走到"倾听室"。当小组完成他们的交谈，再次更换房间，这个家庭在"会谈室"对小组的讨论进行评论。治疗师始终和这个家庭在一起，而与小组的其他成员是分开的。

两个描述

在能够描述我们的过程之前花了一些时间。一开始,我们用"变态结构"这个词来描述。很多人以前没听说过这个词,但是所有人都听说过它的反义词"等级序列"。等级序列是从上到下进行控制,而变态结构的控制则是通过另一种。

所以,1985 年 3 月的放松体会,最有可能是和离开治疗的等级序列关系有关,而进入一个变态结构关系。比变态结构关系更通用的词,可能是"民主关系",一种"公平关系",或者一种同等重要的贡献者的关系。

后来,我想到了另一种描述,即反映小组过程包含了讨论和倾听的转换。和别人讨论,可以被描述为"外部对话",而我们倾听讨论,然后和我们自己"内部对话"。如果我们让一个特定的问题,从外部对话转到内部对话,然后再转回到外部对话,以此类推,那么我们可以说,问题通过各种内部对话和外部对话的观点被传递了。巴特森非常关注多种观点的重要性:人们会用不同的观点来理解同一个问题,而当不同的理解方式被放在一起时(正如在反映过程中那样),他们会对关注的问题产生新的想法(Bateson,1980)。

不同的反映过程

一旦我们认识到内部对话和外部对话转换是个重要因素,我们可以在不同的背景下,用很多方法来设置这些过程。这里有一些例子:

1. 可以是一个小组在屏幕后面的另一个房间里,或者,我们可以只使用一个房间,而小组从一个角落里倾听和讨论。
2. 没有小组的治疗师,可以请一个同事出场,在"反映"间隙与之讨论。
3. 如果治疗师只有一个人没有小组,他/她可以与家庭的一个成员讨论(X),而其他人倾听。然后治疗师与其他人讨论,而 X 倾听,接着让 X 评论以及继续讨论。在这个例子里,这个家庭和治疗师成为了一个反映小组。
4. 如果治疗师单独和一个来访者在一起,他们可能讨论来自另一个不在场人士观点的问题(如母亲)。例如,这个来访者被要求谈论她的母亲会怎么想"内部对话",以及怎么说"外部对话"。当母亲的想法被表达出来后,可以问这个来访者,"你对你母亲的想法有什么想法呢?"

可用的形式是无穷的,我认为限制因素只是我们的创造力。这些过程,也可以被用在一些治疗以外的场景里。这里有一些例子。

1. 在监督管理中,被管理者可以与管理者讨论,而其他被管理者倾听。然后其他被管理者与管理者讨论,而这个被管理者倾听,接着这个被管理者和管理者讨论。

2. 职员会议:可以组织成一半职员讨论某个问题,而另一半倾听,接着后一半职员讨论,而前一半职员倾听,再回到前一半职员,以此类推。

3. 管理人员可以一起讨论某些问题。可以被分为若干小组。一个组开始讨论一个特定问题时其他组倾听。此后讨论传递到另一个组,讨论一会后再传递到下一个组,以此类推。

4. 在定性研究中,研究者可以和另一个讨论,比如他的"数据"、他从数据里探求某种事物的意图,不管是某个特定范畴或者任何不知道或"未发现"的事物。其他人倾听后,可以讨论他们在倾听时所想的,然后研究者再给出他/她对所听到讨论的评论。

一些指导原则

我有必要对反映过程的特定实践进行提醒。过程越没有计划,让情形决定形式的可能性越大。让参加过程的人自然而舒适地说和做很重要。

在我和家庭讨论时,我从来不想当然地需要有一个反映小组的讨论,即使他们坐在旁边准备好进行讨论。我总会问这个家庭:"有一些人在倾听我们讨论。你们愿意听听他们是怎么想的吗? 或者,你们觉得怎么样好呢? 我们可以停下来,或者我们也可以没有小组讨论继续。怎么样最好呢?"

如果小组的反映(推断)被需要的话,我通常对家庭说:"当小组讨论的时候,你们会发现听他们讨论很有趣。然而,也有可能你们会走神。如果这样,就听其自然,因为你们不是必须要听他们讨论。或者你们要休息一下,不想听或想那么多。或者你们想做一些其他的事情。你们可以怎么舒服就怎么做。"

我从来不会告诉另一个小组成员他/她在小组讨论中应怎样。但是,我对自己有三个指导原则。第一,是从家庭与治疗师的讨论中看到或者听到的开始讨论(推测)。

我通常从引用我听到或者看到的开始："当母亲说她依然很想念她刚去世的父亲,我能看到她的丈夫谨慎地点头表示同意,并且我能看到孩子们仔细地听着她母亲,即使他们没有看着她。"然后我努力用询问的方式讨论,例如,"我想知道是否谈到或者想到他,对他们所有人来说都很容易,或者对一些人来说依然很痛苦?是否对一些人来说去谈论他很困难,他们可以做些什么,以便想谈论他的人有这个可能,以及那些还没有准备好的人不必参加这些讨论?"

陈述、观点或者意图被避开了。意图很容易被家庭成员听成他们应该考虑或者做的事情,如果小组的意图和他们的不一样,他们可能很容易把它作为"更好的",而他们自己的次好。如果这种情况发生,一些家庭甚至可能感到受批评了。

如果我在小组里,当一个小组成员提出一个强烈的意图(比如,"我绝对认为这个父亲应该做这个或者那个"),我可能会问那个人:"你在讨论中(家庭和治疗师做的)看到或者听到了什么,使你提出这个观点?"这为讨论听到或者看到的事情提供了可能性。如果听到或者看到的事情被讨论了,除了第一个观点,其他观点可能也被提出来了。如果其他人坚持他或她的观点,我们可能讨论那个观点在不同家庭成员的认知里如何适用:你认为父亲本人会如何考虑这个观点?母亲会怎么认为?父亲的兄弟呢?"这些交流,会提醒大家已有的认知,即(1)如果一个人听到或者看到某事,其他人可能会提出另一个观点;(2)一个观点的含义会根据环境(认知)发生变化。"

第二个指导原则,是我会无拘束地评论我所有听到的,而不是所有看到的事情。如果家庭里的一个人努力想掩盖某事,比如,母亲咬紧牙齿,以便不让别人知道她是多么伤心,或者父亲握紧拳头,努力掩饰他的愤怒,我从来不对这些进行评论。我经常提醒自己关于当赫尔梅斯担任信使时(传递信息),宙斯和赫尔梅斯的对话:赫尔梅斯答应宙斯不撒谎,但是他没有答应告诉全部真相,宙斯理解。母亲、父亲或者其他人,应该有权不讨论他们全部的想法和感受。

当家庭讨论和小组讨论在同一个房间发生时,我用我的第三个指导原则。我通常对小组(家庭倾听),特别当有小组成员从来没有参与过这种开放式讨论时说:"我不会指示你们或者我自己,但是我收集了一些过往经验可以分享。当你们要讨论时,我建议你们互相讨论,不要在你们的讨论中包括家庭。如果在你们的讨论中包括他们,不管是和他们讨论,还是看着他们,那么你是在迫使他们听你,而无法让他们的思绪飘荡,假如他们想要那样(我认为:如果那是不可能的,它就不可能,尽管让它发生吧)。"

四个问题

在这些过程中,出现了四个问题。一个只在自己的内部对话中出现;有两个总在开放式讨论中;还有一个,有时候出现在开放式讨论时,有时候只在内部对话中。

第一个问题,经常是对自己提的:"正在进行的事情,是适度的不平常还是太不平常?"如果有迹象表明事情太不平常,那么我必须改变,不管通过讨论一些别的事情,还是用另一种方式讨论。

第二和第三个问题是捆绑在一起的,通常在治疗开始时被问到,特别在第一次会面时显得特别重要。第一个问题,是关于今天来治疗的原因。是谁的主意?其他人对这个主意是怎么反应的?所有人都赞成吗,还是部分人持保留意见?这有助于我了解在场的人谁愿意讨论,以及谁不愿意讨论。这也帮助我确认我和那些愿意讨论的人进行讨论,而不和不愿意讨论的人进行讨论。第三个问题是简单地问所有出场的人,他们希望怎么利用这次会面。每一个人都会被邀请给一个答案。那些对来治疗持保留意见的人经常没有答案,而那些愿意来的人通常会有答案。这个问题是迄今为止我发现的最开放的。这允许有不同答案:"我想讨论我的人生哲学"或者"我理解没有提出观点是无法继续的,所以我想讨论如何提出观点"或者"我很累,并且筋疲力尽,所以只想坐在这里休息发呆"。

对这个问题("你想怎么利用这次会面?")的回答的反应,最重要的是讨论他们想要讨论,而不讨论他们不想讨论的。

当我感到新提出的问题导致了某种紧张时,我会问第四个问题。我们不能想当然地认为每一个人都能够在任何地方用各种方式讨论所有的事情。所以,不管是在开放讨论中提的,还是只对自己提的,可能都会有价值:"谁可能/能够/应该用什么方式,在什么时间点,和谁讨论什么问题?"原先的讨论组,最好被分成较小的讨论单位。这可以保证那些想讨论这个问题的人有机会讨论,而那些暂时没有准备好的人免于讨论。

问题所产生的系统

哈罗德·古力斯安和哈伦·安德森提出了问题产生系统的概念(Anderson &

Goolishian，1988；Anderson，Goolishian，& Winderman，1988）。他们观察到，一个有问题的人经常会吸引其他很多人的注意，那些其他人可能是家庭成员、朋友、邻居、同事、官员甚至治疗师。

那些其他人，创造出一个整体意义系统，对这个问题如何理解以及如何解决。如果他们的理解只是稍微有些差异，那么这些人之间，可能讨论产生新的甚至更有用的意义。如果这些理解差异很大，那么这些人之间的讨论将很容易结束。

古力斯安和安德森说，当对话停止时，一个大问题就出现了。当一个治疗师进入一个已经充斥各种意义的场景，他/她应该很小心地不提出更多的理解。提问，并对已经存在的意义产生兴趣，是一个更安全的做法。如果治疗师用一种友善的方式，把意义系统的人联系在一起，那么这些人会更容易把他们的理解放入对话中。或许这些对话会放松甚至改变各种意义，以致让停止的对话再开始。

进入意义系统

当一个当地的治疗师寻求我的协助时，我去了他的办公室，并和他/她以及来访者一起工作。在会面中，治疗师和我组成一个反映小组，治疗师和来访者决定我是否要继续和他们一起工作。但通常一次会面已经足够让他们继续工作而不需要我继续参与。

跟随他人

对于那些想要说的家庭成员，讨论时间不受限制。我的直觉告诉我，应该给予来访者足够的时间，使得他们告诉我他们想要让我知道的东西。这意味着我作为倾听者，必须很小心而不打断它。跟随不同来访者的独白是很有趣的，因为不受干扰的独白，包含了内部和外部的对话。来访者停止（对别人）谈论，并产生"停顿"的时候，内部对话发生了。然而，这不是真正的"停顿"；来访者只是"退出"或者"转移到另外一个地方"，或者"和其他人见面"。当他/她的眼睛移开并看着其他地方时，我们能够观察到这个。我猜测来访者通过在某个地方或某事的"停顿"、"暂停"或者"休息"探求搜索（比如，探求某些意义）。然后，经过停顿以后，眼睛回到现场的人身上，而外部对话会继续。

所以，除了说到并能被听到的东西，谈论包含了一些能被看到的东西。如果有人会在那里看和听，那么内部和外部对话的转换是最有意义的。佩吉·潘和玛丽莲·法兰克福(1994)把其他人的共享叫作"见证"。（也见拉夫·维嘉茨基(1988)的关于所谓自我中心的谈话的讨论。）

听也即是看

不但这些停顿能够被看到，而且我们这些职业人士准备提问的"开场白"也一样。我过去认为，问题或多或少是凭直觉选择的。现在我不那么认为了。倾听的人，除了听被说的内容，也能看到如何被说的。说的方式的细微变化，可能会让人觉得："我刚刚听到的，以及我所看到的，似乎对她来说是有意义的。再多讨论一些也许是值得的。"

有很多细小的变化：眼睛里的眼神、点头、咳嗽、椅子上的移动、手折叠搭在脖子上、一只手拿着东西而另一只手却在找它，诸如此类。

当一个人说或听到特别有意义的单词时，那些动作会发生；即，这个人自己提及的词移动了他/她。而动词"移动"在所有语言里有二层含义：物理的和情绪的。

新的问题

我总是注意到，有机会一直谈话而不被打断的人，会经常性停下来，然后继续开始，好像第一次尝试不是足够好。来访者反复探索最好的方式来表达他/她自己、最好的词汇来表达他/她想要说的、最好的节奏、最好的速度，诸如此类。表达（由词汇组成的），以及不由自主的动作（词汇被表达的方式），引起了我的兴趣。所以，理所当然地，我们不但要讨论说的本身，而且还要讨论说的方式。出现的问题之一是："我注意到你说了这个或者那个。如果你在那个词里探索更多的东西，你会发现什么？"例如，一位女性说"独立"在她家里是最重要的词汇。她不但重复着"独立"这个词，并且她说这个词的时候的表情那么自然地让它成为下一个问题的开始："如果你深入研究这个词，你会看到什么？"她说："我不是很喜欢这个词。""当你深入研究这个词的时候，你不喜欢什么？"她手捂住脸，哭泣着说："对我来说，讨论孤独是多么艰难……是的，它意味着一个人呆着……"

另一个例子，是关于一个年轻父亲的，他离开了他的妻子和7岁的儿子。他说，这个事情发生后的一段时间里，他和他的儿子都感到很伤心。当他说"伤心"的时候，他叹了口气,他被问到:"当你的儿子伤心的时候,他只是伤心吗? 还是在他的伤心里还有别的情感?"这个父亲说他儿子的伤心里面还有愤怒。当被问道:"如果你的儿子的愤怒能够说话,你认为会是什么词呢?"他说:"你为什么离开我? 你说我是你最重要的人。你为什么离开我?"

还有一个例子,一个男人谈论他和他妻子的关系时好像处在恐惧和不确定中,战争(或者愤怒)爆发了。他被问道:"是愤怒中的恐惧,还是恐惧中的愤怒?"回答前,他久久地坐着,非常困惑并且若有所思。这个问题困扰了他三个月。

第四个例子是和一个男人有关的问题,他愤怒地不吭声地用他的拳头打了另一个男人。问题是:"如果打向这个人的拳头会说话,可能会是什么词汇呢?"有几种答案:"我感觉很愚蠢。""没人听我。""没人理解我受到了伤害。"

最后,一个妇女谈论和平,她说"和平"对她来说是个很重要的词汇。然后她被问到如果她走进这个词语,她会听到和看到什么。她说她走进一片风景,在那里她听到了古斯塔夫·马勒的第二交响乐的最后部分。她被问到她是和谁一起还是单独的。当她提到她想要在一起的人时,她开始哭泣。

这些问题的共同点,是来访者会探索表述里面的东西、词汇里的东西、感情里的东西、动作里的东西,诸如此类。人们不会问背后或者下面或者上面的东西,而会问被表达的里面的东西。这就要求倾听者看到而且听到被表达的东西。

这些经常让来访者喜欢的问题,事实上非常敏感,关注这些词汇也非常敏感。我并不想当然地认为任何人可以立刻讨论这些词汇,因为它们所包含的情感非常强。所以,我发现在"仔细研究这些词"的问题前,提一些外围的问题会更安全。比如,讨论独立的那位女士首先被问:"在您家庭里,'独立'这个词是如何被表达的,公开地还是含蓄地?"她说是公开的。那么第二个问题:"那么你应该独立,还是总体上很独立?"她说她应该独立的。当她回答这两个问题时,还是在用这个词;她没有回避讨论这个词。她继续使用这个词的能力提示我她可以回答下一个问题:"如果你仔细研究这个词,你会看到什么?"

倾听者(如治疗师)能够仔细和精确地听和看懂的前提条件,是避免认为这个人说的不是他/她想说的。而应相信,这个人讲的以外没有其他要讲的、说的以外没有其他要说的、展示的以外没有其他要展示的,没有其他更多的了。

另外,即使再简单的问题也有价值,即说明:"我注意到你说了这个或者那个……",然后"你能够再说一些你说的时候所想的吗?"或者"当你说这个或者那个时,脑子里想到过什么?"或者更简单点,"你可以再说多一些吗?"其他的可能:"如果你要选择一个和这个或者那个词相似的词,会是什么?"或者"如果你要选择一个反义词,会是什么?"所有这些,都是能够引出细微差别的问题,以便我们可以看到或者听到比前面看到或者听到的更多的东西。然而,这些问题不能规避最重要的问题:"这是一个适度不平常的问题吗还是太不平常?"对这个问题的答案,可以在其他人细小的信号里发现,让治疗师知道他是否感觉不适,正如我希望读者已经掌握的那样。

如果我们接受关于适度不平常的想法,我们如何增加对其他人的敏感度呢? 一个简单的步骤可能会有用。

来访者作为合作研究者,对治疗师的治疗性谈话的贡献

在过去三年里,与一个在挪威哈尔斯塔的小组以及一个在瑞典斯德哥尔摩的小组合作,我努力找到了一个对治疗起作用的提高治疗师敏感性的方法(Andersen,1993)。

步骤是在治疗结束后(比如一年),治疗师把来访者叫回来,讨论作为治疗会谈一部分的体会。除了来访者和治疗师,还有一个访问职业人员在场。会面开始时,治疗师可以强调要讨论的东西。治疗师或者职业人员引用各个治疗的进展报告,表明来访者和治疗师的协作对治疗结果的积极或消极的贡献(Lambert,1989;Lambert,Shapiro & Bergin,1986)。这使得和来访者一起进行治疗性会面更加合理。

访谈职业同事和治疗师,讨论他们要在会面时关注以及澄清的东西,而来访者倾听。下一步,访问同事邀请来访者对他们刚才听到的谈话(治疗师和访问同事)进行评价,也问他们是否想要讨论治疗性会面时的一些事情。

然后访问同事再次和治疗师讨论在听到来访者和访问同事谈论时治疗师所想的。读者可能会注意到这是一个反映过程的变化。

访问同事应该牢记一件事,即他/她的任务是讨论治疗会谈的过程而不是内容。如果治疗会谈的问题被谈到,也只是用于澄清过程。

如果来访者想讨论更多在治疗中曾经讨论过的问题,访问同事应认识到这是一个继续治疗的愿望,而把它留给治疗师。换言之,访问同事应该退出。

在处理治疗过程时,访问同事可以提出任何问题。然而,似乎最有趣的是,让治疗师讨论治疗中僵局发生的部分、紧张而不舒服的阶段,或者治疗师感到不确定而且疑

惑、事后治疗师感到失败的部分。

来访者对这些问题的评价可能会很有价值。访问同事会被这个想法引导，即治疗师现在有机会听到什么可能对来访者太不平常了、什么在不合适的时间点出现了、什么可能在不合适的语境下讨论了，诸如此类，由此知道在将来的工作中什么不应再做了。

那些曾经参加"评估过程"的治疗师做了一些有趣的评价：

"评估过程和治疗过程一样独一无二，但所有在场的人只能讨论那些相互关联的问题。标准评估的标准问题会让人感觉太假，我宁愿不参加。"

"对一个来访者来说，作为她起不了任何作用的治疗会谈的一部分坐在那里倾听，是种多么困难的体验或者感觉，这让我明白让来访者和我一起找到一个都喜欢的讨论方法是多么的重要，然后我们才会开始'真正地'讨论。"

"通过参与讨论，我越来越确信来访者是最好的监督者。这是对职业监督的替代选择。事实上，从此以后我两个都需要。"

"这个体验教会我进入治疗关系中，也让我从里面'移'出来，从外面看它的全貌，包括我自己。"

"在这个特殊的三角形中的感觉很特别；一种让我感觉互相之间很近的体会。当我倾听并且感觉和来访者那么近的时候，我认为：也许我们应该敢于公开讨论我们在那些时刻所感受到的我们（这些治疗师）正在与之斗争的东西。"

"我很惊讶他们记住了很多治疗性讨论里的东西。我已经忘记了大多数。"

"这是一个独特的体验，感觉如此接近和平等。"

来访者没有被问及他们对过程的感觉，但是有些人自己说他们很高兴知道治疗师对他们曾经一起参与的治疗的想法。对一些人，换句话说，那些带着失败的感觉离开治疗的人，能体会到这个事后的讨论是一个修复性的过程，给他们带来了尊严。这个过程似乎对他们都运作良好。

循环关闭了

反映过程似乎是个有用的实践，相对容易运用，并且可以用在很多不同的情形下。这也是一个针对研究本身的实践。来访者和治疗师不但是协作者，也是合作研究者。

从很多方面来说，这是一个很好的演化。

修正后的假设（先见）

讨论反映过程是否代表一种替代性的方法，来触及知识，或者甚至带来替代性的知识，而不是浪费时间？反映过程也许能被看作一个替代性的，与所谓的后现代时期的很多其他事物相一致的东西？

参与各种反映过程，显然对我重新审视自己的一些基本假设有很大帮助，并且激励我去阅读其他人写的关于这些假设的文章。

后现代时期对一些人来说是个时间概念，换句话说，也就是"现代主义"以后的阶段，很多人认为是从笛卡尔开始的。对其他人来说，后现代主义代表对现代主义的反映，至少不是知识发展的方式和认知基础的假设。它不仅是对什么样的知识是相互关联的反映，也是对知识以及它产生的过程如何影响我们及形成我们的生活的反映。有一些书关注这些问题（见 Polkinghorne，1983，1988；Gergen，1991，1994；Kvale，1992；Shotter，1993）。

以下的讨论里，我会找出一些很重要的"现代"假设。

1. 真实（客观、正确）的关于人类的知识能够被触及（意思是这个知识能被概括，并能在任何时间、在所有环境里用于所有人类）的知识。
2. 人类有一个基本的"内核"在起作用（人能够接触到真正的知识）。
3. 语言是表达人想法的工具（源自"内核"）。
4. 语言，必须清楚且平实，服务于信息。

受到工程技术和物理科学进步的鼓舞，我们也被诱惑用理解那些静态的自然世界的方法理解人类；对内部信号的客观评估（说和行为）能够反映和诠释"潜在的"意义（内核）。

专家们产生了知道人们如何接触到知识（方法论），并且掌握知识的需要，并告诉人们接触到的知识是否真实（知道标准）。通过建立执行管理委员来保护并且让方法论及标准更加完美。

自然而然地，等级制度产生了：专家和非专家。这是我所观察到的现代时期的现象。

在等级制度的框架里，一些人成为了帮手，而一些人被帮助；一些人作为统治者，而一些人被统治;一些人成了观察家,而一些人被观察;一些人成了控制者,而一些人被控制;诸如此类。

这里提到的人的分隔,不仅和他们的功能,而且和特权相关。一般认为上面提到的知识文化(现代主义)在西方文化时期产生了,那里的经济和物质条件有利于人们独立及自力更生,而独立及自力更生是不断扩张的经济和物质生活的前提条件(Samson,1981)。

我认为等级制度文化很危险,因为不平等分配的特权很容易造成无特权阶层的痛苦,而这种痛苦容易生出复仇的渴望。如果痛苦和复仇的渴望被压制,可能导致更大的痛苦甚至暴乱。

替代性假设

我会首先提及关于人类和人活在世上的其他假设。

1. 稳定并概括的对人类生活(比如,性格错乱的诊断)诠释的替代性假设,是人类在持续变化并适应不同的环境,而环境也是一直不断变化着。所以一个人可能在某个时间点,在特定的环境下被理解。这种对人类的理解,是和多重现实的概念相一致的:同一个人可以用多种方式理解——不仅是这个人在不同阶段,随着环境的变化而变化(不一样地谈论和行动),而且试图去理解他的其他人也是如此。那些试图理解的人,通过他们看到和听到的内容来判断。如果这个人要听的是其他东西(而不是他/她听和听到的),要看的是其他东西(而不是他/她看和看到的),那么他/她的理解当然会不一样。

2. 一个人由内核控制的一个替代性假设是人不在中心,人的中心是在他/她的外部,在和其他人共处的集体里。内核不形成个人或者集体,而是集体形成个体和内核;如果这个内核存在的话(Shotter,1993)。集体中值得注意的就是那些对话,而对话中值得注意的是对话参与者使用的语言。

3. 语言的一个替代性假设是除了告知,语言也在形成。很多人受到维根斯坦的鼓舞,也就是说,我们所用的语言,一方面为我们的理解提供了可能性,而另一方面也提供了限制(Grayling,1988)。语言是形成我们要思考和理解的事物的一部分。约翰·肖特,受到巴赫金和沃洛斯维诺夫的鼓励,将其做了进一步发展。他认为,我们说话,不但形成我们思考的东西,而且事实上也形成一个人的整体,包括心理学特征。受到布洛·汉森的工作和我与古德龙·奥佛兰伯格的合作的鼓舞,我也得出了同样的结论(Anderson,1993)。

语言必须被理解为一种活动,而不仅仅是说出来的词汇。"说"是一个比"词"更大和更开放的词。说,包含了词被说出来时的所有活动,而那个活动,不仅仅包括物理移动,也是呼吸、引起肌肉紧张及让它放松的互相作用。正是引起紧张产生和让紧张消失的相互作用导致了说的形成。形成(说)的可能是各种东西:雕刻成为了雕刻家的说;渐强音成了音乐家的说;睁大的期待的眼睛伴随紧闭僵硬的嘴巴成了难民的说;疾病成了病人的说;诸如此类。表达的东西变成了对这个人和其他人的印象(比如,油画、文章、音乐、房子、舞蹈、石墙以及病人的病历)。印象,简而言之,和表达的(说的)有关,或者人可能说出了一个说的结果(产品)。

在我们的文化里,产品受到很大关注并且被很快评估。例如,好的还是坏的、有用还是没用的、贵的还是便宜的。如何说(变成产品)(比如,方法或者技能)可能也会引起关注,尽管不如产品所引起的关注多。

完整的第三方面,是表达自己的这个人,通过表达自己,形成了她的生活和她自己。因为每一个人都持续地在做某一类活动(例如,表达自己),每一个人都持续地在一个被形成的过程中——转型、改造,或者使自己适应环境。肖特(1993)说,形成自己的一个基础,部分是"给自己定位"并和周围的那些人关联(例如,那些看到和听到这个人说的人)。

并不是所有我说的和做的都被社会所接受。在场的其他人,有一个社会所接受的概念,会以他/她对所看到或者听到的内容的反应告诉我:我是否在限制里,还是突破了限制。

在其他人眼里,我们可能找到一个什么被社会所接受或者不接受的问题的答案。而我对其他人反应的反应,导致作为反应人的我的形成。这些限制,显示在其他人的脸上,而我的反应与传统、社会文化以及周边的环境相关。

在等级制度文化里,产品是人们最主要的兴趣,方法(技能)是人们的第二大兴趣。当使用了技能,并且形成了产品,人们在多大程度上对个体的世界还有兴趣? 我怀疑会有很大兴趣。

有一个替代假设会很有意思:首先,让一个社会拒绝那些不被接受的产品。然后让人们,在形成各种可接受的产品的同时(不会根据销售价值或者标准排序),搜寻让他们感觉舒服并有关联的"自己"的形成。

4. 词汇被听、说和写在纸上，对于他们的一种替代假设，是词汇只指向其他的某些词汇。法国哲学家雅克·德里达提出了这个假设（Samson，1989）。词汇在和其他词汇的相似和区别里产生了含义。单词"黑色"，比如说，当我们同时想到灰色或者白色时，它就产生了意义。德里达写道，词汇指向其他词汇而不是"那里的"物体。关于"那里的"某个事物的特别印象、"图片"或者想法，和我们讨论的东西，是通过我们选择用于描述的词汇而形成的。

19世纪20年代的维也纳学派，代表了当时的物理科学，对使用含糊的语言感到担忧，认为隐喻性的语言应该避免（Polking-horne，1983）。这个观点在过去三、四十年里被很多人挑战，认为我们不可能不隐喻性地谈话（Johnson，1987；Lakoff & Johnson，1980）。所有词汇（隐喻），都是模棱两可的并且指向其他词汇（其他隐喻）。所以所有的词汇可能都会有细微的变化，并且在变化后有进一步的变化。

在这一点上，我会指向我在本章提到的"新问题"，这在治疗性工作中有一定的价值。例如，"我注意到你有时候说这个或者那个词。这是个重要的词吗？还是不那么重要？"如果回答说那个词很重要，我们可能会问："如果这个词那么重要，你能够仔细研究它吗，你会看到或者听到什么？"作为问题的结果，很多有趣的"故事"可能出现了。

谈话习惯和行动习惯

维根斯坦说我们在语言里。我理解他的意思是语言不在我们里面，而是我们在语言里面。相应地，我观察到我们在行动里、在对话里、在集体里。一个集体存在于一个文化，而一个文化存在于自然界。

马丁·海德格尔的单词，"存在世上"，可以略微改变成生命存在于活动、存在于语言、存在于对话、存在于集体、存在于文化、存在于自然。

存在于这些不同的框架里的人的习惯，为要表达的东西提供了可能性和限制。

重要的是在什么程度上，一个对话、一个集体，或者一个文化，可以为新的对话和行动习惯提供新的可能性。

外部和内部对话

在他的整个职业生涯（但是很短）中，拉夫·维高茨基专注于内部对话和外部对话关系的研究（Vygotsky，1988）。他认为一个小孩首先在和成人的互动中学习模仿他们的声音并获得"外部"的语言，这意味着语言对小孩来说并没有个人意义。然而，在大约 3—7 岁的阶段,小孩会发展出一个"自我中心的"的语言,因为小孩在玩的过程中会和自己对话。维高茨基注意到,一个倾听孩子自我对话的成人的存在,增加了小孩与自己对话的倾向。成人并没有参与对话而只是在场倾听。

维高茨基把小孩这种大声说话的行为看作内部对话(没有声音)的初步形式,词汇开始有个人的含义了。我倾向于认为我们从外部对话接收以前没有的想法,而我们的内部对话(和自己)分辨出我们想要包含在我们谈话习惯里的新想法。

巴赫金指出了我们说话所激发的那些听到和看到它们(说)的人的反应的重要性。我们会扩展我们的说话习惯,并且通过其他人的反应来修正。简单地说,人们看不到自己的脸,当脸说什么东西时(生动的脸,是说话如此重要的一部分)。巴赫金认为,我们能够靠近的最近距离,是看到我们的脸在其他人的眼睛里的反映。对其他人来说也是一样。人们"把眼睛借给了其他人"。

有三种内部对话需要提一下。第一种,是那些在我们梦里发生的;他们完全由快速变化的"场景"所组成,那里大多数(可能所有)发生的事情被同时体验到。第二种,是在我们日常生活中,当我们默默自我对话时发生的;那些比在梦里的对话更有连贯性,但有时候却是分裂的。第三种是当我们写作时和自己的对话:写作迫使我们形成更长和更连贯的顺序。比如,写我们自己的工作,相比我们和其他人对话时出现的,可能是一个有更有意义和选择性的认知。提醒一下,我在前面写到了格雷高里·巴特森所致力研究的多重认知,以及差异(不同认知间)产生差异(在特别的认知里)。

如果语言形成,它形成了讲话的这个人

人们可以进入观察者的语言,并变得冷漠和冷淡;进入参与者的语言,变得亲近而热情;进入技工的语言,变得安静并且孤独;进入宗教的语言,变得冷漠且暴力。

不管人们问什么问题,都是选自很多可能的问题,而不管什么回答,都是很多可能回答中的一个。所以,每一个问题的提出,以及给出的每一个答案,都可以被看作是可能性的限制(一个简化的过程)。

人们选择用隐喻构建问题和回答,同样会产生限制,正如科学家的方法论在他/她的研究中产生限制。

有些说法如"许多老年人患有抑郁症",会使听到这些词汇的人产生某种理解。一个简单的变化,"许多似乎上了年纪的人很孤独",很可能产生出另一种理解,或许是一种想要理解关于如何关联到老年人的想法。进一步的变体是,"许多发现参加对话有

困难的老年人显得孤独"。这三个结构,表示语言(说)可能是形成"帮助者"和"无助者"的部分,尤其在使他们更加无能为力或者更加有能力的时候。

当语言产生缺陷

格根(1990a,1990b)似乎是第一个提到"有缺陷的语言"的(如,病理语言)。这种语言首先由专业人员开发,并已成为所有人的日常语言。古力斯安在 1991 年 11 月和哈林纳·安德森一起在德克萨斯的圣安东尼组织了第二届加尔维斯顿会议——用的题目"The Dis·Diseasing of Mental Health",不久后他去世。在会议声明中人们可以读到:

> 这次会议的中心主题,是研究维根斯坦的可用的语言所决定的现实局限性的概念。这个主题,将允许我们围绕精神健康领域的"有缺陷的语言"的含义,以及这些词汇对我们的理论、诊疗和研究工作的影响展开对话。这个主题也将弄清构建主义和社会构建论的语用区别。

> 我们的印象是在过去的精神健康运动的一个世纪里,我们为世界贡献了几千个词汇。不幸的是,构建和贡献的词汇中大多数都反映了有缺陷的中心意义。似乎在很多方面,这种缺陷语言已经造成了一种心理学和理论现实,可以被隐喻为黑洞。有意义的治疗和研究活动,很难逃脱这个社会性构建的黑洞。

替代性描述

如果我们,作为职业人员,开始用一种不同的方式描述我们所做的事情,会发生什么呢?

一般来说,在一个对话中,一个人在听,一个人在说。那么如果我们使用一些比喻,比如,我们说这个听的人被一个表达(说)的人触动(译者注:也有触摸的意思)了,会发生什么呢?

这个被触动的人下次可能被感动。然而,这个人不会消极地被感动。这个人会积极地参与感知他/她感动别人的活动。弄清楚这个被感动的人想要什么的方法,通过语言搜索,发现他如何了解状况以及接下来做什么。接着就是表达那个含义。相应地,表情就是让人触动的东西。

触动可能会有很多方式:轻抚、按压、推、抓、握、打击等等。如果我们要"研究"我们说什么东西时能给予别人触动,我们会看到以上(或者其他的)词汇吗?

我猜测有很多可能性,但或许只有两个极端应该避免。一个极端是要避免不触动(忽视和不理睬),而另一个极端是要避免猛烈地紧握或者推开。其他可以找到的词汇有:忽视、不理睬、猛烈地紧握以及推开。也许我们有责任经常性地研究:什么可以让我远离这两端?

对倾听者来说,相应的两端,可能是在一端避免不被触动及感动,在另一端要避免被紧握及被推开。

关于这个,我写(想)得越多,它就越成为一种集体的责任。

必须选择的假设

在这一章里,"假设"这个词被有意识地用了多次。我们所认为的好或者坏、对或者错、本质的或者非本质的东西,很多是基于我们的假设之上。这些假设,不能来自观察到或者评估到的东西,它们更多是我们推测的结果。如果我们敢于用一个更大的词,可以说是我们通过"哲学推理"获得的。韦伯字典给哲学的释义是"主要通过推测而不是通过观察方法来获得对价值和现实的普遍理解的一种研究"。"治疗"和"研究"以及日常的生活知识,很多基于我们已有的假设。潜在假设的选择(先见)也就是我们所说的哲学选择。凯斯特勒(1964)把这些称为自我意识、总体、语言、对话、情绪、欲望、谈话、倾听、被表达的、被创造的、被形成的。新的假设,或者对新的假设可能有贡献的假设,来自于用新的方法整合我们已知的东西。

在这个方面,假设变得很有意义,正如假设的选择。哪些点是根本的? 以及哪些点应用什么方法和其他点放在一起? 这些问题构成了我们认为那些假设最有用的选择。

在这个探究中,参与各种对话会有帮助,并请用以下问题开展工作:"我从事的这个东西,是最本质的吗? 还是其他的东西更加本质?"

结束语

推测身体如何参与创造意义是很有趣的。约翰逊(1987)讨论到身体如何在思想抓住它之前察觉(感知)周围事物的变化。他认为感知和生活早期习得的东西有关;身体能感知变化,比如,出和进之间、上和下之间、受力和用力之间。早期的感知经验变成了习惯,以及我们后来发展的隐喻(从其他人那里学习)的基础,通过这个我们变成了"我们自己"。

推测我们对别人的理解如何成为他/她期望达到的标准也是很吸引人的（Jones，1986）。他人的眼睛，从这个意义上说，不会被动地反映我。所以考虑要借谁的眼睛是有用的，而非随便借任何人的眼睛。

参考文献

Andersen, T. (1991). *The reflecting team: Dialogues and dialogues about the dialogues.* New York: Norton.

Andersen, T. (1993). See and hear, and be seen and heard. In S. Friedman (Ed.), *The new language of change: Constmctive collaboration in psychotherapy* New York: Guilford Press.

Anderson, H., & Goolishian, H. (1988). Human systems as linguistic systems: Preliminary and evoking ideas about the implications for clinical theory. *Family Process*, 27(1), 371 – 394.

Anderson, H., Goolishian, H., & Winderman, L. (1986). Problem created system: Toward transformation in family therapy. *Journal of Strategic and Systemir Therapies*, 5(4), 1 – 11.

Bateson, G. (1972). *Steps to an ecology of mind.* New York: Ballantine Books.

Bateson, G. (1980). *Mind and nature. A necessary unity.* New York: Bantam Books.

Gergen, K. J. (1990a). Therapeutic professions and the diffusions of deficit. *Journal of Mind and Behavior*, 11(3), 353 – 368.

Gergen, K. J. (1990b). Therapeutic professions and the diffusions of deficit. *Journal of Mind and Behavior*, 11(4), 107 – 122.

Gergen, K. J. (1991). *The saturated self.* New York: Basic Books.

Gergen, K. J. (1994). *Toward transformation in social knowledge.* London: Sage.

Grayling, A. C. (1988). *Wittgenstein.* New York: Oxford University Press.

Johnson, M. (1987). *The body in the mind.* Chicago: University of Chicago Press.

Jones, E. E. (1986). Interpreting interpersonal behavior: The effects of expectancies. *Science*, 234, 41 – 46.

Koestler, A. (1964). *The act of creation.* London: Pan Books.

Kvale, S. (Ed). (1992). *Psychology and postmoderninn.* London: Sage.

Lakoff, G., & Johnson, M. (1980). *Metaphors we live by* Chicago: Chicago University Press.

Lambert, M. J. (1989). The individual therapist's contribution to psychotherapy process and Outcome. *Clinical Psychology Review*, 9, 469 – 485.

Lambert, M. J., Shapiro, D. A., & Bergin, A. E. (1986). The effectiveness of psychotherapy. In S. Garfield & A. Bergin (Eds.), *Handbook of psychotherapy and behavior change.* New York: Wiley.

Penn, P., & Frankfurt, M. (1994). Creating a participant text: Writing, multiple voices, narrative multiplicity. *Family Process 33*(3), 217-233.

Polkinghorne, D. (1983). *Methodology for the human sciences*. Albany: State University of New York Press.

Polkinghorne, D. (1988). *Narrative knowing and the human sciences*. Albany: State University of New York Press.

Samson, E. E. (1981). Cognitive psychology as ideology. *American Psychologist*, *36*, 730-743.

Samson, E. E. (1989). The deconstruction of the self. In J. Shotter & K. J. Gergen (Eds.), *Texts of identity* London: Sage.

Shotter, J. (1993). *The politic of everyday understanding*. Buckingham, England: Open University Press.

Vygotsky, L. (1988). *Thought and language*. Cambridge, MA: MIT Press.

Wachthauser, B. R. (1986). History and language in understanding. In B. R. Wachthauser (Ed), *Hermeneutics and modern philosophy* Albany: State University of New York Press.

Warnke, G. (1987). *Cadamer: Hermeneutics, tradition and reason*. Stanford: Stanford University Press.

第二章 反映过程在家庭暴力、儿童虐待等问题中的运用

作者：Eva Kjellberg、Margaretha Edwardsson、Birgittaq Johansson Niemela 和 Tomas Oberg　翻译：庞美云

本章内容是关于我们，一个儿童青少年临床精神科的普通门诊团队，在治疗与我们文化不同的来访者时，当旧有的理论和实践无法作为有效的工具提供帮助的情况下，所遇到的挑战。事实上，我们常用的临床工作基本方法，在应对一些极为复杂的情况时，有时被证明是有害的。我们的理论与实践经验大多来自城市中产阶层，这限制了我们的行动。因此，我们需要通过探索来访者本身、了解他们所需要的帮助，找到如何达成目标的方法。通过这种方式，我们完全可能建构对事实的不同理解，并发展出一种更为合适的实践方式。

文化背景

我们工作和居住的地方是 Gällivare，坐落于瑞典拉普兰最北纬线之上。这一区域面积很大，占据了整个瑞典国土面积的八分之一。阿尔卑斯山脉在靠近极地的地方延伸出广阔的荒野，大片的湿地成了这一地区主要的风景。这里的天气非常寒冷，全年有 8 个月土地被冰雪覆盖着，深冬时节，地平线上终日不见太阳，而在短暂的夏天，太阳又终日不落。这里人口稀少，大约有 60 000 名居民，大部分居住在 100 年前就开始围绕着铁矿逐渐发展起来的 Gällivare 社区和 Kiruna 社区。最早居住在这里的是流浪的兰普人，他们以放牧驯鹿、打猎和捕鱼为生，还有一些居民是芬兰移民。

为了方便运输铁矿石，一条铁路从荒芜之地向挪威海岸修建起来。与此同时，由阿尔卑斯山水流汇聚而成的大瀑布被来发电。所有这些大的工业工程都需要劳动力，他们来自瑞典南部，以及芬兰与挪威的北部毗邻地区。因此，这里的居民来自多个

有着不同传统、不同语言的国家，他们居住在一起，因而形成了兰普人的新文化。

这一地区既富有又贫穷。丰富的自然资源如铁矿、水力发电和木材，构成了整个国家经济财富的坚实基础，在相当长的一段时期，矿工们是这一国家收入最丰厚的劳动力，他们因为他们的专业技能而自豪。然而随着经济的衰退，这一切发生了改变。这一地区的失业率相当高，很多人被迫离开，尤其是年轻人。严酷的气候条件也使得在这里维持生计相当艰难。而当现代社会入侵驯鹿牧区，从而威胁到他们的基本文化时，兰普人不得已奋起为其生存而战。由于这些快速的变化，面对现代工业如何发展新的生存方式的焦虑已存在于兰普人中很长时间了。

数据显示，这一地区的人均酒精消费是全国最高的；年轻人的犯罪记录为人均两次；暴力犯罪比瑞典其他地区更为普遍。这里的自杀率高于瑞典人口的平均水平，很多人被诊断为精神分裂症。医学数据也显示这里因事故和暴力而死亡的数字很大。

另一现象是，这里的大部分人都很关心政治，并愿意为之付出行动；工会非常强大而独立。这里的家庭大多数是大家庭，亲代间关系紧密，依靠亲友、邻居和工友是生活中非常自然的一部分。传统的宗教活动，Laestadianism，有很多成员，他们共同信仰着这一社区特别的价值观。这里还以冒险家的天堂而闻名，还有一些人被这里简单的生活方式所吸引，这个蛮荒之地拥有着独特的美。当地居民对新来的人们相当友好和慷慨。这里的人们使用三种语言，瑞典语、兰普语和芬兰语。在地区南部，居住于此的兰普人给人的印象是沉默、可靠而直率。

临床背景

直到 20 年前，这一地区的人们还只能通过位于距南部 200 英里的精神病院来了解精神病学，精神病人会被带到这里来进行治疗。病人一旦入院，通常会一直呆在医院里，与家庭、社区的联系几乎中断，因此，人们认为精神病人虽然活着，但犹如死了一般。因此，这里的人们长期对精神病学抱着恐惧和敌意的态度，这也使他们有着依靠家人照顾"疯子"和解决困难的传统。家人们宁愿为出了问题的家庭成员保守秘密，并把他们藏在家里，也不愿意让社会机构将他们关起来。

在七十年代，一座现代化的医院在 Gällivare 被修建起来，并设置了精神科。10 年前，儿童、青少年门诊开始了。我们的团队有八个成员：四名心理学家、三名社会工作者和一名精神病学家。除了在中心社区的工作以外，我们两人一组，定期在另外三个社区工作。我们负责四个社区所有的精神类工作,包括诊断评估、各类常见精神疾病的治疗,如厌食性失调、孤独症及其他神经精神病学的疾病,也包括自杀行为、厌学、精神病、攻击行为和创伤后压力等。我们也会应社会权威机构和法庭的要求,对需要合法社会机构介入管理的儿童的精神状况进行评估。另一个任务是向工人、学校健康工作人员及医疗系统的其他成员提供咨询服务。

面临的挑战

团队所有成员都住在社区,与病人或来访者每天保持着接触,他们可能是我们的理发师、超市收银员、教师或者孩子们的朋友。我们既在工作中遇到他们,也在其他场合遇到他们。这就要求我们必须找到一种不会危及双方相互尊重的方式来为他们提供帮助。

多年来,我们知道许多社区的孩子和青少年生存于粗暴的心理环境之下,表现出明显的问题行为症状,我们为此忧心忡忡,试图做些什么,但很少成功。当官方机构对孩子的某些问题开始警惕时,他们会劝说孩子的家人去寻求我们的帮助,因为他们几乎不可能自愿地来找我们。很显然,我们和家庭为了完成各自的职责,需要一个一起工作的合作模式。

如此广大的地区,却只有极少的人员从事专业化工作,这迫使我们使用一种系统性的方法。我们必须相信,来访者的社会网络中的其他人可以帮助他们处理困境,而有些时候,他们又确实需要我们的帮助。因此,最重要的事情是让当地居民知道,我们是可用、可及和可靠的资源,并让他们知道从我们这里可以获得什么样的帮助。我们也必须小心,不要越俎代庖,去做别的专业人士要做的事,也不要代替家庭去做他们自己可以做到的事,那样会使家庭功能降低。因此,家庭可以选择他们觉得最有效的方式来践行我们的专业指导。当然,提供帮助并不意味着没有等待名单,我们必须准备好尽可能快地接待那些想来接受治疗的人。

对我们来说,最为困难的处境是,我们既是社会权威机构的求助资源——该类机构拥有权力,可以严重干预来访者的私人生活——同时也是服从于机构权威的来访者的求助资源。为了帮助处于危机中的孩子,我们认为这些任务具有同等的重要性。通常,以下这些任务会被分别分配给不同的精神科团队,这些团队合作紧密,负责处理不同的事务。一个团队被要求去调查到底发生了什么事情——父母能力如何?他们有暴力行为吗？他们是否无法照顾孩子？——同时要对接下来怎么办提出建议，并对家庭各位成员需要怎样的治疗进行评估与确定。然后，另一团队会介入治疗，因为在做过前述评估后，第一个团队不太容易与家庭成员建立治疗关系，评估工作可能已经破坏了必要的信任感。

最初我们曾乐于在此框架下工作。然而，由于我们是"专家"，来访者与社会权威（如法庭及其他照看孩子的专家）都必须来见我们，而我们又没有其他可以求助的团队，只能靠自己。因此，我们不得不寻找方法来胜任这"双重身份"。

我们所面临的另一困难是：由于我们生活、工作于一个小社区的医疗中心，因此，我们与当地居民拥有着共同的观念，"了解"许多家庭祖祖辈辈的历史和故事。从社会传承的角度来看，这种"了解"会很容易地让我们这样想：事情就是这样反复发生的啊。然而，如果我们想要打破某种模式，这样想是无济于事的。为了使我们从这种模式中解脱出来，我们必须找到一种方式，让我们着眼于理解现实，而非从过去推断什么。

开始新的实践

在 20 世纪 80 年代中后期，本社区及其他地区出现的儿童性虐待案例的数量令我们深感震惊。我们对这种罪犯行径感到不解和愤怒，下定决心帮助受害的孩子们。为了控制我们自身强烈的情感和困惑，在如何操作这类案例方面，我们尝试与官方建立严格的合作模式（比如谁负责什么，在什么样的规则之下谁必须去与谁交谈，等等），目标是为了实现公平：罪犯由法庭宣判、母亲负责保护孩子、孩子将获得心理治疗，以克服心理伤害，从而在成年时能够过上正常的生活。这种设想很好，然而，要想实现它却并非易事。事实证明，一切要复杂得多，远非"好的和坏的"、"犯罪与惩罚"以及"拯救受害者"这样简单。我们试图去做一件"正确的"事，推动得越厉害，我们想要治愈的人对我们的抵制也越厉害。对我们努力的激烈反对，大多来自于家庭成员。我们总是不得不对由官方强制送来的来访者进行评估和处理，却不能确定，我们的努力从长远来看是在帮助他们，还是在伤害他们，因为家庭常常因此面临分离和崩溃的状况。我们常常与官方机构存在颇多分歧，我们想尽可能地从控制问题中脱离，去做"治疗工作"。这样的话，无论来访者还是社会机构都可以获得帮助。

当我们学习了 Nollaig O'Reilly Byrne, Imelda McCarthy, 以及 Philip Kearney 的爱

尔兰小组后，事情出现了转机。他们创建了一个理论，即为谈话创造一个自由空间，建立第五个控制权，在其中，乱伦的家庭系统与他们的"帮助者"全部被分开。爱尔兰小组感兴趣的是所有人员的改变与真诚，这似乎维持着系统的稳定。他们不太关心评估的对错，或者谁在说真话，而是促进说话者"自由地讲话"。我们发现，他们的这一理论非常有助于我们处理那些看起来无法处理、复杂的情况。此后，我们遇到了来自挪威 Tromso 的 Tom Andersen 及他的同事，他们利用反映过程进行工作。我们的所有成员参与了他们为期两年的培训项目。这一关于系统工作与反映式谈话的培训，帮助我们进行研究，引导我们像 Tom Andersen 那样不断提醒和问自己以及来访者："此谈话对谁是有用的、谁想谈论什么、在什么时候、在什么地方、用哪种方式。"更进一步，我们努力关心每一位在场的人，用令人舒服的方式听和说，使每一位在场者都愿意交流。

界定反映的前提条件

当官方机构派送一个需要帮助的家庭给我们时，他们担心此家庭中的孩子的人权处境，并已经开始按照法律程序着手调查。他们会向我们的专家咨询心理学/精神病学方面的评估问题。目前，在第一次家庭和小组会谈时，我们要求所涉人员都能够在场。在此类会谈之前，我们会收到一张他们想要解答和处理的问题清单，这些都会给来访者看，会谈之前所有人都知道这些。

在第一次会谈中，我们各自分别与不同的人进行会谈，其他小组成员则呆在房间里某个专为其准备的反映位置（reflective position）上。讨论会谈条件（premise）时，我们一定会询问那些感到最不舒服或最害怕的人，什么样的表达方式会让他们感到更安全一些。我们也讨论怎样把他们的困境用最好的方式表达出来，以便让相关的人员了解。首先，我们会与社工交谈，因为作为指派机构的工作人员，这类会谈是他们所要求的，因此，他们在这些问题上拥有发言权。我们会询问社工：关于孩子，他们担心什么，希望我们做些什么。这时候，家庭成员、其他小组成员坐在旁边听着，然后可以发表自己的想法。我们努力了解是否不同的家庭成员在各方面都赞同社工，以及在哪方面不赞同社工。一般情况下，我们能发现一些可以达成共识的方面。然后，我们会请社工仔细考虑，如果该家庭选择不合作，会发生什么。他们可能会说，他们很担心孩子的状况，可能会不得不做一个评估，如果父母不合作，将从他们那里剥夺孩子的监护权。或者，他们会说，我们可以忽略一些问题，但必须评估该青少年的一些关键问题，比如是否有自杀倾向。然后,我们会询问家庭成员,他们是否正在担心一些没被讨论到的问题,我们或许可以帮忙说清楚。我们尽可能清楚地找到哪个问题属于谁,有一些问题属于我们"精神科专家"。比如,在会谈期间,我们可能会意识到某些问题,就建议他们说得更详细些。我们还会询问该家庭是否希望其他人也参与进来(比如亲戚、老师、朋友,或者一位律师),也尽可能使会谈舒服一些,把会谈安排在诊所,或者在他们家里。我们会制作一个时间表,并保证在父母没有被通知或在场的情况下,不与所涉人员讨论该案例。

就这样,说与听反复地发生。直到在我们工作的议题上形成共识,比如,怎样做,在谁的主导下做,哪些部分家庭是被迫赞同的,哪些部分双方一致赞同,这样会谈才会结束。我们发现在场的每个人坚持自己的见解是非常重要的,如果他们不愿意的话,我们不会推动家庭成员接受社工的想法。非常重要的另外一点是,客户要非常清楚地知道他们可以对什么说不,对什么不能说不。

这是我们业已发现的稳定框架,对所有人来说,能够尽可能安全地向我们表达、分享相关信息,这一框架是必要的。我们总是会告诉家庭成员们我们的想法和行动计划,也询问他们的意见,考虑如何满足他们的各种愿望。即便在由社会力量及控制约束下的情况中,我们也这样做,邀请他们成为合作者。

在整个交谈过程中,为了给予系统支持性反映,其他团队成员呆在"倾听位置"。这一谈话过程,为提出各种不同的话题提供了机会,家庭成员会被邀请成为谈话者及倾听者,这样就参与了整个反映过程。

如果一个孩子需要被评估,我们会采用通用的方法与工具,对其进行情绪和认知功能方面的评估。与父母交谈时,有时孩子或其他相关人员在场,有时他们没有在场。当接触孩子时,我们会告诉父母我们的想法,并讨论如何理解有关的问题。

我们要确保了解父母对当下情况的理解,如果被咨询,我们会一起评估父母满足孩子需要的能力,并讨论哪些支持对他们可能是有用的。这些信息被倾听、被反映,参与者有机会对问题有更细微的理解。这常常使父母能够有机会找到不同的方法来解决问题,甚至是在生活困难的时刻,包括有的父母处于社会控制之中。很多时候,在评估阶段,原有的问题已得到解决。即便问题没有解决,社工常常报告说,经由我们的会谈,他们可以获得家庭更好的合作。我们会撰写一份评估报告来完成评估阶段,这时,我们就算履行了合约。

有时,父母会回来与我们进行更多的讨论,或者孩子可能在某些问题上需要我们特别的帮助,这时,新的合约产生了。这一阶段以自愿参与为特征,由家庭成员自己发起,提出希望在某些问题上进行工作。或者,有些家庭会选择其他更合适的途径去解决他们的问题。在过去几年里,我们主要的努力已经从合作(cooperating)转向协作(collaborative)。

临床案例

案例 1

一位母亲和她的两个孩子,女儿 7 岁,儿子 5 岁,由社会机构派送给我们,要求我们为母亲和两个孩子进行精神治疗。母亲曾在两个孩子面前遭其丈夫严重的家庭暴力。此暴力行为持续了数年,尤其在她怀孕时及表达独立需求时最为严重。

对母亲与孩子的治疗以传统方式开始,重点是对创伤与症状的治疗。在将近一年的治疗中,两个主要的主题呈现出来了:保护和信息。

首先,母亲与孩子每天都需要被保护,以防止其父亲来伤害他们。在经历家暴创伤后的很长一段时间里,他们都非常怕他。一段时间里,他们考虑如何使自己进入隐藏状态。这时,父亲被法庭判处关入几英里外的地区精神病院封闭的房间里进行治疗。

其次,母亲需要了解她丈夫对于他以前所作所为的态度,以及对未来的设想。她没办法从医护人员那儿得到此类消息,因为他们还没有与其丈夫建立任何联系。换句话说,保护与信息的缺失使她身处困境。该母亲解决这一问题的方法是每天用电话与他保持联系。她想办法让他打电话给她,但不让他知道他们的住址。她认为这对于防止他找到他们并实施其暴力行为是必要的。我们越来越支持她的努力,她试图获取必要的信息,以帮助她和孩子们面向未来。对于该母亲与其丈夫的持续交流,我们置身于反映的位置,孩子们则保持在倾听的位置(Andersen,1991)。一开始,这些电话对母亲的压力非常大,因为那个男人对她来说是充满威胁和攻击性的。她还是坚持这样的沟通,然后,几个月后,这位父亲停止了其消极行为,对母亲的态度开始变得更有责任心和更有礼貌,他开始询问孩子们,这是他在孩子们经历暴力创伤后他从来没做过的事。当我们的治疗结束时,母亲和孩子们原先的创伤症状逐渐消失,已经没有问题了。

新的请求

两年后,我们从同一个社会机构接到一份新的请求,这次是父亲提出要会见他的儿子和女儿。我们的任务是评估这位父亲的抚养能力。

前一次我们与母亲及其孩子一起工作,母亲可以决定治疗的目标与程度,而这一次,我们必须向社会机构呈报足够的信息,以帮助他们决定这位父亲是否可以会见他的孩子们。这一请求使我们相当为难。我们可以采取一个立场,不支持这位父亲会见孩子的需要吗?他这一需要违背孩子们的意愿(他们依然害怕见到他),或者可以阻止他接近孩子们吗?

在我们正受着这些问题的困扰时,那位父亲经过三年封闭治疗后,要离开医院了。他带着精神科药物,曾经被诊断患有"带妄想症状的精神分裂症"。我们意识到一个事实的存在,即我们的评估结果不能保证这位父亲不再继续其暴力行为,这使我们更加不确定如何去完成这个任务。

我们决定将反映过程应用于这一家庭(Andersen,1991)。在此案例中母亲曾经使用过的用以解决其"保护与信息困境"的方法,也极大地帮助了我们。我们通过会见所有参与的权威人员和家庭成员,开始此工作(该父亲单独来)。主要目的是创建一个提供相互、持续的交流机会的环境,让参与人员都不会感到有压力。

下面是来自家庭成员的声音。

> 母亲:我理解他有权利来看孩子,但是他们还是很害怕见到他。我自己,自从他几乎要杀了我之后,我不会再想见他。
>
> 女儿:我不想见到他,还不想,在他对我妈妈做了那些之后。
>
> [儿子什么都没说,他只是看着母亲的脸,很害怕。]
>
> 母亲:他(儿子)告诉过我他怕他父亲,怕他父亲会伤害他,因为那个晚上他想保护我,那天他父亲几乎用刀杀了我。
>
> [我们单独会见了父亲。]
>
> 父亲:我现在想见我的孩子们,我没有伤害过他们。我不理解他们为什么怕我。

我们是怎样工作的

我们将谈话录下来,询问父亲,我们是否可以把他和我们的谈话录像给母亲及孩子们观看,相反,对于母亲和孩子也是一样。他们都同意这个实验。社会机构也同意这样做,但同时要求出具一份关于此工作连续的记录。我们持续着这一"不断的谈话"(Anderson 及 Goolishian,1988),目的就如这位母亲一般,那时她想要解决两个相互矛盾的问题:保护和信息。在会谈期间,如果母亲不愿意让丈夫看到录像里的她,孩子们就要求她离他们近一些。孩子们愿意看到录像里的父亲,但不愿意与他会面,他们也愿意他观看录像里的他们。父亲很想尽快见到孩子们。我们采用特别的方式安排了这些会谈,会谈期间我们的位置如图2-1所示。

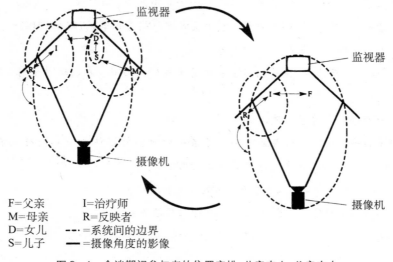

F=父亲　　　　I=治疗师
M=母亲　　　　R=反映者
D=女儿　　　　---=系统间的边界
S=儿子　　　　——=摄像角度的影像

图2-1　会谈期间参与者的位置安排,儿童在左,父亲在右

治疗师在孩子们(及母亲)观看了父亲与治疗师的谈话录像后,在摄像机面前与孩子们进行交谈,此时,母亲和反映者听着这一谈话。在面谈中有两次,治疗师转向反映者,和她谈论面谈中发生的事,这时,孩子们和母亲成为了听者。

下一次与父亲的面谈,也是在父亲观看过孩子们与治疗师面谈的过程之后,治疗师与父亲在摄像机面前交谈。有几次,治疗师转向反映者,然后谈论面谈中发生的一切,此时,父亲成为听者。以此类推。

下面是一段给父亲看的录像的节选。

母亲:(对孩子们)告诉他们你们和父亲的通话。

治疗师:你们的父亲说了什么?

女儿：他问了学校里的事……

治疗师：还有呢？

女儿：他想来看我们……有一次,他说,我应该说我想去见他……

儿子：我也是……

治疗师：关于什么？

母亲：我儿子很害怕,说："妈妈,我必须去吗？妈妈我害怕"。

女儿：我告诉他是否去看他是我的决定……后来他问我："那种害怕从来没有停止吗？……我可以说些什么呢？……我不知道。"

治疗师：你现在觉得对他更害怕或者少一些害怕吗,与以前相比？

女儿：少了一点点。

[这一次面谈中,孩子们谈了一些关于创伤的细节。在面谈结束时,治疗师转向反映者。]

治疗师：你的想法是什么？

反映者：孩子们记得细节……母亲告诉他们要记住……他们对父亲所做过的,既表达了愤怒,也表达了所受到的惊吓。

[下一次的面谈对象是父亲,他观看了录像。]

治疗师：对你所看到及听到的有什么想法呢？

父亲：我妻子依然怕我,孩子们也一样。

一开始,我们一个月与母亲、孩子及父亲分别会见一次,现在,他们对一年见四次表示满意。大约一年后,我们把会谈中通过录像进行的沟通改为经由单向玻璃。

家庭成员的反馈

下面是此家庭的成员们对他们所参与的为期两年的面谈所做出的反馈。

母亲：孩子们已经看到过他了……他看起来不像想象中那么可怕了……他们很长时间以来一直害怕他,但是,当他们从窗口看着他,他们说他看起来并不危险……后来,我想,这对我们来说是好事……他们见到他以后很平静,想画幅画给他……尽管以前这是很困难的……慢慢来好一些……他(父亲)好像能够理解这一点,我们需要时间。

治疗师：(问儿子)我们前面所做的事情里,有你喜欢的吗？

儿子：在窗口后面看到他……

治疗师：你那时还怕他，你怎么做到的？

儿子：妈妈在我旁边。

治疗师：（问女儿）你最喜欢哪一部分？

女儿：看着他！……看到他之后，我觉得他没有那么蠢了。

治疗师：（问母亲）这持续了多久？

母亲：孩子们带着我们往前走。

［我们与父亲单独交谈。］

治疗师：关于我们的会谈，你有什么想说的？

父亲：我不知道……有一些进展……但很缓慢。

治疗师：这一方式适合谁？

父亲：对孩子们来说不错。我看到他们现在没那么害怕我了，这挺好。

现在，就在那个房间里，孩子们已经和父亲见过不少面了，经过这些年，他们有很多事情要交谈。

讨论

此案例描述了包含着几个步骤的会谈过程。这一工作形式已经被应用于每一个新的会谈良机。

持续会谈的"燃动力"是参与的灵活性。每个人都有机会拥有双重位置——听者和说者。为会谈提供空间已经成为目标本身。用 Anderson 和 Goolishian（1988）的话来说，"参与到系统过程之中，创造语言和意义，维持对话的进行以化解问题，并解决系统本身的问题，这是治疗师的角色"。

案例 2

安娜，女，35 岁，居住在兰普的一个小村庄里，她在很小的时候，社会机构就了解她的情况。她在青少年期生下一女，被瑞典南部的一个家庭收养，后来她又生了五个孩子，都是女孩，年龄从 2 岁到 15 岁。她酗酒，因此无法照顾自己的孩子。最大的孩子被寄养在安娜的父母家里，剩下的孩子，分别被不同的两个家庭收养，一个家庭收养两个。其中一个女孩被辗转于不同的家庭，直到后来，她最新的养父母决定收养她，同时收养她最小的妹妹。

几年前,安娜告诉社会机构,她怀疑她两个孩子被她们的继父性虐待,因此,我们接受委托,对安娜与两个孩子进行评估。虽然在游戏和绘画中有一些零星的发现,但他们没有承认任何虐待。后来,他们的继父因为性虐待其他的女孩被法庭判处入狱两年半。

在评估过程中,我们非常担心安娜抚养孩子的能力。这之后很快,所有的孩子都被寄养。过了一段时间,一个收养家庭注意到孩子非常不安,总是在想念和担心她的母亲,也表达过自杀的想法。有一天在日托中心,她爬上一棵树,威胁要跳下去,告诉人们她没有理由活下去了。这女孩随其养母来到我们的诊所,我们接待了她,进行了一段时间的治疗。安娜告诉我们这样可以,但表达了与女儿接触时负面的感受。安娜不知道发生了什么,这个女孩不能适应她的处境,我们也发现,照这样下去是不行的。

我们和社工决定进行一些不同的尝试。所有关心这些孩子幸福的人都看到,这些女孩在接触其母亲时,需要更健康的方式,我们都担心她们的成长风险。

安娜和女儿们的案例,被认为是非常困难的,很多专业人员都参与了反映。我们很好奇专业人员一起工作会有什么结果,也很好奇如果建立一个适合于“家庭”所需要的谈话,而不是适合于“专家”的会谈,会有什么结果。我们希望创建一个环境,使所有参与者都能自由表达他们的情感、想法、希望和恐惧。

社工赞成了这个主意。方案确定后,我们决定邀请安娜及她的四个女儿,还有她们的养父母,和我们及社工一起,进行会谈。

第一次会面:对母亲的要求

第一次会面,所有人都来了。安娜还带了她的新未婚夫,她让他呆在屋子外面,这个主意获得了社工的支持,因为有谣言说他由于曾对儿童进行性虐待受到过法庭的判决。安娜表达了对社工和孩子们养父母的不满,也表达了悲伤的感受。

会谈期间,安娜抽空联系了她的男友,过了一会,她回来了,我们继续谈话。安娜和孩子们都对为什么她们不被允许住在一起感到迷惑不解。这次会谈的成果之一是,所有参与者都同意写下他们的想法,关于安娜为了能够照顾孩子而必须做出什么样的改变,然后,这些想法会被送到社工那儿去。

其中一个女孩写道:

“我不想由社会机构来决定我妈妈是不是健康。”

“我希望妈妈停止喝酒。”

"我想我妈妈和陌生男人相爱了。"

另一个女孩写道：

"我妈妈怎么就有权利来阻止我在假期和我的朋友们一起做有意思的事？"

"我妈妈可以从社会机构那里得到一部手机吗？这样我就可以很容易联系到她了。"

"我可以在社工的陪同下去妈妈家里看她吗？"

养父母也花了些时间考虑孩子们对于看护者的需要是什么。从安娜写下来的文字来看，她真的在乎孩子们，她也提出几个关于如何参与孩子们日常活动的建议。这次会谈中，我们决定再安排一次会谈，来为安娜制定一个方案。

第二次会谈：孩子们对于缺席的父亲的声音及想法

在本次会谈之前，社工对大家写下的重要内容列出一个清单。这一清单被制作成对于安娜的帮助方案，包括她自己的希望。到第二次会谈时，安娜已经开始并按照方案做了一个星期了。我们讨论这一计划，孩子们非常感兴趣，她们很清楚什么对于一个好母亲是合理的要求。她们也表示与父亲接触是多么重要的事。我们讨论了那些父亲们，也讨论此时此刻他们在哪里。我们寻找不同的方式来联系他们。有一个女孩的父亲在印度，她对见到父亲的可能性提出了自己的想法，也提出她愿意至少通过电话与父亲交流。姐妹们一开始很安静，听着大家讲话，后来她们参与进来，能够告诉安娜她们对一个能照看她们的母亲的期待。

社工制作的计划被大声地读出来，下面是孩子们自发的想法：

"一个真正的好母亲在照顾孩子上，必须是健康的。"

"她必须令人亲近。"

"在孩子被有刺的铁丝钩住或在树林中迷路时，她必须帮助她们。"

"她必须照顾她们，保证她们不被烫伤或烧伤。"

当孩子们在讨论她们认为对一个母亲来说，什么是最重要的时，安娜点头表示同意。会谈结束时，她谈起了她自己的父亲。她父亲拒绝她，不让她见他，一直到她选择了自己的生活。我们想办法使安娜的父亲也对我们的工作感兴趣并参与会谈。社工和外祖母都决定尝试去他家里见他，说服他加入会谈程序。第二次会谈结束时，我们讨论了如果安娜不能成功执行此方案时,我们该如何继续,小组都同意要继续评估。

第二次会谈,让我们对于孩子们与其母亲、养父母以及社会机构一起会面的重要性有了新的收获。他们敢于说出心中的想法,而安娜通过谈论其父亲,扩展了会谈背景。

第三次会谈:失败或灵活性的缺乏

安娜不再坚持对计划的履行。她又开始喝酒,捎信说她不想参加会谈了。

这次会谈在失望的气氛中进行。很多来自不同收养家庭的抱怨浮现了出来。安娜没有坚持计划,养父母们很失望,他们生气地表达了这种情绪,并抱怨别人对安娜的饮酒问题过于软弱。后来开始讨论孩子们作为会谈的一部分是否正确,这一讨论并没有带领我们往前走,我们开始考虑什么阻碍了我们进行原本想要的谈话。也许,团体成员们应该一起制定计划,而不是单由社工来做这一工作。如果安娜也是制定计划的一部分,她可能就不会失败了。

一次新的会谈

暑假过去后,我们又举行了一次较大规模的会谈,这次包括安娜和她的家庭。她现在加入了一个帮助脱瘾的中心。

会谈是由一位养母开始的:

> 养母:我不喜欢这些大家坐在一起的大会谈。我想上一次我们决定停止这些大的会谈了。我想这里有这么多不太熟悉的人在场,孩子们不会讲话,说话会感到不自在,她们不敢说屋子里这么多人会使她们不舒服。我希望停止这些会谈,但我依然希望每个收养家庭有机会得到诊所的帮助,对于我自己来说,我真的需要。(短暂停顿)有时候,在这个大会谈中,你很难脱口而出地对某个人表达你的想法,至少,我对后面又来修改前面所说是有些疑问的,你对其他人说了什么,那对人家有所伤害,你又要为你说过的表示歉意。

> 治疗师:好的。那是你所感受到的。其他人呢?你们的感受是什么?

> 安娜:我想这些会谈已经很好了。这是我看到所有孩子的机会。但是我同意(向刚刚讲话的养母点头)。坐在这么多人面前,我也感到很困难……我不知道……我知道,我不擅长表达自己,我不知道怎么说,但我想在同一时间看到每一个人,很好。当然,如果我可以见到在不同时期照顾了孩子的每个收养家庭和孩子们。我也想看到你们(指在场的治疗师)。

治疗师：我不知道你怎么样，Ruth。作为一名社工，这些会谈在哪些方面对你有积极意义吗？

Ruth：我非常希望这些会谈可以继续。我做着一份几乎不可能的工作，就像警察一样，监控你，安娜，同时还要帮助你，帮助孩子们。我必须遵从法律所规定的，我的眼睛要牢牢盯着安娜，这样或许有一天在某些时候，她可以照顾她的孩子们，我也必须保证孩子们是安全的，并且尽量健康地长大。在我们进行这些团体会谈之前，我对于这些任务感到迷茫，几乎无能为力。这些会谈对我来说非常重要，让我获取信息，了解发生了什么。

治疗师：你呢，Carl？你以前就和这些人一起工作了，你感觉怎么样？

Carl：我自己喜欢小团体会谈，但是，我可以观察到大团体会谈的好处。我不知道，但或许，我们可以两个都做。我们可以进行大团体会谈，然后分小组进行会谈，这样孩子们可以和她们的母亲说说话，感觉自由一些。

第二个治疗师：我坐在这儿听了你们的谈话，我听到你们在谈两种设置。我听起来觉得我们在谈论两个不同水平上的需要，大组对孩子们能够相互见面和交流而言是可以的，对所有人来说也是一个获得关于安娜和孩子们信息的好机会，大家也可以互相交流。但是，如果我们希望孩子们感到更安全一些，能够和安娜及我们谈些什么，分小组是很重要的。

安娜：是的，我希望如此。我想和我的大女儿及我的母亲谈谈，因为我……我担心我和她之间的交流，她回避我……也许因为她的年龄……我不知道。

经过这次关于大组优缺点的会谈，我们同意了大组、小组一起进行的方法——这一解决方法是最可接受的。我们认为在组里面有两种不同的需要：第一是相互的信息需要，一方面是社工与大家之间，另一方面是收养家庭和安娜之间；另一个需要是持续的对话需要，安娜与孩子们、收养家庭，这需要持续的过程。收养家庭则表示，孩子们有一些症状和问题，需要和安娜及作为治疗师的我们交谈。这次会谈的结果是，我们把大组分开，分出一个小组，包括一对养父母、安娜、一位女儿，以及诊所团队。

讨论

这一案例中，我们的目标是构建一些设置，使得所有人都以某种方式关注会谈，使每个人都有可能既作为听者，也可作为对其他人谈话的反映者表达自己的想法。对这个家庭来说，原始问题是安娜的一个女儿威胁要自杀，后来这个消失了，然而，其他的问题又出现了。

一个女儿的生父想要她的监护权,安娜和社工都严重怀疑这位父亲照顾女儿的能力。讨论如何处理这一问题时,我们选择会见这对父母,包括社会机构。

对于社会机构的另一问题是,安娜与其未婚夫照顾其新生孩子的能力。我们想根据所有参与者的需要,继续邀请所有相关的人参与到这个系统中。

案例3

玛丽,女,40岁出头,三个孩子的母亲,和我们诊所的第一次接触是在1990年代,那时她由于孩子性虐待的问题接受评估。玛丽自己一直疑虑未除,离婚后,她一直强烈质疑其前夫抚养他们的儿子彼得的能力,有几次这演变成对儿子的辱骂,最后,社会机构不得不请我们对他们抚养孩子的能力进行评估,同时评估儿子的心理健康状况。社会机构同时想知道孩子和父母需要什么样的帮助。

我们做了评估,建议孩子和父亲在一起,只有在有联系人陪同的情况下去会见母亲。这是因为玛丽处于严重的绝望之中,她反复盘问儿子,在儿子面前表现出对其前夫强烈的怨恨。我们也建议对母亲和儿子进行支持性治疗。

努力达成协作性工作关系

这时,彼得的父亲也希望玛丽获得心理治疗,因为玛丽的问题阻碍着他们的交流。虽然,我们不能给予她这样的治疗,但我们可以在母亲角色方面给予她支持,这个她接受了。

玛丽觉得她在过去这些年里,医院的精神病医生及社会机构人员对她不好,无论如何她不愿意再让精神病医生参与我们诊所的工作。相反,她将几年前写的信发给我们,她希望我们能够理解她一直以来的担心,即她的儿子被他父亲性虐待。现在,玛丽把信装在信封里发给我们(在下面),说她理解儿子曾在日托中心画的画,那些画使她相信彼得被性虐待,但没有人听她诉说这些画。

日托中心有两个工作人员,是女孩,我不能说她们什么。在1986—1989年间,我一直跟工作人员,当然包括机构的主管,诉说我对儿子的担心,但这唯一的结果是他们对待彼得很差。他们告诉彼得的父亲,后来我儿子遭受到更多的痛苦。另外,那些工作人员非常坏,对我充满蔑视。现在我已经学会,在我儿子的事情上最好就是保持沉默,我不会再把他暴露在其他人的恶意之下。是的,我想没有人比那些残忍的巫婆更坏了。不要谈论社会机构了，从 1986 年起，他们做了所有的事情来打击我，现在依然如故。只有你们诊所的人可能拯救我们的生活。

最美好的祝愿

母亲　玛丽

这是一个母亲试图被倾听的努力之一。我们阅读玛丽的信，在会谈期间，或在两次会谈之间。这一次，我们不能确定我们的努力是否会有用。但是，玛丽希望和我们就她和孩子们的生活进行会谈。我们组织了会谈，我们中的一个说，另一个听。我们倾听玛丽的诉说，然后请她倾听并参与我们的反映式对话。在每种设置下，我们都努力发掘玛丽在某些时刻告诉我们的有意义的部分。

在我们的谈话期间，几个主题经常出现。基本上是玛丽需要被听到。其他主题包括，谁能够理解？我们会使用怎样的方式交流？识别了这些主题后，玛丽开始为我们的持续治疗关系发展她自己的目标：

- 她如何充分利用与儿子及 Lottie（联系人）的会谈，并勾划出"最好的事情去做"。（玛丽说 Lottie 生活安逸，害怕所有的事情，甚至包括出去游泳。）
- Lottie 应该距离玛丽和她的儿子近一些，还是远一些呢？他们可以呆在这幢楼里的不同房间吗？

为了增加反映式谈话的机会，玛丽邀请两个儿子和 Lottie 都参加了会谈。彼得的问题，是他怎么来学着理解母亲的愤怒，尽管他并不能想象那愤怒来自何处。玛丽的问题，来自于保护她儿子的人，是她自己呢，还是他父亲。

性别和财产的主题也反复出现："我是一个女人，我很穷，在我生活的社区里，女人们非常依赖她们的男人。那是我沉重的负担。"玛丽说。她经常表达对于女人们的敌意，所以我们决定改变一下会谈中的位置，一位原来负责听的女性治疗师接管谈话的责任，而原来负责谈话的男性治疗师负责听。这种改变得到了玛丽的支持。这种改变也带来了新的主题：

> 玛丽：你怕我，你支持另一个女人。但是（对作为倾听者的男性治疗师说）他理解我……这里最特别的地方是我可以说我所想，你不会嘲笑我，不会笑……你

理解我。

另一个出现的主题是谋杀。当玛丽对我们要求苛刻时（比如要求我们接受她的幻想，把那当成事实），我们在我们会听什么方面与她划分界限，也努力将谈话转向现在和未来的问题。当讨论变得偏激，围绕着"坏和好"时，我们会及时回到已达成共识的问题上来，比如，玛丽如何尽量好地支持孩子们。玛丽认为，当你被迫接受关于对错的专家意见时，不会有什么好的事情发生。

有时候，在谈话位置的人发现母亲的指控（对警察、前夫、社会机构）会成为令人疲惫的长篇大论，只能由在反映位置上的人来挽回，有意思的是，这屋里作为听者的第三者，提议我们象征性地谈谈这些想法。玛丽声称没人愿意听她讲，哪怕她有证据证明她身边有人谋杀了 Olof Palme（于 1986 年被刺杀的瑞典总理）。我们在这一点上回应她，仿佛她自己和她的人权被杀了。这样，我们可以往前走一点。我们并不试图去解决玛丽的大问题，仅仅保持关于那些问题的谈话，比如，我们可能说："法庭做了公正的事，这里我们可以谈谈你对这些事情的想法和感受。"

谈话中的同伴

我们以反映过程的方式工作着，所以我们可以尽可能多地交流信息。玛丽为了使每一次会谈对自己有用，参与都很积极。会谈进行的时间是每两个月一次，总是由玛丽发起。

我们（Peter，Lottie，治疗师以及玛丽）是谈话中的同伴；我们不再是询问者。玛丽继续围绕她对生活的旧有观念工作，我们的主题从怀疑到好奇、从受害者到合作者、从没有被听到到被听到，轮转着。

邮递往来

来访者的叙事天赋激发了我们的灵感，我们建议在两次会谈之间，可以通过通信的方式进行交流。这主意是由反映位置上的治疗师提出来的，发生在玛丽提出她自己的主题之后，玛丽在会谈期间对这个建议未作评论。

过了几天，我们收到了她的信：

> 我说了那么多，没有时间回答当时出现的所有问题……关于通信……那值得花点时间……关心信件邮递：我喜欢邮递往来，因为那让我感到有安全感。

从此时起,我们在两次会谈之间和玛丽通信。通信扩展了会面交谈时发生的反映过程。

下面是另一封信的内容:

> 谢谢你的信。信的内容对我来说是一个大的惊喜。由于你们对关于性虐待调查结果的坚持,我曾经怀疑你们,现在你们俩有时会对这一点有所怀疑,这使我感觉好了些。可以承认……在那方面你们是唯一的。我习惯了。

我们获得了这么多信息,尤其是书面信息,我们有点迷惑,不知道拿它们来做什么。当我们向玛丽提出可否跟我们合作,写下一些与我们工作有关的内容时,她很积极。她想告诉所有人,如果身处于一个充满压力的环境,在很长时间里你有自己的想法,却非常孤独,尤其你觉得你在自己所处的社会中就像个陌生人一样,这时会发生什么。玛丽描述了一个朋友的境况,那个朋友是她在精神病医院碰到的,当时她状态极糟:

> 治疗师:你曾有过一段时间,就像那个样子吗?
>
> 玛丽:没有,从来没像那样过。
>
> 治疗师:但是,你谈论过那段时间,当时你必须服很多的药,你感觉很不好。
>
> 玛丽:我好像从来没有完全失控过——但是,我曾经有三年三个月日日夜夜都有幻觉。我认为我有一些看不见的朋友,我和他们说话,没有动嘴唇。那时,我是多么孤单啊。
>
> 治疗师:你的意思是你有不为人知的想法?
>
> 玛丽:是的,是秘密。当你完全孤单的时候,那些想法闯进你的脑海,多么可怕啊。
>
> 治疗师:你应该写一篇小说,现在你不再介意这些了。
>
> 玛丽:是的,那时太可怕了。
>
> 治疗师:你是说那些在你的梦里,在你的幻想中。
>
> 玛丽:在午夜,我坐在厨房里的一把椅子上,手里拿着一把刀,等着我前夫来杀我,但我做好了准备。我可以保护我自己。然后,那些鬼来了。我头顶的墙上有我两个儿子的照片。突然,一个儿子冲着我,好像一个魔鬼,他的眼睛闪烁着,

我把那个照片拿下来,用刀把照片中的眼睛挖出来。早上五点,鬼们走了。是的,我穿着睡衣站在那儿,打开门,他们出去了。我能感觉到他们出去了,知道他们在去往我前夫房子的路上。我看到他们去了那儿,但我不认为自己疯了。早上,我不能去我的学校,我打电话给他们说我病了。这些事我从来没告诉过任何人,我只告诉别人我的前夫对我儿子所做的一切,以及他如何威胁我们。你被我深深感动了,我的叙述还不错。如果这次工作可以被用来帮助其他人,我会很高兴的。如果那样,我所经受的痛苦也算没有白受……

日常生活

我们一直与玛丽保持会谈,坚持了五年,她修缮了房间,慢慢开始与父母、兄妹联系。她结交了新的朋友。又有了一个小女儿,由她自己照顾,对此,她非常开心。那个孩子使得玛丽对别人更加敏感,人们都尊重她。比如,当她乘坐公交车时,人们微笑地看着她和她的孩子。她隔周都能在周末与彼得见面,而不只是周三见几个小时。她也能够做到和前夫及孩子们呆上几个小时。彼得,原先我们界定的病人,没有什么需要治疗的症状,在家里、学校、和朋友们在一起,都表现得相当不错。玛丽目前依然与我们会面,讨论现在碰到的困难。

最后评述

在一定的界限内,我们努力形成一种会谈形式,使得许多不同的对话得以在会谈室里进行,并被其他人听到,而这些人又会有机会加入另一场对话。这给会谈室带来了很多具有强大的反作用力的视角与感受,别人因此受到我们的想法和情感的影响。谈论什么和怎么谈,都非常重要。在反映过程中,力量与控制对每个参与者都起着作用。会谈中的每个人,包括专家、权威官员,都有权拥有自己的想法和情感,并为之负责。用反映过程进行工作,对于具有强烈情感,比如让来访者、家庭成员,和/或同事感到愤怒、害怕或者焦虑的情境,尤其有价值。为所有与暴力、虐待和害怕等问题相关的人提供一个安全的环境,使谈论这些问题成为可能。

所有使父母自尊降低的事,都会反映到他们的孩子身上,使孩子感觉糟糕和羞愧。因此,我们必须尽可能地尊重他们。羞愧边缘(shame-bound)的反映,如放弃或攻击性行为也会阻碍沟通。能够开放地谈论困境,在某种方式上并不会妨碍相关人员的整合,反而会减轻那些痛苦的感受和对它们的反应。反映的设置,提供了一个自由诉说的机会,大家不用非得去证明谁对谁错。与决定事情应该怎么样不同,谈论事情怎么样和对相关人员有何影响,会使自己和别人对事情产生新的理解。这些讨论,加上原已知晓的信息,可以使每个人都更有能力去处理自己的困境。假设自己既是一个罪犯,又是一个酒鬼,还是一个受害人,也是一个人自身,在这些不同的属性中,一个人既可能使用暴力,又喝很多酒,或许还曾经被虐待,这种看待自己的方式,会使事情变得不同。假如你把自己看作一个治疗精神疾病的专家,或者是为所有问题的系统会谈创设谈话与沟通气氛的专家(Anderson,Goolishian,1988),这也会创造另一个大的不同点。

一种转换,让我们觉得非常舒适:从不得不去探索、预设意义,到自由地去创造新的意义的转换。

参考文献

Andersen, T. (1991). *The reflecting team: Dialogues and dialogues about the dialogues*. New York: Norton.

Anderson, H. , & Goolishian, H. (1988). Human systems as linguistic systems: Preliminary and evolving ideas about the implications for clinical theory. *Family Process*, 27,371 - 394.

McCarthy, I. , & Byrne, N. (1988). Mistaken love: Conversations on the problem of incest in an Irish context. *Family Process*, 27,181 - 199.

第三章　通过公开对话治疗精神疾病

作者：Jaako Seikkula、Jukka Aaltonen、Birgitta Alakare、Kauko Haarakangas、Jyrki Keranen 和 Markku Sutela　翻译：何良

20世纪80年代以后，在芬兰的西拉普兰省发展了一个新的精神治疗体系。这个新体系，是基于治疗中家庭的积极参与之上的。开始时，我们试图让所有病人家庭都能参与到家庭治疗中，但在1983年，我们意识到，也许在维系我们和这些家庭的联系方面，我们的方法并不十分有效。事实上，在 Keropudas 医院里总共350名病人中，只有20名病人积极参与到家庭工作中来。这个结果影响到了治疗团队，他们将病人和他们的家庭视为治疗目标，而不是原先在计划和执行中的积极参与者。治疗团队从个案记录和个人访谈中收集信息，并把治疗计划施加于家庭里。

鉴于此，1984年，我们改变了以前的方法，并在家庭治疗或其他治疗计划开始之前就邀请所有病人的家庭加入讨论。这些治疗会议的会谈，是在没有任何事前计划好的要讨论的主题的前提下开始。我们组织所有的讨论以达到团队工作的最大化效果。例如，医生和心理学家不再单独分别与病人会面，取而代之的是，让会面成为一个更加公开的讨论，其中包括整个病房团队。以前与病人有关的家庭和其他职业人士，也被邀请参加到这些讨论中来。这样，一个新的治疗体系就被组织起来，以强调联合治疗会议的重要性。

一开始，我们有两条规则，以适应工作风格的变化：1. 我们只在充分且必要的理由下，才能和病人做私密交谈（比如，开展一个个体心理治疗会谈）；2. 我们只在病人在场的时候，才能谈论他所涉及的问题，并且只在家庭在场的情况下，才能做出涉及家庭的一些决定。

我们早期的工作中，围绕着治疗团队的界限是封闭的，这样治疗团队凭自己的分析采取治疗措施；现在，界限是公开的，允许所有涉及的团体参与到治疗讨论中来。在治疗过程中，在所有参与者的参与下，我们开始一个公开的对话。

这种治疗组织方式的转换,会造成混乱的体验。一方面,我们在治疗过程中公开讨论所有议题,另一方面,我们内心中"古老的治疗者"(做家庭治疗的传统方式)经常出现,并让我们再三试图改变家庭。这将导致:如果我们要取得治疗进展,那么我们就必须改变原来的那种行为。

案例:没有妻子的男人

在一个男病人和他的安全病房(封闭式病房)治疗团队之间,一年间逐渐形成了一种互动模式。尽管治疗计划不断重复,但从未成功过。病人被妻子遗弃,然后开始酗酒,并因躯体问题住进医院。他也非常害怕见人。治疗该病人的计划,是和他的原生家庭(他妈妈和姐妹)进行会谈。两周后,他决定离开病房,当时治疗计划还没有完成。两周后,他因为上述同样的情况又一次回到病房。治疗团队忍受着长期的缺乏耐心的治疗期望,完成了同样的治疗计划,但是病人再次离开病房。这种结果在一年内重复多次,以至于治疗阶段变得越来越短,病人在病房外的阶段也变得越来越短。

一次,在一个周五下午,当病房里的治疗团队成员们纷纷离开医院度周末去的时候,他在失联三天后回到病房。大家开始讨论对这个个案治疗过程中他们所遭遇的挫折。他们告诉这个男病人:"我们实在无法对你做更多的事了。唯一的可选方案是指定一个强制性治疗,但那也不会成功,因为你还不属于精神病人。如果要成为精神病人,你必须喝更多的酒,但看上去你的身体会受不了。所以我们真的无法对你制定新的治疗计划了。周一早上见!"

让所有人惊讶的是,这个讨论(或者应当说,对治疗挫折的坦诚),促进了病房治疗团队和这个病人关系上的变化。病人这次在医院里呆了6个月,无论是个体还是家庭讨论都有所进展。看上去最好的治疗来自计划过程之外。以前,我们认为最主要的是为病人制定治疗计划并完成它,而通过开放讨论界限,这个联合过程自身开始决定治疗,不是由团队或他们的治疗计划来决定。

从这种经验中,诞生了一个非常首要的对话原则:在对话讨论中,没有任何主体或客体,所有的参与者都在一个互动的共同的进化过程中,这样治疗团队在整个过程中也可以不断变化。为了强调这一发现的重要性,我们将此过程命名为"界限体系";治疗中最重要的议题并不出现在病房里,而发生在病房和病人家庭之间,或者发生在"界限上"。一开始我们并不完全理解这种情况,然而,Mikhail Bakhtin,Valentin

Volosvinov 和 Lev Vygotsky 帮助我们理解了语言的对话本质。

在治疗过程中，开始与所有参与者开放讨论之后，治疗组织也迅速变化了。我们注意到一个事实，在治疗开始之前，由于第一次治疗会议的延迟，病人通常会等待一周或更长时间。因此，1986 年，我们开始组织入场团队，他们的任务是在决定病人参加治疗之前组织首次会谈。这种工作方式引自 1980 年代以来的芬兰国立精神分裂治疗计划项目。1987 年，成立综合医院门诊团队用来负责这些入场会谈。其中，该团队的一至两位成员负责组织住院病房的成员会谈，这些成员来自精神健康门诊诊所或者普通实习生等。他们也邀请病人家庭里那些愿意参加讨论的人加入会谈。

这种工作方式迅速改善了精神病治疗的住院率。几项研究表明，涉及病人总数的40％没有住院。取而代之的是，同样的团队，组织了门诊病人危机干预。根据研究结果，入场会谈通常在病人家里举行，因为家庭资源通常在家庭设置下更明显一些。会谈后，不会再有住院问卷，但会有一个一般性的危机干预工作。当住院治疗的需求下降时，对住院工作人员的需求也下降了，这样，医院里的资源会转移到开展危机干预工作的门诊病人那里。总之，六个移动危机干预团队形成了。

治疗会谈：从独白到对话

从旧体系到新体系的转变，可以用独白和对话的比喻来阐明。旧的体系是独白语言，因为所有的考虑、计划和决定都在封闭的治疗体系内，被治疗团队所决定，家庭在这一过程中没有任何位置。新的体系是对话性的，这意味着从治疗讨论一开始，就建立了一个联合过程。

对话和对话性，被视为语言的普遍本质，然而独白是语言本质的特定一部分，就像 Markova 在 1990 年阐述的，"独白在本质上是明确的对话"。文化的独白形式和人们之间的交互形式，在此普遍意义上可被理解成对话性的一部分，而不是互相对立的。这个普遍的对话原则，在一些环境下成为现实，即，独白的语言方式被视为对其他话语的应答（Hirschkop, 1986）。一个例子是，在政治辩论中，参与一方视他自己的论述优于对手，因为他的目标是否定或者击败对手。在独白语言中，语言方式是闭环的，这意味着不会开放给新问题，且总是对论述关闭大门。因为独白的语言方式，既是承认性的又是否决性的，因而无法产生任何综合性或整合性的观点。

独白性对话的另一个例子，是医师和病人的对话会谈，医师必须和病人对话以获得症状信息。医师提出一些关于症状的问题,以在其内部对话中确诊各种疾病。独白性对话的地图,在医师的大脑里,因为医师比病人更好地知道不同疾病的背景。然而,只要医师仅仅寻求接受或拒绝头脑中的假设,那么表面上对话的样子,依然是独白性的。Bakhtin 和 Volosvinov 在 1973 年将对话性考虑为一个预设前提,语言通过该预设前提获得内部意义。在与一个医师咨询的时候,仅仅医师有可能决定病人所描述的症状的实际意义。不幸的是,与精神科医生的会面,也采取的是这种模式,因为精神病症状或其他问题只有在医生的立场上,当医生拥有他头脑中的对话地图的时候,才具有内在意义。精神科医生可以通过对病人回答的个人评论而改变独白的背景。在社会现实中,语言可以通过个体和其他言说者之间的互动成为真实。当人们使用独白性语言方式时,他们无法获得任何内在意义或者理解,因为根据 Bakhtin 和他的合作者的研究,理解总是以对话为前提条件的(Volosvinov, 1973)。例如,在一个对话方式中回答问题时,通过个人评论病人的故事,精神科医生就可以逐渐减少 Volosvinov 所发现的独白性语言方式存在的问题。

1984 年,Bakhtin 在陀思妥耶夫斯基的小说里,也发现了这一对话形式。据他描述,角色作为一个情节或叙述的部分时,互相之间无法互补,相反,它们在和其他角色的不可调和的冲突中,因此不能作为一个辩证进化的部分被剖析。当每一个角色言说他自己的话时,对话发生在这些互相矛盾的角色中。然而,一方的言说,并非对另一方言说的应答,在此意义上,一个情节才会展露出一些完整的意义。仅仅只有对每个主体的语言的理解才能存在。在小说文本里,有着和情节故事同样多的言说主体。独白性的语言,谈论着已经说出的话和已经看到的世界,而对话性语言谈论着的世界是开放的、还没有准备好的和无法言说的话题:然而永远不会是一个明确的或统一的应答。在对话性的讨论中,每一种言说方式,都是对当前言说方式的回应,同时,这个当前的言说方式,作为对新的言说方式的应答而存在。这一链条永远不会结束,在此意义上,会达到一些明确的和最终的结果。无论对话何时开始,新的意义将会产生,话语就在它说出的当下变得真实。之后我们就已处于一个不同的情况下了,那是一个又一个永无止境的流动的状态。

Volosvinov 在 1973 提出,在对话性会谈中,应答是建立在对话性的语言方式上的:会谈期待影单,因为没有应答话语,对话性的言说方式无法完成。对语言的理解是来源于对话性,没有应答话语,言说者和对话者的理解也就无法扩展。这样的理解,试图以一个含义模糊的词汇匹配言说者的话语,或者每一个词汇都需要一个回应

（Lacan，1981；Patterson，1988）。在对话性的会谈中，语言是由言说者和对话者双方建构的，讨论中的主题意义，属于处于言说者和倾听者之间的分界线上的那个词汇（Volosvinov，1973）。Markova 在 1990 年谈到一个三步法，作为对话性分析的单元，第三步对于产生意义是最重要的一步，它就发生在对话者之间。

在治疗性会谈中，病人的体验和他的社会网络的意义（或者，还有发生在病房里的事件意义），第一次由治疗师和来访者之间所建构，如果他们能扩展已经谈到的现实，或者开放对现实的新的观点，那么这些话语就能为心灵获得一个内在的和建构性的意义。在与病人的对话性的谈话中，我们也能直接回应或提供建议，如果我们认为这样做可以帮助产生一个对话，那么这对于治疗也很重要。

在临床实践中开放对话

理解这些对话性原则，"迫使"我们改变治疗体系的架构。现在，是危机干预而不是医院，是这种类型工作的最必需的环节。流动危机干预团队的工作指导原则，是在治疗协议达成后的第一天，就组织病人和他/她的家庭或其他社会网络的首次会谈。如果尚存在住院治疗的一些问题，那么在志愿案例决定参加之前，先组织入场会谈，或者对于强制参加治疗的住院病人来说，在第一天的时候，先进行入场会谈。病人、病人家属和转介机构，会联系我们的流动危机干预团队，然后再发起第一次会谈。任何涉及治疗的工作人员，无论是住院病房的或门诊病房的成员，只要曾经参与过病人的治疗的人员，都会被联系，如果可能的话，最好加入团队。例如，入场会谈团队会由一个作为家庭治疗专家的临床工作者、一个作为个体治疗师的精神健康门诊临床工作者，和一个住院病房护士所构成。团队为整体治疗效果负责，不管治疗发生在医院还是家里。医疗界限在以下两方面变得灵活起来：1. 治疗团队由门诊病房和住院病房的工作人员共同构成；2. 治疗团队在住院治疗结束后继续工作。

当这种方法应用到每一个被转接到医院中的病人或其他危机情况时，病房或者门诊里的精神科医生是不太可能参与到每个治疗团队里的。当决定入场治疗时，精神科医生只应参与到初始会谈中。如果精神科医生不参加这些会谈，治疗团队将会咨询他关于入场许可的问题，如果精神科医生不同意入场治疗决议，那么就需要组织一个新的联合治疗会谈，精神科医生和入场团队在此讨论他们不同的观点。如果他们不能达成一致，则由精神科医生做最后决定，团队成员则可以保留意见（备案）。

英格兰（Martin，Cermignani 和 Voineskos，1985）和美国（Langsley，Pittman，Machotka 和 Flomenhaft，1968；Rhine 和 Mayerson，1971；Rubinstein，1972）也报告了相似的危机干预计划。然而，我们的实践不同的地方在于，从第一天开始，医院的成员们就参与到组织治疗的体系中去了。还不仅仅是家庭治疗师或危机干预工作者参与的。这样的涉及程度，能阻止其他医院工作者的阻抗（Rubinstein，1972），并且由于门诊危机干预者也参与其中，这能够有效阻止医院床位的无效需求（Martin 等，1985）。我们工作中的新元素，是家庭治疗工作不仅仅被特定的家庭治疗团队所主导，而是被治疗会议中所有参与到家庭讨论的成员所主导。

我们的治疗目标，是产生一个家庭和医院之间的相互合作，这样维持症状的行为就显得不必要了。Anderson 和 Goolishian(1988)认为，问题是通过语言命名有问题的行为而生成的，并且这开始构建了家庭行为。在家庭治疗中，对话网络部分形成于对问题命名。通过对话，目标是给予这个被定义为问题的行为新的意义。对问题的对话（一种新语言的建构），解构了决定问题形成的体系（Anderson，Goolishian，1988）。

在建构新语言的过程中，治疗会谈具有三方面的功能：1. 通过收集导致住院的家庭生活和事件信息，为获得联合经验而产生一个讨论空间，在此空间里，所有团队成员都参与到会谈中；2. 在家庭内、病房团队之间（比如对治疗有不同的意见）和家庭与团队之间定义关系；3. 获得由问题引发的在团队成员间所产生的不同的情感，由于在会谈中讨论不同的观点，团队能使有风险的问题对他们和家庭都变得不那么危险（Seikkula 和 Sutela，1990）。会谈目标是改善对问题和它的背景的理解。在家庭和团队成员内，同时开展和做出所有的讨论和决定。

我们认为，会谈的所有参与者，都拥有他们自己关于讨论主题的真相。每一种言说方式，在建构一个多维的真实上，都有同样的价值，我们的目标，不在于一种真实或者一种解决方案，而是在不同的声音间产生对话（Bakhtin，1985；Seikkula，1993）。会谈任务并不是决定哪种观点或声音是正确的，而是在不同声音间产生对话，因此有可能形成综合性的理解。

Anderson(1991,1992)视反映过程为一种介于听和说的转换过程。当说给一名听众时，我们处于外部对话中，当听一些人说话时，我们处于与我们自己的内部对话中，而这意味着变化的前提。治疗对话为这种反映过程提供了一个位置，在那儿，参与者能自己推进改变的过程。反映过程的一部分，是团队的内部讨论，这给予家庭成员一个在他们的内部对话中用不同的方式重新审视问题情境的机会。

在治疗会谈中（病人、家庭、治疗团队、其他机构、社会网络都在场），对话性和双元乃至多元话语，成为我们临床实践的协调性因素（Seikkula，相关文章出版中；Seikkula & Sutela，1990；Seikkula，相关文章出版中）。在传统的系统式家庭治疗的背景下，独白性话语经常出现，因为治疗团队定义了实际背景和真实主体——家庭，作为治疗活动的客体是一个整体。治疗会谈在语言上不同于那种情境，因为治疗双方或所有参与者，均将自己的行为涵容到其他部分的行为中。话语中独白性的部分不会一下子那么多，因为参与者的互动合作总是基于当下一个参与者的表达内容。在治疗性会谈中，一个参与者根据其他人的应答来协调自己的行动，这样会谈就成为开放式的和无止境的了。治疗团队在没有家庭参与的情况下，从不提前计划讨论主题或行动方式，而是在实际会谈情境中由家庭自发产生的"压力"所推动。

反映性的观点，可以通过组织听众倾听不同的治疗系统的声音而在培训和咨询情境中付诸实施。例如，我们的家庭治疗培训项目，是由 7 人小组组成，一至两人负责组织讨论，剩下的人将自己置身于这些"声音"中：一个声音倾听与内在妈妈的对话，另一个与内在儿童，第三个倾听治疗团队的声音，以此类推。在与更大的听众团体咨询时，小组会应运而生，代表系统内每一个重要声音。团队和来访者对话之后，培训者或咨询者开始与听众讨论，恳求每个人都能谈当下自己的想法。在最后阶段，听众之间开始讨论。这种咨询方式，也可以运用到来访者不在场的情况下。咨询者首先征询当事人，被咨询者开始讲述，然后听众被分成小组，来代表每个声音。听众在沉默中倾听当事人的故事，然后咨询者征询他们的想法。通常，这些不同的声音，对于被咨询者是如此的新颖，以至于不需要咨询者提出什么结论。取而代之的是，讨论和倾听不同的声音能帮助问题情境逐渐松动。

活在共同适应中

由于每一件事，都在病人和他的生活网络中共同存在和适应着，治疗团队也只是这个新故事的一部分。在某种意义上，这意味着根本没有重复，在某种意义上，这又意味着看上去不可能建构一个新的并且更安全的会谈。通常在这些情况下，会谈是非常不清晰和令人困惑的，这也使得团队不太可能建构一个反映性语言，并以此开放新的观点（见后文讨论的例子）。在共同适应的过程中，团队逐渐与家庭的功能性结构纠缠在一起，于是同样的故事继续着。在 Seikkula（1991）的研究中，他注意到，如果共同适应的过程,在初次治疗会谈就开始得不好,那么就很难在今后的治疗过程中改变。

发生在讨论中的治疗过程,看上去通常像非常日常化的对话。下列治疗片段,节选自对一个第一期精神病患者的首次评估。病人叫 Sakari,22 岁,周一上午到精神健康门诊部就诊。下午就开展治疗会谈。Sakari 一个人,团队由两名护士和一名精神科医生构成。

护士 1:我们该怎么开始?

Sakari:整体……我真的不能记起任何事了。

护士 2:现在你是说你有很长一段时间不能记起任何事了吗?

S:好吧……我不知道是不是这种情况,从仲夏开始就这样了。我只记得好像与某人联系过……然后当我离开了我的地方,我就不知道我是不是依然在那里,我只突然间觉察并发现我在这儿……

护士 2:你和谁一起住?

S:我自己住,现在我到我爸妈那里去了……

护士 1:谁让你来这里的?

S:哦……妈妈。

护士 2:那妈妈担心什么?

S:我不知道是否该和她谈谈。我真的不能记起任何事了。我有感觉好像我打过谁,但我记不起来了。

护士 2:有人对你说过那些么?

S:没有……我有偏执妄想,有人觉得好像发生了一些事。

护士 2:爸爸怎么样?他担心你这些具体的问题吗?

S:我不知道,昨晚我们看电视,他睡觉了,然后今天早上他必须上班去。

护士 2:然后又发生了什么情况?

S:我很害怕,我一直与那些家伙吵得很凶。他们有进入我的地盘的钥匙……他们会在 7 月份干很多下流的事。

护士 2:在 7 月份?

这一讨论,开始于对 Sakari 的评估,治疗团队继续了他的主题,在这一过程中,团队成员调整了问题以适应 Sakari 的言说方式。会谈中并没有什么特定的方法,比如循环提问什么的,团队只是用他的方式尽力捕捉 Sakari 的体验。通过这种方式,联合体验的空间正在慢慢建构。用来访者的语言开始每一段讨论是非常重要的,因为这是为了拥有来访者的体验,以作为对话的基础。在我们的工作风格中,有时候会存在一种危险,那就是团队的内在现实俘获了讨论并产生了它自己的现实,可是这并不包括病人的体验。

Sakari 的案例,也是一个很好的共同适应的例子,同样是一个病人和他的家庭的语言如何在治疗团队中生存的例子。Sakari 的故事变得越来越暴力,语言的结构同时也在被解构,这能看成是 Sakari 正在克服恐惧和混乱。在一开始,团队会问一些关于他生活的非常具体的问题,故事呈现出一致和易于理解的一面。随着会谈的进展,故事变得越来越具有威胁性和精神病性,在讨论的话语中,团队也开始变得混乱起来。对这种情况进行控制的一种方式,是通过团队的内在过程去反映讨论,但 Sakari 描述他可怕体验的方式似乎禁止这样做。每一个人独立行动,这样都会导致 Sakari 实际控制着对话。正如 Luckmann(1990)和 Linell(1990)注意到的,通过描述这种奇怪的故事,护士和医生必须倾听他,病人就能在对话中获得主动。

在入场会谈结束时,就下次在 Sakari 家里进行会谈达成一致,他父母和他姐妹都会在场。这次会谈,像是对第一次会谈的延续。母亲和父亲都有机会来谈论他们对于 Sakari 问题的理解。然而,这些故事,更像是在描述一些和他们无关的故事,在他们说的时候没有情绪出现。他们所描述的是一些如何处理 Sakari 问题的故事,他们好像没有在一起的感觉,也没有共同承担这些问题带来的痛苦。就像上文所注意到的,在共同适应中,这通常意味着团队在讨论中建构一个仔细考虑的和反映性的氛围时遇到了困难。现在就发生了这种困难。团队无法讨论,也无法互相定义任何事情。

治疗过程在一个封闭式的空间里开始。Sakari 在开始阶段冷静下来,他停止谈他的恐惧,然而,同时他也不再一直离开家里,开始逐渐和他的朋友或其他人保持距离。在治疗话语中,家庭问题迅速浮现。父亲离开家庭,正向他们所说的,“是因为 Sakari 的原因”。家庭开始逐渐地提及父亲的酗酒问题,不过就此刻而言,还没有公开明确地讨论它。经过半年的治疗后,治疗过程似乎卡住了,这样将 Sakari 转介至医院似乎成为唯一的选择。进入医院一周后,治疗团队组织了一次家庭、治疗团队和病房团队都在场的治疗会议。在会议结束时,一场关于家庭和治疗都处于困难情境的讨论开始了。

在这个长时间的会议之后,参与者一致同意第二天开一个新会。讨论现在变得更有对话性了,同时,整合性的理解也正在共同建构中。当某个人说一些事情的时候,他或她清楚明了地阐明这种对话性的语言方式，以至于回应是必需的，没有回应，这个对话就无法进行下去（Bakhtin, 1981；Lacan, 1981）。然而，家庭内部的对话是如此困难，以至于即使在对话中，也无法发现长久的解决问题的方案。似乎不可能在讨论中将冲突公开化，唯一的选项只有让父亲离开家庭。

Patterson（1988）在比较了 Bakhtin 和 Levinas 的观点后，认为对话也具有脆弱的风险，因为一个人的言说方式对其他人的评论是开放的。在言说者的对话过程中，在某种程度上，就像一个人脱去他或她的衣服，并赤裸着等待对话者干同一件事。双方彼此需要，因为他们共同产生了对话背景和内容。在团队成员之间倾听反映性的讨论时，另外一些人有可能在他们内在对话中担心主题的危险性。就像 Bakhtin 陈述的，当它们以拟人化的方式发生在当下时，谈论问题就成为对话性的。

Sakari 回家了，但又很快因为他的恐惧回到医院，他所谈的故事变得更加狂乱。例如，他声称 Manfred Vorner（北约秘书长）的间谍跟踪他，两个核弹头从挪威北部对准医院，而医院外的很多人将会被杀死。

在病房里，我们与 Sakari 有很多关于让他恐惧的讨论。然而，这些讨论无法让他平静，相反，还让他变得更加易激惹，甚至有一天他在病房走廊里攻击了一名医生。Sakari 说这名医生是俄国间谍，想杀他。在为期两个半月的时间里，他待在医院，平静了一点儿，但他依然谈论许多让他觉得恐惧的内容。他开始服用精神安定类药物，然而，对克服他的恐惧并没有起到快速的效果。Sakari 继续谈很多让他感到极度威胁的内容。与此同时，家庭讨论仍然在继续，父亲开始谈论他的酗酒问题。他变得很抑郁，也谈到自杀的想法。在这些治疗片段之后，家庭状况开始有了些改善，父母决定买一个更大的公寓，这样就能搬回来一起住，也让 Sakari 住回家。Sakari 出院了，在这一阶段出现了第一个值得注意的、更安全的现实举动。Sakari 迅速变得平静，并和他的朋友见面。在接下来的几个月里，他有时偶尔会谈他的恐惧，在一次与父母和妹妹的激烈争吵后，到医院里来了两周的时间。在治疗开始后的两年间，Sakari 和家人住在一起，并没有发生明显的精神病观念。家庭也在继续着讨论。

作为总结，我们可以描述一下治疗中共同适应过程的性质和参与者的素质。Sakari 和他的家庭在一个非常客观和冷淡的态度中开始讨论，以至于尽管他们在讨论恐惧，现场却感受不到焦虑。当家庭中非常冲突的状况开始呈现时，我们就能理解为什么会这样了，尤其是他父母的表现。这也使团队脱节的工作方式成为可以理解的，在一个脱节的家庭，通常不太可能建构一个现场的反映性讨论，因为这对于这个系统来说太非同寻常了。这个反映性的、公开的讨论,只在六个月的治疗过程之后才开始。重视家庭内的所有问题,而不仅是 Sakari 个人的问题,这对于治疗来说是非常重要的。

对精神病和精神治疗的新观点

"在边界上"——位于治疗团队、病人和家庭之间——在每一个案例的治疗中,渐次形成了一个独特的形式。治疗团队的关键技术,是发展出在治疗中的不同部分(声音)之间产生对话的能力,这样,病人潜在的资源和他的社会网络,就被有效利用起来。关于精神病和不同的治疗方法的各类相异观点,就是治疗过程发出的声音,由于特定个案的需要,这些声音在每个治疗过程里也会感到一些压力。

根据他们自身的结构,病人和他的家庭,也会带来他们自己互动的方式(Seikkula 1991),这个系统就会在治疗团队和家庭之间的界限上开始存在。这个背景下,精神病性的问题,就会在每个治疗过程中,以不同的行为方式被看到,它们存在在界限上,同时也存在在治疗团队的行为和对话里。精神病问题,不再被视为病人单独的因素,而被视为发生在此刻治疗互动中产生的一种声音。

Volosvinov(1973)描述了语言形式和社会背景之间的关系。每一种符号,和每一种符号的意义,是在社会组织的人类互动中形成的,这意味着社会组织会在它自己特定的背景下,产生它自己的语言。所有的病人,也会带着它们,以自己的方式,在治疗对话中表现出来,并在每个特定情境开始对话的时候,这种类型的讨论,可以通过控制参与方式的运作规则而被理解。

在治疗会议中(Alanen, 1993;Seikkula & Sutela, 1990;Seikkula,付梓中),治疗系统和病人的系统开始共同适应,这一过程产生了一个新的交互式的系统,从而跨越了它们之间的界限(界限系统),在这一系统中,双方从叙述的故事意义中产生了一个综合性的理解。当病人按他/她的运作规则行动时,他/她的精神病性的体验也会在这个共适应的系统内出现。共适应对话的本性,决定了病人是否需要这种精神病性的故事文本,这种文本,以令人恐惧的方式产生出精神病性的行为,而这种行为,则深深的嵌入实际的对话中。如果病人在对话中回答的方式带有精神病性的特点,那么关于这些主题的对话,就会对病人产生很大的危险。导致精神病的"原因",可以在目前的互动中理解,而非来自对过去的经验的分析。由于团队仅能改变他自身的行为,它能够

（通过反映性的彼此讨论）建构新的语言，从而使病人和他的社交网络所在的环境更加安全。一家芬兰报纸，《Helsingin Sanomat》，访问了一位处于精神病第一阶段的病人，这位病人非常惊讶于治疗团队对她的童年时期很少感兴趣，而是聚焦于她目前的生活和家庭生活中所存在的问题。

由于理解的加深是随着对话性会谈的节奏步步深入的（Bakhtin，1981；Volosvinov，1973），因此治疗团队最重要的技术是产生对话的能力。研究表明（Seikkula，1991），团队的理解的深入更有赖于团队内在反映性讨论的数量，而不那么依赖会谈中所收集的信息。在会谈中，病人和家庭对问题定义的故事文本，会在和治疗团队发生关联的基础上，展开自己的存在性，治疗团队会分享这些故事。团队也会在此过程中协调自己的行为，以使共适应成为可能。

从入场会谈起，团队和家庭之间的共适应过程的质量，决定了治疗的成败（Seikkula，1991）。协调团队行为和家庭行为的最好方式，似乎是在团队内部开展反应性讨论。在这种反映性讨论中，家庭的精神病故事和团队的专业能力之间的整合才会发生。

在新的治疗系统中关于急性精神病的研究

一些研究表明（Keranen，1992；Pattison & Pattison，1981；Seikkula，1991），在去医院第一次就诊后所发现的精神病问题并不相同。芬兰国家项目 IATAP（治疗急性精神病的整合性方法）中的病人都由首次发作的精神病人构成，同时这些病人在联系之前，并未接受过任何形式的心理治疗或药物治疗。这样项目就能跟踪治疗系统和精神病性行为之间的共适应过程，而不受以前治疗过程的影响。

IATAP 有六个研究中心。在西拉普兰——这六个研究中心之一——特定的任务是在治疗一开始，避免使用安定类药物并治疗大量的门诊病人。表 3.1 描述了IATAP 一项为期两年的随访结果。

表 3.1　首次发作病人（4/1/92）

住院日数	病人数量	药物服用状况				治疗完成
		抗抑郁药	中断服用	安定类药物	中断服用	
0	12			2	2	11
1—10	6	2	1			6

住院日数	病人数量	药物服用状况				治疗完成
		抗抑郁药	中断服用	安定类药物	中断服用	
11—30	3			1	1	2
>31	9	2	2	6	3	1
合计	30					17

注：跟踪期限为 2 年,20 个病人完成治疗,其中 3 位复发,最终完成 17 位。

所随访的 30 个个案大多数在门诊治疗,只有 9 名病人有超过 31 天的住院日数,另 9 名个案在医院也住过一段时间(1—30 天不等)。这通常意味着转介并不是自愿的,否则对于病人和家庭,在危机的一些关键日期就需要保护安全。另有超过三分之一的案例根本没有住院经历。

在两年的时间内,IATAP 完成了 20 个病人的治疗。其中 3 个复发,这样实际完成治疗的数量是 17 个。其余的案例治疗仍在进行。这些个案可以看成是最困难的。有 9 名病人曾经使用了安定类药物,其中有 6 名中止了服用药物。因此,在大多数案例中,没有使用安定类药物,如果曾经使用过,在某些情况下也可能停止使用。大部分案例在住院治疗团体里,这意味着对某些情况严重的人来说可能服用过安定类药物。那么问题是在住院治疗的设置下,药物使用的太随意,在处理精神病发作时没有足够考虑其他的治疗方案。有两个案例在病房里有暴力行为,另有三个在家庭里有暴力行为。在其他一些案例中,还会有人害怕暴力。

在对 30 个病人的 2 年随访中发现,有 20 名病人的精神症状消除了,7 名病人的症状减轻了,另 3 名依然很严重。在这项研究中的,"讨论治疗"对于改善精神症状很有效果,尽管一开始的目标并非是快速移除症状。大约一半的病人(在治疗完成的 17 名案例中)这一治疗过程是非常迅速的,但在剩下的病人中就需要更长的时间了。似乎在与社会网络的治疗会议方面,有时也会涉及到个体治疗,持续两到三年的积极治疗工作是一个合适的过程。复发会发生——在随访的 20 名病人中有 3 名——少数病人会有发展成慢性精神疾病的风险。

对 Sakari 和他的家庭的两年持续会谈表明,Sakari 是那 9 名有超过 31 天住院日期史的病人之一,也是那 6 名服用过安定类精神药物的病人之一,这些在治疗开始后不久都停止了。他也有自己的治疗师,每两周会面一次。家庭治疗每两月会谈一次,但父亲经常缺席这些会谈。Sakari 可以说是在这个研究项目中最有挑战性和困难的病人之一。

在随访会谈中,Sakari 的母亲说,在家里开展的首个半年的治疗中,她感到被支持和放松。父亲说他曾建议团队采用一些更激进的治疗方式但未被接受。Sakari 确实喜欢在家里做治疗而不是住院,但现在,事后看来,他也在考虑住院的必要性。当问及为什么父亲总是缺席讨论会时,母亲说他们双方对治疗有不同的态度,父亲确实不喜欢参与这个会谈。父亲说他感到在讨论中不舒服,但他决定在未来更多的参与进来。他们都很乐观。Sakari 找到一份工作,有了一名女朋友,而且有一整年没有感到害怕了。

这一新项目的初步结果,显示了在西拉普兰精神病住院治疗和门诊治疗整体组织的戏剧性改变。传统精神病治疗强调控制精神病症状和依靠药物迅速移除症状,然而新的"讨论治疗"系统更强调与病人和他/她的社会网络在一起工作。根据芬兰政府的官方统计,在实施该项目后,需要住院治疗的病人和慢性病人的数量减少了。

结 论

事实是,我们团队里同样也有在传统治疗方式下工作多年的成员,但我们允许自己去深度体验一个传统工作方式的再组织。我们中的许多人,既经历过旧的控制精神症状的方式,也经历过这个新方式。自从开始了工作出发点的再组织,这一改变过程似乎就无法结束,过程自身会自己决定新的结果,我们的任务,是持续不断地适应新的情况。我们越是信任与病人及其社会网络的开放式对话性的讨论,我们就越少需要控制性的干预。比如,当治疗急性精神病人的新项目开始的时候,我们认为每个病人需要至少短期的住院治疗、至少三分之一的病人会演变成慢性的、大概一半或更多的病人需要安定类药物治疗。但是,所有这些都没有成为现实。我们不停地接受治疗工作的新的基本假设。在治疗系统内反映我们自己的位置,在共适应系统内,我们只是整体过程的部分主体,这些变得越来越重要。对于改变的阻抗,并不在于家庭或者病人,而在于组织我们自己思维的方式。

尽管我们对这个新项目非常热情,但它也并非是精神病治疗领域的乌托邦。在治疗过程中依然有许多问题和失败之处,可能永远都会有这些。然而,在分析这些失败之处时,我们学会全神贯注于自己的行为上,而不是聚焦在病人行为或家庭素质上。这一预设开放了对话。

参考文献

Alanen, Y. (1993). *Skitsofrenia: Syyt ja tarpeenmukainen hoito*. Juva: Wsoy.

Andersen, T. (Ed.). (1991). *The reflecting team: Dialogues and dialogues about the dialogues*. New York: Norton.

Andersen, T. (1992). Relationship, language and pre-understanding in the reflecting processes. *Australian and New Zealand Journal of Family Therapy*, 13,87 - 91.

Anderson, H. , & Goolishian, H. (1988). A view of human systems as linguistic systems: Some preliminary and evolving ideas about the implications for clinical theory. *Family Process*, 27, 371 - 393.

Bakhtin, M. (1981). *The dialogic imagination* (M. Holquist, Ed.). Austin: University of Texas Press.

Bakhtin, M. (1985). *Problems of Dostojevskij's poetics*. In K. Hirschkop (Ed.), *Theory and history of literature* (Vol. 8). Manchester, England: Manchester University Press.

Hirschkop, K. (1986). A response to the forum on Mikhail Bakhtin. In G. Morson (Ed.), *Bakhtin: Essays and dialogues on his work*. Chicago: University of Chicago Press.

Keränen, J. (1992). The choice between outpatient and inpatient treatment in a family centred psychiatric treatment system [Summary]. *Jyväskylä Studies in Education*, *Psychology and Social Research*, 93.

Lacan, J.(1981). *Speech and language in psychoanalysis*. Baltimore & London: John Hopkins University Press.

Langsley, D. , Pittman III, S. , Machotka, P. , & Flomenhaft, K. (1968). Family crisis therapy — Results and implications. *Family Process*, 7,145 - 158.

Linell, P. (1990). The power of dialogue dynamics. In I. Markova & K. Foppa (Eds.), *The dynamics of dialogue*. London: Harvester.

Luckmann, T. (1990). Social communication, dialogue and conversation. In I. Markova & K. Foppa (Eds.), *The dynamics of dialogue*. London: Harvester.

Markova, 1. (1990). A three-step process as a unit of analysis in dialogue. In I. Markova & K. Foppa (Eds.) *The dynamics of dialogue*. London: Harvester.

Martin, B. , Cermignani, P. , & Voineskos, G. (1985). A short-stay ward in a psychiatric hospital: Effects on the hospital caseload. *British Journal of Psychiatry*, 147,82 - 87.

Patterson, D. (1988). *Literature and spirit: Essays on Bakhtin and his contemporaries*. Kentucky: University Press of Kentucky.

Pattison, E. , & Pattison, M. (1981). Analysis of a schizophrenic psychosocial network. *Schizophrenia Bulletin*, 7,135 - 143.

Rhine, M. , & Mayerson, P. (1971). Crisis hospitalization within a psychiatric emergency service. *American Journal of Psychiatry*, 127,1386 - 1391.

Rubinstein, D. (1972). Rehospitalization versus family crisis intervention. *American Journal of Psychiatry*, *129*, 715 – 720.

Seikkula, J. (1991). Family-hospital boundary system in the social network [English summary]. *Jyväskylä Studies in Education*, *Psychology and Social Research*, 80.

Seikkula, J. (1993). The aim of therapy is generating dialogue: Bakhtin and Vygotsky in family session. *Human Systems Journal*, *4*, 33 – 48.

Seikkula, J. (1994). When the boundary opens: Family and hospital in co-evo-lution. *Journal of Family Therapy*, *16*, 401 – 414.

Seikkula, J. (in press). From monologue to dialogue in consultation with larger systems. *Human Systems Journal*.

Seikkula, J., Aaltonen, J., Alakare, B., Haarakangas, K., Keränen, J., & Sutela, M. (in press). Living in co-evolution: From family therapy to treatment meetings. *Journal of Systemic Therapies*.

Seikkula, J., & Sutela, M. (1990). Coevolution of the family and the hospital: The system of boundary. *Journal of Strategic and Systemic Therapies*, *9*, 34 – 42.

Volosvinov, V (1973). *Marxism and the philosophy of the language*. New York: Seminar Press.

Vuorio, K., Räkköläinen, V, Syvälahti, E., Hietala, Aaltonen, J., Katajamäki, J., & Lehtinen, V. (1993). Akuutiin psykoosin integroitu hoito. II: Uusien skitsof-renniaryhmän psykoositapausten ennuste ja hoitoa ohjaavat kliinisest tekijät. *Suomen Lääkärilehti*, *48*, 582 – 588.

Vygotsky, L. (1970). *Thought and language*. Cambridge, MA: MIT Press.

第四章　当医生歧视躯体化的病患

开启临床医生与医学边缘化病人的对话

作者：James L. Griffith 和 Melissa Elliott Griffith　　翻译：舒柳敏

"你没法体会这种心情：医生不回你电话，还假装没收到信息……就算你没被疾病弄死，也会被这种行为折磨死。我感觉自己就像受到了继女才有的冷落。"

这些话，是一个患有慢性疼痛的女人说的，她经常向不同内科医生咨询，却得不到一点安慰。而这种现象在很多病人身上都会发生，他们的身体症状无法用现代医学解释。在医学领域，我们给他们贴的标签是"躯体化患者"，经过多年对这类患者的治疗的努力，我们最终得出的结论是：他们的最大痛苦，很大程度上就如同那些在自身所处文化中被边缘化的群体或个人所遭受的痛苦一样。

一位患有异常震颤的焦虑症患者的妻子曾愤怒地说，"我终于明白，原来他的医生认为他没法做好一份工作是因为我们存在家庭问题。任何我们存在的家庭问题都是源于他得了一种病，而我们不知道他能不能康复，我们也不知道他能不能继续保住工作，我们甚至不知道自己还能不能继续负担这个家"。这类患者及其家属对于自己极其依赖的医疗社区缺乏一种归属感。他们感觉自己的担忧和抗议并没有效果，害怕自己会被诊断为患了一种"头脑中空想的"身体疾病，从而被转诊给一个心理健康医生——即被逐出我们的医疗体系之外。基于这个原因，很多被边缘化的患者及其家属，在被自己医生转诊时会强烈地拒绝与新的心理健康医生见面。像我们这样的临床医生，经常会遇到这种局面。在综合医院和教学医院中，我们接受咨询，来为一些特殊的患者及其家属做诊断。这些患者，通常都被我们从事内外科和护理工作的同事认为是"抵抗治疗的"、"疯狂失控的"、"治疗失败"、"拒绝帮助的抱怨者"、"沉溺于病人角色的"、"觅药的"或是"患有人格障碍"。当心理健康小组介入时，他们需要对病人及其家属负责，但又常常不受他们欢迎，他们需要对转诊的同事负责，但又常常受到他们观点的限制，与此同时，他们还要处理患者身上复杂棘手的症状。因而，这些小组成员有时会倾向于防御性封闭自己的圈子,进行圈内交流,将病人及其家属归于病态,同时拉大自己与病人及其家属的距离,这种行为甚至会早在他们接触患者之前就发生。

过去的 11 年来,我们一直都在与这种困局做斗争,但在 1988 年时,我们的处理方式发生了很大改变。当时,我们有幸了解到 Tom Andersen 和他的挪威同事的研究成果(Andersen,1987,1991,1992)。他们采用的开放式、民主化的方法,提供了一种有效促成对话的沟通结构,这种沟通结构甚至在对话参与者感到心烦意乱、被羞辱、无人倾听或是地位被贬低的情况下也能发挥效用。这种方法已经在我们反映小组中得到运用。自那时起,我们的临床工作表明反映小组的会诊,能够为临床医生与被标为"躯体化患者"的医学边缘化病人之间开启富有成效的对话,这一点已获得实验数据的支撑(Griffith & Griffith,1992a;Griffith,Griffith,& Slovik,1990;Griffith 等人,1992)。

躯体化问题

当代医学认为,躯体化患者通常会表现出某种身体症状,而这种症状,根据临床医生的判断,在医学上是不足以证明症状本身的存在性或者严重性。用精神病学术语来说,这类病人所患有的头痛、背痛、疾病突发、呕吐、妇科病、体虚、晕眩等疾病或症状,根据精神分析学传统被归类为:躯体化障碍(此类患者的身体症状是自身的无意识机制造成的);做作性障碍(此类患者会捏造内科疾病,但这样做的动机是属于无意识的);伪装性障碍(此类患者是在有充分意识的情况下,捏造疾病以图私利,如钱财或是药品)(美国精神病协会,1994)。躯体化,是我们医疗体系中存在的一种比较严重的问题,因为它会给患者及其家属带来巨大的痛苦,给医疗服务人员带来很大的挫败感,并且在不必要的治疗上造成很大的财力浪费(Griffith & Griffith,1994)。

躯体化最麻烦的表现形式,有部分是通过"代理"的方式进行的。在这种情况中,父母屡次将孩子带到医生面前,要求得到治疗,即使医学检查屡次无法在孩子的体内发现有任何疾病(Griffith,1988;Meadow,1982,1985;Schreier & Libow,1993)。在"代理"躯体化的重症病例中,我们可能发现父母存在捏造疾病的现象,他们要么是夸大了孩子的症状,要么是偷偷给孩子用药。在严重程度较轻的病例中,"代理"躯体化被称作"购买医生行动",其中父母认定孩子得了某种未经诊断或治疗的病症,因而带着孩子在不同医生的诊室之间奔波,即使相继的医学检查都未能显示出有任何疾病的确切证据也不停止(Woolicott，Aceto，Rutt，Bloom，& Glick，1982)。

强有力的证据表明,躯体化的"代理"模式会对许多牵涉其中的儿童造成毁坏性的影响。在"代理"躯体化的重症病例中,父母人为造成的疾病或者不当的诊断性测试或治疗,已经对孩子造成了严重损害甚至是致死现象。而其他病例中,即使他们并未患有任何疾病,孩子长大成人后,仍然过着病人的生活方式(Meadow，1983，1985；Schreier & Libow，1993)。然而,躯体化"代理"模式的恶性影响,几乎从未在母亲一方身上得到重视。作为该类模式中牵涉最多的一方,母亲通常不怎么关注自己的生活,只是一心为孩子争取到医疗救助。在我们松散的医疗体系中,专家和医生对这种"代理"躯体化知之甚少,也很难对其进行识别,更不用说要运用现有的精神病学和心理学疗法去治疗相关患者了。

对躯体化问题的文化解读

虽然主流的医学观点认为,躯体化是个人精神病理学的表现,但是文化人类学提供了一种具有更多的治疗可能性的视角(Kirmayer，1984，1989；Kleinman，1977，1986)。基于跨文化研究,Kirmayer(1989)认为,个人痛苦总是同时体现在言语表达和肢体表达上。但是文化习俗及其他社会力量,能够有效制止言语表达,使得肢体表达成为痛苦的显性证据。例如,Kleinman(1986)表明神经衰弱症,即一种全身性乏力与疲劳的病症,在中国的文革压迫期间频繁地在人们身上被诊断出,当时,提到一个人经历痛苦时,意味着那人身体也在受煎熬。因此,躯体化是痛苦的肢体表达,当谈话被禁止或者不安全时,一个人的肢体语言会起主导作用(Griffith & Griffith，1994；Kirmayer，1989)。

上述的这种理解,将注意力从病人的心理,转移到不允许谈论个人痛苦的周边社会环境上。在我们的临床工作中,我们认为病人在未患有任何疾病的情况下表现出的身体症状是表示隐藏性痛苦的信号。同样地,我们对"代理"躯体化的注意力,也从作恶病人的心理,转移到其隐藏性系统性的痛苦上。当中,我们认为患病的父母陷入了一种难以言说的困境,却又无法与他人进行某种有效的沟通来解决问题。然而,只有在我们能为病人提供一种足够安全、轻松的环境,来通过日常交流与其沟通一些十分可怕、尴尬或者容易引起罪疚感的问题时,我们才能去了解我们的病人及其家属陷入的究竟是什么样的困境(Griffith & Griffith，1994)。

我们临床工作的背景

从 1985 年到 1994 年，我们在密西西比大学医疗中心工作，那是一个三级医疗中心，也是州立医学院的教学医院（即附属医院）。当时，住院行为医学部门的内科主任、精神病住院医师、精神病护理专家、社会工作者、家庭治疗专家共同合作，成立了一个家庭治疗小组，于 1988 至 1993 年期间开展了一些反映小组的会诊活动。他们主要针对：行为医学部接纳的患者；精神病治疗服务接纳的患者，比如住院精神病科和睡眠障碍研究室；医院内外科治疗服务接纳的患者。该小组的组织结构十分特别，数名成员都要扮演双重角色，他们常与同一类病人接触，作为传统的医院医生，或精神病专家，或护理人员，或社工。此外，系统性家庭诊疗小组的成员，也跟他们一样扮演了多重角色。因此，反映小组对话的内容，经常是从疗程观察结果以及与病人和家属的日常接触中获取的。

这些年来，我们这个项目，和挪威特罗姆瑟大学反映小组的临床医生一直都有合作。因此，我们的临床治疗模式很好地模仿了 Andersen(1987,1991,1992)最初所描述的那种沟通结构。实践中，我们反映小组会诊的形式主要分为以下几种：（1）一名或多名反映小组成员进入治疗室进行圈内对话，而治疗师同患者及家属从反映立场上进行观察；（2）一名或多名反映小组成员进入治疗室与治疗师进行对话，而患者及家属从反映立场上进行观察；（3）治疗师同患者及家属先与反映小组交换位置，然后在观察室中观察反映小组的对话。

由于我们开展的是一项培训与研究项目，我们享有经济上的自由，用不同的会诊形式做试验，每次会请几名治疗师，作为反映小组的成员进行会诊。由于在私人诊所中，不能为初级治疗医生以外的临床医生报销，我们通常只请一名反映会诊医生来私人诊所，并且只是参加初次会诊或特定会诊。事实证明，这种会诊形式，在建立有用的治疗框架上卓有成效，而且我们在做定期评估后，发现这种形式是比较合理化的，虽然这种做法在我们一次一付的医疗费用体系中意味着每名临床医生的报销会减少。

要创造一种合适的气氛，来与病人沟通他们躯体化症状的宏观社会家庭环境，通常是一项非常艰巨的任务。经过多次的反映小组会诊后，我们已经能够对病人发起一些治疗性对话，但是这些对话要么是进程缓慢，有的甚至没法进行。关于这一点，我们将以一位母亲的故事为例进行阐述。下面故事中的母亲，带着女儿经历了躯体化"代理"模式的"购买医生行动",最后来到我们的睡眠障碍研究室。

一位寻求医护的母亲

Hillman 夫人打电话来我们的睡眠障碍中心,为自己 15 岁大的女儿 Jane 预约看病。据她所说,Jane 白天一直都表现得很困倦,甚至都没办法完成学校的作业。Hillman 夫人在健康杂志中了解到睡眠呼吸中止症,很担心 Jane 表现出的可能就是这种疾病的症状。

根据 Hillman 夫人对女儿症状的描述,我们研究室对 Jane 进行了多导睡眠监测,这项实验会在病人睡着的时候进行多个生理机能检查项目,如脑电图、心率、血氧、肌张力等。最后,诊断结果排除了睡眠障碍症。但是,根据与 Jane 和她妈妈的接触,研究室的临床医生还是很担忧她们的情况。

在诊断评估期间,Jane 几乎不说话。根据 Hillman 夫人的描述,Jane 是个总是宅在家中的病人,患有类风湿性关节炎及其他健康问题,需要得到定期集中的医疗护理。但我们从 Jane 的医生那里拿到的病历,看到的却不是这种情况。她的医生对 Jane 是否患有类风湿性关节炎持有怀疑态度。而他们愿意如此频繁地为 Jane 看病,似乎是因为他们担心她的精神状况,他们知道 Jane 是个不爱社交的孩子,总是跟她的离婚妈妈宅在家里。很明显,Jane 和她妈妈经常去看医生,是因为 Jane 的妈妈单方面认为女儿生病了,而不是 Jane 自己说身体不舒服。

在我们睡眠障碍中心的临床医生,将诊断结果告知 Jane 和她妈妈时,Jane 表现出的样子是漠不关心。但 Hillman 夫人看起来比之前更焦急了,表示不论医生检查出来与否,Jane 一定是患了什么病。对此,我们的临床医生颇为担忧,于是让 Hillman 夫人和 Jane 下周再来复诊,到时会由家庭诊疗小组进行检查。

之后,在家庭诊疗中,家庭治疗专家 Lu Ann FischerBross 接诊了 Hillman 夫人和 Jane,与此同时,其他家庭诊疗小组成员在隔壁房间,通过闭路电视观察他们的情况。在 Lu Ann 与 Hillman 夫人和 Jane 交流了半个钟头后,我们进行了一场反映小组会诊。会诊开始后,我们马上做了十分钟的会议记录,发现反映会诊对家庭诊疗的治疗过程具有一定影响。家庭诊疗一开始,Hillman 夫人重新叙述了一遍之前的说法,她觉得女儿可能患上了睡眠呼吸中止症,而 Jane 只是很安静地坐在一边。仔细聆听完她的叙述,Lu Ann 试图将他们的对话,扩大到 Jane 出现那些症状的宏观家庭社会环境上。

　　Hillman 太太：似乎一直在出现越来越多的问题。每次我带她去不同的医生看，他们都会发现 Jane 身上的新问题。

　　Lu Ann：你能跟我讲下 Jane 的看病经历吗？从头开始好吗？

　　Hillman 太太：嗯，从她还是个小婴儿的时候……一直到差不多五岁大的时候，她有肺炎的毛病。我一直在尽力照顾她，不让她着凉什么的。那时，我总是带她到我上班的美容院，我觉得可能是那些喷剂之类的东西把她搞成那样的。那之后，她开始容易感到疼痛。我注意到，我每次抱起她时，我都得十分小心才不会把她弄痛。要给她换衣服时，她就会哭个不停，就好像换衣服会弄疼她。最后弄得去哪儿我都得给她带个枕头。我当时一直有带她去看医生。但医生跟我说她没什么毛病，她就是感觉有一点痛，也许她只是被折腾得太多。她还有一些哥哥姐姐，姐姐大概 14 岁的样子，双胞胎有 16 岁，她出生的时候，哥哥有 17 岁了。我对她却特别担心。我带她去看了 Jones 医生后，我才知道她可能是患了类风湿性关节炎。她上六七年级的时候，我们带她去了这家医院，还拍了 X 光片。有一次，她在学校摔倒了——我觉得她晕过去了——我接到了老师的电话。学校老师都吓坏了，他们让我来学校，要跟我谈谈这件事。他们建议我让她呆在家里，参加在家学习的课程。至今，她都无法在家做好作业。

　　Lu Ann：那已经是六七年级的事了。Jane 现在都 15 岁了，对吧？

　　Hillman 太太：她今年上九年级了。但大约一个月或者一个半月前，副校长和学校辅导员来到我们家。他们知道我一直都有带她去看医生，于是来看看她现在的情况。他们说，Jane 是个很聪明的学生，几个月不上课也不会耽误她的。在她的头痛还有其他的病好转前，她可以缺几个月的课。

　　Lu Ann：最近她学习上有没有什么变化——今年内或者最近的几个月？

　　Hillman 太太：之前来家访的老师辞职了，学校还没找到替补。我一直都有去学校，把她的功课带回家让她做，然后再将她做好的带回学校给老师检查。老师说她功课一直做得不错。之后，她就开始经常头痛，视力出现了问题，还有别的什么。Jones 医生说他认为 Jane 有面临精神失常的危险，给她用了些 Tranxene（二钾氯氮）。她也没有坚持吃，只是在感觉自己受不了时才会吃一颗。她确实十分恨我带她去看各种医生，但我爱她，我必须让她得到帮助。

Lu Ann：你们目前为止看过多少次病了？你们去过多少诊所，看过多少医生？

Hillman 太太：我们去过这边大学的附属诊所，也去过儿童康复中心的附属诊所。当然，她感冒的时候，我会带她去找 Jones 医生。

Lu Ann：学校那边是什么样的情况？

Hillman 太太：呃，我把她的书还给学校了。他们说会等等看，看 Jane 的病情会怎么发展。如果她今年暑假想做些功课，他们会进行评分，然后给她看反馈。他们去年暑假就是这样做的。Jane 也不喜欢我这样说——她真的是个很聪明的孩子。在七年级的时候，她开始上计算机课，老师们都说 Jane 那么聪明，一定能很快学会。

Lu Ann：那么，你觉得现在这种情况，有没有一个可能的解决方法呢？

Hillman 太太：我认为我们可能会找到某种可以减轻她疼痛的方法。杰克逊市那里有一位不错的关节炎专家。有一次，他建议我们给她装个矫正架。他说在 Jane 这种年龄不适宜做手术，但我也不知道自己还能怎么办。

Lu Ann：你是在为一个相当复杂的问题找答案。作为一名年轻的母亲，你多次带着 Jane 去看医生，因为你知道她真的生了病。医生最后告诉你她得的是关节炎。作为一个患有幼年型关节炎的孩子，Jane 做的已经相当不错了。你们一家人是怎么克服这一切的呢？

Hillman 太太：我一般不让其他女儿过多触碰她，她的哥哥倒能帮上不少忙。我们一直都是很轻很温柔地对待她。

Lu Ann：你一直是都这么保护她的么？

Hillman 太太：我也不知道。我也让她跟别的孩子一样，拥有一些玩具，做一些自己喜欢的事情。她有一辆自行车。我允许她骑车，直到医生说不许。我也允许她和别的孩子一起，在操场上玩耍。当然，这样做会让她的身体觉得更痛。但是医生说他们愿意看到这样的情况，因为就算她身体有点疼痛，也总比她放弃要好。上周五和周六晚上她都出去玩了，但是她回来得很早。她今天感觉不太舒服。

Jane：（双臂交叉坐着，静静地看着别处）

Lu Ann：我知道一边要照顾好她，一边要让她正常成长不容易。作为父母，要看着孩子童年时就多灾多难，到青少年时还是病痛缠身，真的是很不容易。

Jane,你这几年出门得多么？

　　Jane：（低头）

　　Hillman 太太：嗯，我一般都是让她出去玩的。她的哥哥姐姐总想带她一起出去。她哥哥每次来都会接她去他家玩几天，一直到她想回家了为止。

　　Lu Ann：现在你们家里有几个人住？

　　Hillman 太太：就我们俩。

　　Lu Ann：Jane 的哥哥姐姐现在都多大了？他们住得近不近？

　　Hillman 太太：他们都住在格林伍德附近。我住在隔壁的女儿 25 岁了。另外，双胞胎 28 岁了，她哥哥也 32 岁了。

　　Lu Ann：Jane 一直是你的一个很特别的孩子。

　　Hillman 太太：是的，她真的是个好女儿，总是陪着我。我们一起做很多事。就算她犯了错，我都不会怎么罚她。我会说："如果你再这么做，我就把你关在家里关上很多天！"（大笑）但是马上我就会让步。

　　Lu Ann：现在是时候看看我们小组其他成员有没有一些有益的意见了。你想不想听听看？

　　Hillman 太太：当然好。

　　［Hillman 太太、Jane 同 Lu Ann 一起走出治疗室，来到了观察室，我们另外四名小组成员走进了治疗室，坐在了他们之前的位置上。反映小组的成员，分别是睡眠障碍中心的内科主任 James（Griff）Griffith，他负责监督 Jane 在医院的治疗情况；精神病住院医生 Hodges Martin，他负责 Jane 的睡眠障碍检查；住院部的临床社工 Jenny Freedle，之前 Jane 在住院部登记进行过检查；家庭治疗协调员 Melisa Elliott Griffith，目前她还没见过 Jane。Hillman 太太和她女儿现在正同治疗师一起，观察家庭诊疗小组成员之间的对话。］

　　Griff：我有件事很想知道：Jane 和 Hillman 太太有没有觉得他们有所进展？还是觉得仍然在原地打转？

　　Jenny：虽然睡眠障碍检查结果显示正常，Jane 的妈妈依然十分担心。我很想知道她的想法。她仍然觉得有问题。也许，她会知道为什么睡眠检查发现不了问题。

　　Griff：呃，嗯。我想知道的是他们有没有觉得自己是在寻找答案或者解决办法……如果不是，那我就想知道我们是不是应该尝试别的途径、采用另一种解决方法，或者用另一种视角看问题。我有点困惑，但是对此 Jane 可能会有些想法。

Hodges：经过睡眠障碍检查，我们了解到她的大脑是正常的。但是，除了神经方面，人们出现异常睡眠问题也会由很多其他原因造成。也许，Jane 或者她妈妈可以思考一下别的可能原因，还有就是反思下他们一家人日常生活的情况。比如，一名大学生从学校回到家时，表现得很抑郁，然后连续睡了 15 个小时的觉，这是很常见的事，但是她的父母会担心得魂不守舍。

Griff：我之前对 Jane 和 Hillman 夫人就这么猜想过。当时，Jane 完成了一张抑郁症测试表，结果得分很高。

Hodges：这能说明什么呢？

Griff：根据 Jane 在研究室中的反应来看，她的分数很高，说明她觉得十分抑郁。抑郁症这种疾病也会导致嗜睡的症状。

Melissa：关于抑郁症的概念我突然想到：这种病就很像一直在原地打转没有任何进展。抑郁症会让一个人慢下来。若真是这样，抑郁症在 Jane 身上是什么意思？她想移动到哪去呢？"慢下来"又是什么意思？我曾经看过一个人关于自己抑郁症经历的描述，他说抑郁症就像是"我的腿中了枪，所以我想跑但是动不了"。如果这也是 Jane 的感受，那她想要"动"去哪儿呢？还有，如果 Hillman 夫人也想要自己的生活"动一动"，那她会想"动"去哪儿呢？然后，我又想起她妈妈说过的：想要让 Jane 去操场玩耍，但是知道玩耍的代价是身体疼痛；Jane 和朋友一起出去，但是知道出去的代价是身体疼痛。我想知道他们是怎么衡量这些疼痛的代价的。他们一定是觉得去操场玩耍，对于 Jane 的发展来说是必需的，但是……

Hodges：一分的疼痛值多少分的发展呢？

Melissa：是的。她似乎愿意去接受很多疼痛……他们认为什么会是 Jane 发展的下一步呢，如果她还没被"慢下来"的话？

Jenny：这一切对她妈妈来说，一定也很挫败。作为母亲，自己孩子生病了，当然想做点什么，因此母亲会竭尽全力、无论如何也要为孩子求得帮助。但是，当孩子长大些变成青少年时，像 Jane 现在这样，孩子会表现得叛逆，这种叛逆是理所当然的。我会理解 Jane 厌倦了那一切，虽然我也会理解她的妈妈也很不容易，她一直都想要孩子能够身体健康。这是一种进退两难的困境，一边是女儿感到的厌倦，一边是母亲想治好女儿的病，要尽量维持二者的平衡，做到母亲和女儿都能互相沟通，同时情况也不会太糟才行。

Hodges：因为你确实患有一些慢性疼痛——头痛和手足痛。比起正常地养育孩子来说，这是个更大的问题。孩子总在挑战父母的极限，父母就会说，"我是不是应该把他们塞回肚子或者让他们离开？"这里就是一个额外的因素。

Griff：为什么我们没听到他们其他的想法？

［反映小组的成员起身走向了观察室。Lu Ann，Hillman 夫人和 Jane 回到了接诊室中。］

Lu Ann：你有没有从他们那儿听到新的想法，或者有没有什么是以不同的方式表达的？

Hillman 太太：没有，我想没有……（停顿）就是我们都还有些事今天还没谈到，这些事比 Jane 的病更有关系。这些事可能与 Jane 的抑郁相关。

Lu Ann：很感谢你告诉我们……

Hillman 太太：没有，我并不介意讨论这些事。就是……每次 Jane 出门时，我都让她做自己想做的事。每天下午的时候，我宁愿她呆在家里，因为我觉得她不太想做任何事。但她的朋友有时顺道经过，会请她一起去骑车。她经常跟她最好的朋友，Shauna 一起出门，Shauna 的父母也很爱 Jane。

［Jane 还是没有出声，但是看起来有生气些了，头抬了起来，微笑着。］

而且我感觉，Jane 在他们家会有种归属感。Shauna 一家，不论是家庭聚餐还是其他活动，都会请 Jane，Shauna 的爸爸特别疼爱 Jane，而且她妈妈也是这样。我自己身体有病。他们就想让 Jane 劝我把 Jane 的监护权交给他们。你们知道的，但是（看向 Jane，她们相视一笑）我绝对不会放弃 Jane 的！

Jane：（第一次说话）他们其实并没有妈妈想得那么远。

Lu Ann：你什么时候开始有这种想法的？

Hillman 太太：噢，天哪！我这样想已经很久了——自从他们第一次看到 Jane 吧。我以前总会让她去他们家玩很长时间——过夜什么的——但自从她睡眠出了问题后，我再也不想让她在他们家过夜了。我想让她晚上跟我一起呆在家里。

Lu Ann：你提到了你自己也有病？

Hillman 太太：是啊，我也有病。Jane 很喜欢去 Shauna 家，我也明白，因为呆在我们家就只有我们两个，冷冷清清的。我知道她需要身边有个父亲的角色。我也有试过再婚。她一直很想有个爸爸……

Jane：但是没找到对象……

Hillman 太太：我没再婚是有合理原因的。所以我没能应付得来这一切。

Jane：我不喜欢有两个家长。我不想再有第二个人告诉我要做这做那。我根本不想被人教着做事（大笑）。但他们说了些关于抑郁症的事——你们知道的，我并不是一直都很抑郁。虽然我可能经常不太开心，有时候甚至整天都不开心。但有时候，我整天都是开心的。有时候，我被困在家里，不能出去玩，不能去别的地方，我的情绪就会很低落。但是，像我和妈妈去购物或有别的活动，我就觉得还好。我只是不太喜欢呆在家里。

Hillman 太太：她觉得我有时候应该多出去走走，但我自己一点也不在意。我们这个小镇，真没什么地方好逛的。

Jane：但她也交了很多朋友。她的朋友比我的多。她有车还有驾照，我就还不够大，不能学拿驾照。我从来没有过车。不过，我还是能出门找乐子，但她就不会出门。然后她就会说，"我总是得呆在家里"。然后我就跟她说，"嗯，你要后悔的。那你就呆家里好了。我可不会陪你的。真可惜你有车还可以想去哪就去哪"。这就是事实！

Hillman 太太：（微笑）但有时候 Jane 会有罪疚感。我劝她不用。如果我想出门，我也会找到好地儿去的。

Jane：她觉得自己应该呆家里，是因为如果我在外面发生了什么事，别人就可以马上送我回家。但我一直都知道她会在哪里。如果她不在那儿，我就会去她在的地方。她却老认为我一出门，就会觉得不舒服，然后得回家。她很怕我会摔倒骨折或者发生什么别的事。（大笑）

Hillman 太太：光是 10 月份以来，她的脚就扭过两次了。

Jane：（准备说话，又停住了）

Lu Ann：关于刚刚小组提到的问题，你们有没有相关的想说的内容？因为他们提到了好几件不同的事。

Hillman 太太：嗯，目前来看，我对你们睡眠障碍研究室的检查，感觉有点放心了……不过我还是想问下，是不是……当 Jane 还是个婴儿时，我们对婴儿猝死综合征（SIDS）一无所知，但是她常常在我身上停止呼吸。之后，我对 SIDS 有了一定了解，我很确定 Jane 也患上了这种病。我想问下 Jane 如今嗜睡的症状会不会是 SIDS 的后遗症，或者这两者是不是有什么关联。

Lu Ann：SIDS的确是一种儿童疾病。即使Jane经遗传也得了这种病，她也已经长大了，过了危险年龄，因为这种病是神经系统不成熟导致的。鉴于她早已不止三岁大，Jane肯定渡过了该疾病的危险期。青少年和成年人是不会患上那种睡眠障碍的。不知道这么说，能不能缓解你的恐惧……我能理解你一定一直都很担心。

Hillman太太：自从你们做了这些检查后，我感觉放心多了。

Jane：（咯咯地笑）

Hillman太太：（看向Jane，微笑着）但我们目前面临着其他困难，像经济困难，我很肯定这一点也会让Jane抑郁。我突然想到，她目前最关心的就是在6月份拿到驾照然后买辆车。

Jane：我觉得自己遇到的问题之一就是，我渐渐发现我身边的朋友都比我大。今年暑假，他们就会搬出去准备上大学了。（苦笑）而我现在连车都没。我是最近才开始意识到这个问题的：这学年结束了，他们都要走了。

Hillman太太：偶尔，她会用自杀要挟我。这一点我也很忧心。

Jane：（再一次与母亲相视一笑）我才不会这么做。你知道的。

Hillman太太：（微笑着又咯咯地笑着）

Lu Ann：你是不是很担心他们刚刚说的抑郁症的问题，觉得Jane是不是要接受点别的治疗？

Hillman太太：我认为她大部分的要挟都只是口头上的……

Jane：我不管你怎么做，就是别把我扔在Charter Hospital医院里！我有两个朋友去过那儿，出来后就疯了。

Hillman太太：我笑的原因是——当然，我知道自杀不是件可笑的事，不管是要挟还是真做——有天晚上，我说她不准去什么地方，不能做什么事。我还说，她不应该为此那么烦恼。后来，她告诉我说她试过自杀。她有三把刀。当时，我还一笑了之，因为我说我们家没有一把刀可以锋利到割破她的小手腕！（大笑）我还说她得拿把牛排刀使劲锯会儿！我就是在开玩笑。

Jane：是挺好笑的。（一边大笑一边揉着手腕）

Lu Ann：（停顿）我自己现在也面临了一个困境，我不知道接下来怎么帮助你们。这就是你们要的睡眠研究室的检查报告，还有些我们小组提出的意见，以及你们正在说的事情……我不想强迫你们听我的辅导。

Hillman太太：不，如果你有什么想知道的，尽管问。因为我自己也不知道有什么要说的？他们说的都没有……差不多就是我现在的感受和想法。不过 Jane 的我就不知道了。

Jane：什么？

Hillman 太太：他们说的话。我们之前进去听的时候那些医生说的话。

Jane：我的脑子感觉好累。今天特别的累。我不记得他们说过什么了。

Hillman 太太：呃，看到检查结果你也放心多了，不是吗？

Jane：是这样，妈妈。

Hillman 太太：（对着 Lu Ann）我说了你有什么想知道的，直接问我吧。

Lu Ann：嗯，我想知道几件你们在家做的有助于 Jane 成长的事。她现在 15 岁了，你们做的事有没有些是跟她在 3 岁时你们做的事一样？让她做任何力所能及的事？

Hillman 太太：我们已经谈过了。Jane 知道自己需要看医生听辅导。她甚至还说过自己需要单独的辅导。我是无所谓的。我就跟她说了有什么想法要马上说出来……因为如果她不坦白相告，没人能帮得了她。可能有些她自己没意识到的，医生也发现不了的问题在困扰着她。

Lu Ann：要是我们作为一个团队一起合作，你们也没有什么异议吧？有时候也就我们三个人一起讨论。

Hillman 太太：要是她想自己一个人跟你交流，我也不介意的。我一直告诉她，别人在帮助她的时候，一定要坦白说出自己的想法。我们在家就会讨论一些问题。我们相处得很融洽。她有烦心事就会来找我。但是，现在这方面我帮不了她。她需要专业的……

Lu Ann：我想，我有时候需要单独与 Jane 见面。有时候，我也要同时跟你们俩见。有时候，就只是跟你见。这样会不会有问题？

Jane：好的。

Hillman 太太：你的任何感受都是必然的。

打开对话，说出心中难以启齿的困境

当被问及该反映团队是否有提出一些新的观点时，Hillman 太太答道，"没有，我认为没有……"，但事实上她又讲述了她和 Jane 生活中所遇到的各种可怕的困境，比如担心 Jane 被另一个家庭收养，想象未来失去 Jane 后的孤独，当 Jane 的朋友们去上大学后她所承受的孤独，还有一些经济上的困难，以及 Jane 的忧郁和自杀威胁。Mrs. Hillman 的陈述，从字面上来看很有可能是真实的，她可能考虑过反映团队给出的所有观点和建议，但是不管在哪，人们在与他们进行对话时总是很小心翼翼，并表现出羞愧之情，即便是在医生的办公室里也是如此。

这种对话上的直接转变，在治疗师对患者进行面对面的感情移入式询问中还未实现，而反映团队的咨询又是如何做到的呢？我们注意到，那些具有躯体症状的患者及家庭，在接受反映小组咨询后，常常会发生这类治疗转变（Griffith & Griffith, 1992a；Griffith，Griffith & Slovik，1990）。为了对某个躯体症状进行精神病学评估，我们对一些病人进行了实证研究，该研究的结果证实了上述临床发现。在进行初期家庭访问时，我们采用社会行为结构分析法（一个经过充分验证的交流编码研究系统），在反映小组咨询开始前十分钟及结束后十分钟，对家庭成员间的交流进行编码。结果发现，被编码为"亲切、有爱"一类的家庭交流数量有所增加，而被编码为"监视和控制"和"轻视和责怪"一类的家庭对话数量则明显减少（Griffith 等，1992）。

我们认为，Mrs. Hillman 和 Jane 的例子中，至少有两大治疗效果与该反映小组是相关的，至少存在部分联系。第一个治疗效果发生在该治疗期间，主要从以下三个方面体现出：首先，两人的关系问题变得更加开放了，关系问题可能是他们长期需要医疗咨询的问题；其次，Jane 变得更爱交流了；另外，两人能从交谈中获得更多慰藉，这可以从母女两人的欢笑中看出。

第二个治疗效果体现，在 Lu Ann 针对初期治疗提出了关系问题，并对 Mrs. Hillman 和 Jane 进行一系列的心理辅导期间，两人决定重新继续治疗。尽管他们与医生间仍然存在某种联系，但是当他们的担忧可以真正被倾听、被仔细考虑时，这种联系会逐渐减少。这个举措，是让他们的医疗体系变得更统一而非松散。

为什么一次反映小组的会诊，会有这么大的效果？对此我们可以给出很多的解释。在我们的工作中，我们会突出反映过程的两个方面，它对于我们的工作环境而言十分有用，因此我们认为是关键的，也是值得重视的，即：反映立场是如何创造一种生理准备状态，去以不同的方式感知世界；反映过程是如何以一种重新平衡医生与病人及其家属之间的权力关系的方式解构专业知识。

反映立场与具体知识

生物学上，一个人的不同情绪，代表着他做出不同行动的身体倾向。如果恐惧，身体会准备逃跑；如果愤怒，身体会准备攻击；如果羞愧，身体会准备躲藏。每种不同的准备或倾向，是由身体的肌肉和内脏器官之间血流分布的变化、心率与血压的变化、血糖水平的变化、应激激素释放的变化，以及很多其他的生理变化构成的，因为这些变化，身体内部结构有所改变，才能按照某种预期途径，做出迅速、高效的行动。这些生理变化，往往还伴随着认知的变化。当一个人集中注意力时，才能最大限度地保持警惕，发现威胁（恐惧）、挑衅（愤怒）和鄙夷（羞愧）的信号。行为指令系统会迅速准备对威胁信号做出反应（Griffith & Griffith, 1992b, 1994）。

我们将针对不同行动的身体准备和认知准备的各个组成部分称为"情绪姿态"（Griffith & Griffith, 1994）。这种伴随着恐惧、愤怒和羞愧等情绪姿态发生的，以自卫或攻击为目的的生理和认识的调动，排除了那种需要用来为棘手问题寻找新的解决方法的创造性反思。然而，还有些比较平静的情绪姿态，比如聆听、玩耍、梳妆、冥想和做白日梦等，对威胁的警觉性相对较低，注意力对内集中，身体处于一种生理平静的状态。通常，只有在病人处于平静的情绪姿态时，医生的治疗工作才比较有效。医生进行治疗的诀窍，是让病人进入平静而非调动的情绪姿态中（Griffith & Griffith, 1992b, 1994）。

从跨文化的角度说，见面时，如果一个人盯着对方的脸看，会增大此次见面的情感强度（Kirmayer, 1991）。有些情景中，比如性爱，目光的交汇，会增强温柔和激情的程度。但是，当有潜在威胁且见面的性质不明时，目光的交汇则会让见面双方处于一种警惕状态。例如，殖民时代的英国士兵，穿过敌人领地时，会遵循"骑兵规则"，不会直接看当地居民的眼睛，以防他们觉得自己是挑衅或者威胁。直觉上，我们认为面对面的谈话，应该会与那种我们在一边静静听的谈话不同，就像别人经常说，"如果我能变成墙上的一只苍蝇就好了……"哲学家 Emma Fiumara（1990）提到，面对面倾听与在一边倾听的差别："权威人士声音的魅力似乎很持久，只要他们是跟我们面对面说话的……当他的声音跟另一个人'说话'，而我们感知到这种互动（在另一边）时，内心的意识重新创造了一种临界距离"（第 58 页）。同样地，Hillman 夫人和 Jane 在与医生面对面交谈时，在睡眠障碍和抑郁症检查中得出的是同样的结果。但是，她们倾听的方式是不同的，也只在同一组医生中和同一种反映立场中听到的时候才能感觉安慰。

由于在医疗环境中躯体化仍被看作是一种见不得人的事，患者及其家属在进行临床检查时，通常是处于一种调动的情绪姿态中。我们认为，一次反映小组会诊，能够在医生与病人的对话中实现坦白与信任的目的，主要是因为这种形式构成了一种社交场景，其中参与者倾听对方时，能免受身体调动的干扰，而这种身体调动，是很容易被面对面交流放大的（Griffith & Griffith, 1994）。

反映小组与治疗策略

传统上，一个包括治疗师在内的临床小组，会在病人及其家属不在场的情况下，在单独的会议室里举行会诊，汇集各方面的数据，进行苦思，直到得出一个统一的结论，然后将其告知病人及其家属。这个告知过程，往往由精神病组组长负责，通常会以权威的立场执行，当小组中专家达成的一致意见时，尤其如此。

然而，在 Hillman 夫人和 Jane 的例子中，医生也进行了思索、交流，但他们呈现给病人的是各类数据而非最终结论，以供他们考虑。反映小组中，社工的意见如同首席精神科专家的意见一样得到了仔细倾听；女人的意见如同男人的意见一样，受到了认真聆听。组内成员的意见并没有很大的分歧，但是，即使有，那些不同的意见也会得到同样的重视。而各个组员发言，都是建立在对内科和心理检查，病患及其家属以及实际问题的尊重的基础上的。

Hillman 夫人和 Jane 已经习惯于礼貌地接纳医护者的建议——通常是像"不要太担心了！"这种安慰的话。但这样只会让她们更加担心，以至于做更多的预约，去看更多的医生。当专家当着她们的面表现得困惑时，医生的思索过程变得一览无遗，从而解构了自身的专业知识和行为。在这方面，反映立场的运用，在实质上是一种政治行为，其作用在于为谈话中不同声音分配主导性的或非主导性的权力，为治疗小组各个成员分配权力，为医生与病患及其家属之间分配权力。从而，临床医生只能宣布放弃由社会隐性赋予的独断权，因为医生作为专业人士，会独自主导相关的治疗性谈话。这种做法，对于医生的益处是：它会埋下一片沃土，当中不同观点的融合可以结出一种新的果子——病人的身体不再受自身的约束（Griffith & Griffith, 1994）。

医疗环境下的反映小组

　　心理健康专家越来越多地致力于成立交叉学科治疗小组,以及成为初级医疗医生的咨询师。但是,通常来说,专家的角色从传统的医疗模式中演变而来,具有了层级关系,但在协商如何考虑实际临床问题的讨论中,往往不会让病人及其家属参与。这种社会结构一点也不适合用来处理躯体化问题,因为其中的部分边缘化病人及其家属已经非常敏感,不知道自己在临床交谈中有没有发言权。反映小组会诊这种创新方式,可以为边缘化过程提供一种重要的平衡方案,从而为治疗性对话开启新的可能性。

参考文献

American Psychiatric Association. (1994). *Diagnostic and statistical manual of mental disorders* (4th ed.). Washington, DC: Author.

Andersen, T. (1987). The general practitioner and consulting psychiatrist as a team with "stuck" families. *Family Systems Medicine*, 5,468 - 481.

Andersen, T. (1991). *The reflecting team: Dialogues and dialogues about the dialogues* New York: Norton.

Andersen, T. (1992). Reflections on reflecting with families. In S. McNamee & K. J. Gergen (Eds.), *Therapy as social construction*. Newbury Park, CA: Sage. Fiumara, G. C. (1988). *The other side of language: A philosophy of listening*. New York: Routledge, Chapman & Hall.

Griffith, J. L. (1988). The family systems of Munchausen syndrome by proxy. *Family Process*, 27,423 - 437.

Griffith, J. L. , & Griffith, M. E. (1992a). Speaking the unspeakable: Use of the reflecting position in systemic therapies for mind-body problems. *Family Systems Medicine*, 10,41 - 51.

Griffith, J. L. , & Griffith, M. E. (1992b). Owning one's epistemological stance in therapy. *Dulwich Centre Newsletter (Australia)*, 4,5 - 11.

Griffith, J. L. , & Griffith, M. E. (1994). *The body speaks: Therapeutic dialogues for mind/body problems*. New York: Basic Books/HarperCollins.

Griffith, J. L. , Griffith, M. E. , Krejmas, N. , McLain, M. , Mittal, D. , Rains, J. , & Tingle, C. (1992). Reflecting team consultations and their impact upon family therapy for somatic complaints as coded by Structural Analysis of Social Behavior (SASB). *Family, Systems Medicine*, 10,41 - 51.

Griffith, J. L. , Griffith, M. E. , & Slovik, L. S. (1990). Mind-body problems in family therapy:

Contrasting first-order and second-order cybernetics approaches. *Family Process*, *29*, 13 – 28.

Kirmayer, L. J. (1984). Culture, affect and somatization. *Transcultural Psychiatric Research Review*, *21*, 159 – 188.

Kirmayer, L. J. (1989). Cultural variations in the response to psychiatric disorders and emotional distress. *Social Science and Medicine*, *29*, 327 – 339.

Kirmayer, L. J. (1991). The place of culture in psychiatric nosology: Taijin kyofusho and DSM-III. *Journal of Nervous and Mental Disease*, *179*, 19 – 28.

Kleinman, A. (1977). Depression, somatization and the new cross-cultural psychiatry *Social Science and Medicine*, *11*, 3 – 10.

Kleinman, A. (1986). *Social origins of distress and disease*. New Haven, CT: Yale University Press.

Meadow, R. (1982). Munchausen syndrome by proxy. *Archives of Diseases in Childhood*, *57*, 92 – 98.

Meadow, R. (1985). Management of Munchausen syndrome by proxy. *Archives of Diseases in Childhood*, *60*, 385 – 393.

Schreier, H. A., & Libow, J. A. (1993). *Hurting for love: Munchausen by proxy syndrome*. New York: Guilford Press.

Woolicott, P., Aceto, T., Rutt, C., Bloom, M., & Glick, R. (1982). Doctor shopping with the child as proxy patient: A variant of child abuse. *Pediatrics*, *101*, 297 – 301.

第五章　学校中的反映与协作的声音

作者：Susan Swim　翻译：庞美云

从过去的经验来看，学校的心理治疗一般在现代主义的框架内进行，如在病理范畴内处理进行问题界定、诊断和治疗。这种贴标签的方式，目的是排除精神缺陷和疾病。这一章将呈现我们所用过的不同方法，这种方法超越了现代主义观点，呈现出完全不同的治疗立场的可能性。这种后现代的态度为协作、平等的关系创造了机会，使客户和相关参与者（老师、同伴、父母）的声音加入到治疗中。结果表明：新的谈话方式会产生新的意义和改变的可能性。

1984 年，我开始试着以协作团队的形式对学龄儿童进行工作，他们被学校看作是"具有严重行为问题"的"情感失调"的学生。由于他们的"病态"，这些孩子被要求离开他们的同学，被安排到单独的行为教室。"Sally"是这样一位 11 岁的五年级学生，我们以她为例，来说明新的方法如何在学校环境中使用并影响治疗效果，这一方法采用了 Harlene Anderson、Harry Goolishian 和 Tom Andersen 的研究成果（Andersen，1991，1992，1993；Andersen，1993；Anderson & Goolishian，1992）。

我第一次尝试使用团体形式提供的治疗服务，包括心理研究学会（the Mental Research Institute）的短期治疗概念、米兰法（Milan approach），并带有 1980 年代早期加尔维斯顿家庭学院所教的那种独特风格。那时，正如现在所一直做的，我工作的主要群体是学校里被诊断为有"严重行为问题"的孩子们，我之所以用双引号把这样一个现代术语括起来，是因为这一说法的建构和概括，在我的经验中，不足以定义孩子们或他们的问题系统。

在学校里，这些孩子们被认为是情绪紊乱的，心理治疗则由于心理缺陷的严重性而没什么效果，孩子们被安排到用来进行行为矫正的封闭的教室里。在我参与之前，心理治疗包括用来诊断的单独咨询，和根据他/她"个人病情"而定的治疗。老师的参与是有限的，老师和治疗师之间的治疗关系总是有些冲突。由于治疗效果不佳，老师和治疗师在理解为什么这些孩子们没有提高时,似乎互相断定对方有问题。

由于知道家庭存在"不健康"因素,或者无法将父母包括在治疗计划之内,父母并没有参与治疗,过去的治疗互动是基于理论规范,并不关心或者并不理会孩子和父母们的声音,只是进行等级诊断或干预。治疗性干预被参与者(老师们、孩子们及父母们)以怀疑的态度看待,认为干预会恶化原本就已很困难的局势。

我参与团体的目的,是为久不为人所关注的声音创造一个空间。我不仅与孩子们谈话,也与问题界定的系统中所有的参与者谈话。老师、学生以及父母们开始有机会相互谈话。新出现的声音使得一个转折出现了,从限定的标签和悲观的叙事方式,转变为准备改变的开放性谈话。

目前治疗关系的哲学态度和目的

从 1980 年代起,我的理论与临床思想已经在后现代的方式上发展。在任何治疗背景下,我的基本治疗过程都是去创造和推动谈话,那会重建与发现新的自由和自主的叙事。治疗关系是一种重建谈话,会产生新的意义,为问题解决的新方法以及改变机会的出现而做好准备。正如 Gergen 和 Kaye(1992)所述:

> 来访者的声音,不仅是为了证明治疗师的预先判断而存在的附属物,而是在这些治疗背景中共同建构现实的基本部分(p. 182)。
>
> 心理治疗可以被看作是一个符号记录的过程——协作谈话的背景下的意义形成。

这些思想反映了一种哲学观点,它们由休斯敦加尔维斯顿学院的 Anderson 和 Goolishian 所发展,我们以此为基础进行研究工作。这种观点认为,治疗是一个创建协作平等交流的过程,它允许新的理解、新的机会和改变的可能性出现。这些是由来访者,而不是治疗来驱动。从这一观点来看,治疗师的态度是"不知道"。Anderson 和 Goolishian(1992)描述过这一过程:

> 治疗师在提问时以"不知道"的态度来进行,而不是看起来已经通过某些方法获知信息,只是希望得到一个特别的答案(p. 28)。

不知道(not-knowing),需要我们在治疗中的理解、解释和说明,不会受到治疗师先前的经验、理论建构和知识所局限……意义与理解,由会谈中彼此的语言、会谈中的人们互动地建构(pp. 28 - 29)。

治疗师的原有的知识(个人观念、理论规范)不能够定义一个问题或者治疗谈话的方向。要探索的问题和内容直接来自治疗师的好奇心,以此去理解来访者的意思,并与来访者一起,在新的谈话中进行重构。

对我来说,这种治疗方法是鼓励问题自我解决的一个过程,而非由预先设定的想法、理论规范,以及对与错的思维或行为判断而干扰来访者或来访者系统。自我解决或他们的能力,是一种熟悉而自然的分享对话经验的结果显现(自我调适),不是那种不正常或虚构的东西,相反,它是一个人过往和兴趣的结构化呈现。Shotter(1993)在讨论虚构叙述时这样写道:

由于没有意识到语言和故事讲述能够使整个虚构的世界有一种现实的感觉,我们让自己通过谈话而进入,并接受了我们一起生活的这个世界的虚构版本——这里我所说的"虚构"是指,人们为了自己特定的目的或者社会约定的一些方法,而使用某些工具,比如钱,是一种工具,事实上,社区本身就是社区……钱除了是一种流通媒介之外,没有其他的意义……语言也一样(p. 138)。

用各种声音进行反映

我在以学校为背景开展的治疗中所使用的协作谈话方法,包含了由 Tom Andersen 所发展的反映的视角。在几年前,当时休斯敦加尔维斯顿学院还被称作加尔维斯顿家庭学院,我就有机会观看 Tom Andersen 参与反映小组的工作。作为见证,令我印象最为深刻的是,他的温和、关注的态度、参与者的谈话、反映,以及在这些谈话中流动着的活力。

我在与各种类型的来访者工作时,都使用这种对于反映形式的解释:家庭、训练小组、工作坊、学校团体,或者其他任何包含多个参与者和多种声音的情况。

我在反映过程中使用的最基本的概念包括:(1)专注于参与者希望如何利用大家

在一起的时间,因此,允许协作性的问题界定;(2)创造一个空间,使不同的声音和新的理解出现;(3)促进所有的参与者以一种尊重、关心的态度,积极地进行自我关心的对话。

Andersen 很好地描述了这一态度:

没有什么规则要遵循。规则就是我们不要做什么:我们不要对不属于当下面谈系统的信息进行反映,一定不要有消极的暗示(Andersen 1991,p. 61)。

一个问题产生一个意义系统;不是意义系统产生问题。这些意义对于不同人是不同的,那么,如果给予每个人互相倾听并讨论这些不同的可能,新的想法就可能出现(Andersen 1993,p. 310)。

设置:多种声音和工作日程

作为我私人工作的一部分,我向半径在 30 英里到 60 英里范围内的学校提供咨询。在这种咨询工作中,我为被诊断为"情感紊乱"和被安排在行为教室里的孩子们提供团体治疗。为了本章的写作,我选择了一个校区,提供了一种独特的方法,使孩子们的声音不至于那么被排斥。

Harry Goolishian 经常表达这样一个想法:治疗师创设了一个治疗背景,在其中,缺陷标签意味着会产生很多被忽视的声音,一切只能在缺陷标签的范畴内考虑。当认为这是真实的,尤其当一个孩子被标志为"情感紊乱"时,他/她的所有情绪、想法、梦想、目的以及叙述都被看作病态。老师们在这种情况下,在见到学生之前,通常只是阅读一下关于学生简要的心理描述,如 Andersen 所述,这些描述带来的是 vor-verstehen 或预设,以及偏见,这会使观察与行动都有阻碍(p. 303)。

当一个老师或治疗师带着预设的观念(如认为学生是有缺陷的)与一个人沟通时,这对这个人是不尊重的行为,因为这种预设可能会让老师或治疗师反映出带有优越感和破坏性的态度。这种关系,会使教师与学生在双方面对面相互尊重方面产生冲突性循环。这种特别具有等级特征的系统,对学生或老师来说,都不是双赢的局面。

教室对这些孩子来说,通常缺乏任何乐趣;而行为规则建立于孩子的视觉水平上,用来强制其执行"行为提示"。这些孩子通常被安排坐在小隔间里,在那里他们不允许看到外面，或者外面有任何互动。有时我都不明白这些孩子在这种疏离的背景下如何学习。

在这种设定的背景下，互动被设定在很短的区间里，因为对他们的理解是"这些"孩子"不能"参加正常的互动和游戏。

这些孩子们一定在各自原先的教室里有过不好的行为历史，才进入上述设定环境中。与此同时，矫正他们行为的计划也不断地失败。由于这种失败，这些学生会被进行心理评估、测试和诊断。带着这些诊断，这些孩子们被安排进入设定的环境中，与其他普通教室中的同伴分离了。

父母和孩子们的声音，经常被这些评估、学校以及学校工作人员的描述所掩盖。因为这些，学校和家庭经常相互猜疑、不信任，在混乱的局面下，大家各有说法、各有计划。

学校的工作人员也好不了多少。老师们被要求按照学生行为守则去管束那些不想进入管制环境的学生，以及对老师群体相当不信任、不喜欢的学生。觉得被排斥的家长，对学校等级经常是充满敌意，与老师或其他工作人员谈话时有明显的烦躁和潜在的危险行动（比如肢体威胁或对学校的损害）。这些老师的离职率很高。

在 Sally 的学校，我受学校委托为孩子们、老师及父母提供治疗服务。学校管理层要求以团体治疗的形式为孩子们、老师和父母提供帮助，孩子团体的目标是帮助他们学会"服从"，以保证学习，老师的咨询目标是使他们获得支持，引导他们用更有效的方法与孩子们交流，对于家长团体，目标是确保父母参与，帮助他们克服"功能不良"。在 Sally 的教室里，还有另一个任务：评估 Sally 的老师。因为校方觉得她在管理教室事务方面效率不高。

由于没有一个主要的议题，仅有一系列谈话，新的议题一旦产生，旧的就被放弃，或者没有任何参与者对此有什么兴趣，所以新的议题总是在不断的发展之中。在学年期间，与 Sally 的老师谈话时，新的议题出现了，比如，帮助老师和老师的助理团队以及更高级别的学校管理人员，帮助教师适应学生经过行为矫正后进入普通教室，以及帮助他们在两次咨询的间隔时间段内处理出现的问题。

负责 Sally 教室的老师已有 20 年教龄，我为她提供咨询服务。她表示感到自己被所在的部门忽略，也不知道我的参与会不会有用。她对我的最初反应，来源于她对学校治疗的早先经验，那些经验多少有些负面，因为她觉得以前的治疗师对于孩子开展的工作是不充分的；不是因为治疗师的批评，而是因为她对那些心理学术语感到不安全,而且对自己的行为是否合适感到不安,尤其对于管理她的教室和矫正学生的行为方面。她认为以前的治疗师在"放纵"孩子们,而不是引导他们遵守教室规则。在她的规范里,与孩子们相关的所有心理学因素,如离婚、继父母、抛弃以及低自尊等,与她需要把班级管理好相比,都是第二位的。

开始会谈:尊重和鼓励的声音

参与学校设置下的治疗团体,第一步,我先组织老师们会谈,这要付出一定的努力。因为我对于他们的教室是一个访问者,所以,我对他们很尊重,就像我去一个不太相熟的朋友家里做客一样。我们的首次会谈,聚焦于我的参与能对他们及学生有何益处。我努力提供对话空间,创造一个气氛,使他们能够表达他们的冲突和希望。我表达着协作和尊重的态度,这种态度,不仅使新的理解和叙事的发展成为可能,并且设置了一种尊重的气氛,这对我们的治疗性谈话是很有必要的。

在这个初步的会谈中,我邀请了老师及其助手一起参与此治疗性团体。老师和助手的参与,会促使他们承担与治疗师合作的角色。

与老师们的初始会谈之后,我开始进行最初的"团体治疗"。第一次与孩子们的会谈,与和老师们的会谈相类似,提供给他们一个空间,让他们感觉没有被忽略,没有被看作病人,可以发表各种声音。通常,这是孩子们第一次被问到他们喜欢参加什么样的小组,以及我们一起参与会带给他们什么益处。像老师们一样,他们被邀请参与到团体中来。

我们的声音变得多样化,这就是我们团体形成和进行的方式。在第一次团体会谈中,我们决定了将来可被邀请到团体中来的人选,比如父母、其他老师和更多的管理人员。我们为团体制定了"规则"。由于他们已经在一个已有规则的环境中,因此,我们首先要遵从"学校规则",但加了一些适合于个人的并且能够促进尊重和关心的规则,比如保密、不掩饰、不批判、不卖弄(不会不公平地批评别人、不夸耀、不编造故事炫耀)以及不说长道短等。在我所描述的设置中,所有参与者都获得了一个良机,在一个尊重和相互关心的背景下进行交流。我们的会谈,变成一个使大家有机会进行头脑激荡、相互支持的地方,这里内心想法可以有机会公平谈论,从而对事情有不同的理解,找到新的意义并导致改变的发生。

一开始,Sally 对参加团体治疗并不热心。她说她不喜欢我,她更想要前一个治疗师,那个治疗师已经帮她治疗了五年。Sally 和前一个治疗师有紧密的联系,自从她妈妈几年前离开了以后,这对她来说非常重要。我们就此进行了一次谈话,因为对我来说,在进行进一步的会谈之前,知道她的想法以及关心的事,是非常必要的。在这次谈话中,我们做了决定,我可以和她先前的治疗师接触,在团体治疗开始后,她先前的治疗师可以继续与她保持组外的接触,这样的话,我不是取代,而是加入。

在第一次会谈中,其他学生都表达了他们关心的问题和最初的议题,后面的谈话中,这些议题将被新的所取代。我在第一次会谈中并没有使用理论规范,我的主要目的,是让协作性的问题界定浮现出来,为多种表达创造一个空间,促进对自己和别人尊重的气氛。我想了解每一位参与者的自我困境。

孩子们很热切地表达观点和方向,一位希望老师们会因那么多声音而感受到一些沮丧,因为他们关系向来存在等级。在我的经验里,由于老师们在团体发展中是作为重要的参与者、观察者而存在的,他们也会在多样的表达中感受到力量,而我们的团体从一开始就为团体谈话的协调发展创设了基调,所以,老师们的参与是合作性和分享性的。有时,如果一个议题出现了,他们觉得不合适,或者不相关,我们会就此再一次在组内进行讨论,通常会引出不同的观察和更加令人舒服的理解。

举例来说,在第二次会谈中就出现了这种情况,当时老师和学生想就教室参与方面提出一些新的想法,尤其针对 Sally,因为她被认为是最"难以控制的"学生。我们讨论了 Sally 的过去以及在教室里的行为,她的行为使她有很大挫败感,也使她的老师以及助手很头疼,老师的助手也加入了团体,并参与管理教室纪律。

在这次谈话中,我特别感兴趣的是对于 Sally 不良行为的讨论结果,包括 Sally 对于自己不良行为的看法,老师团队(老师和助手)对 Sally 的看法,以及他们对这种谈话设置的看法。Sally 的不良行为曾被反复地报告。由于其行为表现如此突出,以至于她的学业成绩很少被关注,老师与之互动的第一模式是规劝她——要求她抓住"好的机会","做好的行为"。如果这没有奏效——大部分时候是这样,下一步是打电话找她的父母。然而,Sally 的父亲(她当时和父亲住在一起)白天在工作,Sally 说她通常不会理会这一条,因为不会有父母对此有立即惩罚行为。如果这一步也没有用,Sally 会被老师及助手要求"旁听",直到她可以有更多控制性和"服从"的行为。我们对前面两个做法的细节进行了讨论,也了解了老师们、Sally 和其他学生的看法,然后聚焦于被要求旁听和成为旁听者的主题。我了解了关于被要求旁听这一行为的详细信息,Sally害怕这一惩罚,老师们也不喜欢。这一会谈结束时,在 Sally 的角度,我获得了很多初步的想法,对老师们关于这一行为矫正技术的看法也有了清晰的了解。令人惊叹的是,我们观察到,Sally 和她的老师们在这些谈话中,对彼此有了新的理解。Sally,其他学生也一样,对于老师的批评,如,老师说"不要那样做,Sally",会感到"受伤",并因为老师注意到她不好的行为而感到羞愧。出于这种理解,她会感到被贬低,并害怕老师们谈论她的不良行为,也害怕他们的讨论结果,这些都让她觉得自己被贬低。这次谈话结束,所有当事人都觉得采用新的方法或许会更有效,大家同意在团体会谈中去发展一些初步的设想。

在团体会谈中,我们了解到关于 Sally 的一个情况,就是当她感到被老师们那些矫正措施所伤害时,她也想令老师难堪。一旦她感到被威胁,她就会不顾后果地报复。在此过程中,她经常想要让步的时候,她"知道"她的行为已经升级到需要"旁听"的程度了,那时,她觉得她唯一能做的就是防卫,在自己被"攻击"之前,先发置人(getting the first "lick")。Sally 在"听到"自己关于以前"无意识的"行为的认知过程后,决定和其他同学一起,对老师的行为(比如在进一步使用隔离方法时,探索、寻找新的想法和意图)发展新的行动的可能性。在组员提到的选项中,有一个是自愿"暂停",来帮助控制事态。学生们和老师们开始为双方探索未来的行为和活动。老师们对 Sally 的情感需要有了新的理解,对她自己感觉到的对来自老师们负面信息的低忍耐度,也有了新的理解。Sally 也看到老师们作为维持秩序的人,是多么辛苦。

另一些学生(总共四名)也参与探索对自己更有帮助的方法的讨论。一开始,当Sally 有麻烦的时候,他们觉得她的行为很有趣,他们参与的方式是一种娱乐、休息的状态,可以很放肆、很疯狂,拿 Sally 的行为以及她"自我保护性的动作"取乐。从谈话中,他们看到了 Sally 的情况,很明显,在那种情况下,他们的那些行为对于 Sally 并无益处,为此他们表达了歉意。剩下的学生、Sally、老师以及助手,为每位学生找到可供选择的角色。大家决定,当任何一位老师与任何一位学生之间有紧张气氛时,可能的话,助手可以和其他学生做一些"轻松和令人愉快的活动"。

这些独特的和属于协作性的选择方案或自我解决方案,是为每个学生量身定做的,他们还一起创造出即时谈话的方法。一些人可能会说这些是干预方法;还有些现代派的观点或许会称其为解决方案(自愿暂停、排除问题行为无递增的孩子),认为其可以在任何教室使用,并取得相似的结果。我非常不同意这样的说法和解释。首先,这些自我解决的机会,是由大家一起讨论发展出来的。我们可以与相似的谈话者,就相似的主题进行讨论,由于理解和叙事上的不同,会出现非常不同的选择方案。这些自我解决方案,既不是我提出来的,也不是任何一个学生或老师提出来的。这些方案直接来自于本次谈话,为每一位参与对话的人量身定做。

叙事的连续性

在提供参与者反馈的更多细节之前,我想讨论一下治疗会谈之外的这些叙述的连续性问题。在我看来,治疗性谈话发生于治疗会面中,然而,在治疗室之外,它依然以对话和反复的方式持续发生。如果我们以为一个星期会谈一个小时,就可以促使治疗性改变发生,或许野心过大了。治疗性谈话只是一个参与者在某一范围内聚焦于问题和解决方案的谈话。

在会谈的间隙,大量关于我在学校访谈的谈话会出现。甚至,即便这些群体一周被组织会见一次,我并不会设想前一周出现的问题需要在接下来的一次会谈中讨论。比如说,如果我参与这个学校团体的下次会谈,期待着相同内容领域的叙述,但发现关于那些主题并无多大进展,却还是继续延续着这些线索进行的话,我的谈话参与就是治疗师驱动的,我希望在治疗的谈话框架之外进行参与。

实际情况是,下一次的会谈,我们的对话集中于上一周"体验无旁听"的经验上,以及去谈论所有参与者做得如何。并不是像发生奇迹般地,没有违背、没有沮丧出现,尽管如此,参与者觉得他们已经创造了新的"开始",一个让所有人感到舒服的新系统。我之所以用"开始"这个词,是因为我不相信这些选择是疗愈行动。新的行为或许需要加进来,或者移除,这取决于参与者所叙述的。

自我解决和改变

在和 Sally 及她学校团体谈话的过程中,她的行为获得了很大提高,已经达到可以解除为其特别设置的教育框架的水平。为了理解这巨大的改变,我想谈谈与 Sally 及其团体进行谈话的过程。我保留这部分的讨论,是为了便于理解本章后面的内容。

Sally 是一位 11 岁的五年级学生。她在上幼儿园时就被诊断为"情感紊乱"。学校认为她跟不上正常的教室秩序,如果没有特别的教育设置,她无法完成学习任务。在我的经验里,一个孩子一旦置身于这种充满限制的环境,那里充满规则,有老师强制你遵守那些规则,那么,她进入主流学生群体的机会是很少的。在这种教育设置中的学生,会形成一种同伴子文化,他们奉行的思想是与等级对抗,由于他们被边缘化,其同伴关系会格外紧密。一旦进入这种程序,大多数情况下,通常不再参与其他主流同学的游戏和学习内容,因此,大部分同伴交流的对象是其他对学校、学习和老师有着负面理解的学生,以及那些在负面情境以挑衅行为进行回应的学生。在 Sally 案例中,她在学校与一群同伴在一起,在校外却很少有同伴交流。课堂对她而言,就是一种玩耍的形式,当然,老师常常禁止"玩耍"。在与这种设置下的学生进行谈话时,他们并没有感到自己被严重边缘化,由于他们不参加学校的运动、舞蹈、体能训练、午餐、聚会等,因此,他们真的并不"知道"自己错过了主流学生群体的什么活动,但他们确实知道别人有可能是透过标签看他的。

Sally 的父母是在她 3 岁时分开的。由于种种原因,她被限制与母亲接触,虽然她很在乎这一关系。她父亲与异性的关系相当复杂,Sally 对那些女人们不屑一顾。其母亲已有男友,并生了一个弟弟,Sally 认为弟弟被过分溺爱,行为比她还要不好。由于她与母亲以及她与母亲新家的紧张关系,她最近几年都没有去看望母亲。刚开始,当我与 Sally 谈到家庭问题,她有些抵触,因为有卷入的痛苦。如果一个人对 Sally 的经历有偏见的话,或许会给她冠以"抑郁"的标签,或者找到其他表达贬低的心理学术语来描述 Sally。但是在与 Sally 的谈话中,你可以看到她有强大的力量,极具幽默感,对生活充满热情,而且很有生活能力——她可以控制她自己。

随着小组的形成,参与者彼此有了一定的感情。老师和学生们发现了一些新的方式,去联系彼此,和彼此交流,使得大家互相尊重和关心。当 Sally 和其他参与者的行为发生了改变,老师们和助手们成为了榜样和指导者。那些日子并没有被规则所填充,而是学习人生的课程。其他学生(他们都至少比 Sally 小两岁)开始将 Sally 视为一位开路者,一位榜样,是最后一位被设置为"旁听"生的人。当她进入没有特别教育的主流队伍时,她要向小组反馈他的开路者经验,以及如何与边缘化做斗争,特别是如何适应主流课堂。随着这些积极事件的发生,她充满活力。在学年结束前,Sally 完全融入了主流课堂,虽然她在最后几次小组会谈中并不在场,她告诉了我们她的经历和进步。

在小组中,我们谈论了很多主题:父母、父母的重要他人、同伴、学业、同伴压力、生活事件、世界主题,等等。每次会谈的每个主题,都由参与者来决定与认同。通常会谈内容和主题来自两个会谈之间发展的事。没有快速"解决法",但持续的主题困惑、坦然的好奇心,新的意义、理解、想法、新的自我解决、新的发展方向等需要不断地去建构。我们简单地谈、反映、谈更多、反映更多、开放一些选项，关闭其他的。没有"错的"观点，不会给他们建议。通过这种协作，我们对彼此更尊重、更关心。

这些反映，不会以相同的方式出现两次。在某些背景下，所有的参与者会分享他们一周过得如何。每个人都可以表达他们的想法，并拥有一席之地。有时一个成员会帮大家找到一个重要的主题。通常，学生和老师会听，就好像他们是父母、同伴或者老师，会反映他们的理解和角度，他们听，就像在听自己的事，然后分享他们的想法和问题。当一个主题被选定，小组就进行思考，一个一个地表达想法。倾听、交谈、反映，然后是更多的倾听、交谈和反映，接着新的意义出现了，这种方式对于新的自我行动来说也是一个良机。正如 Andersen(1991)所述，在反映过程中，"它邀请一个视角，然后另一个，它是把多种可能性都囊括进来的一种方式……是一种共同进化的观点，而不是更多地聚焦于问题解决"。

在我的工作中，我经常邀请"拜访中的"参与者，包括老师或家长。决定请谁也是由我、老师和学生在谈话中做出的。我与 Sally 的工作中，她的"新老师"在她加入主流课堂的前后，参加了两三次小组活动。我每个月努力组织一次父母团体，在这些团体，父母、老师和学生坐在一起，进行交谈，这些交谈会引出需要共同面对的主题和新的行动。团体会谈可以解决表达的边缘化，老师、父母和学生可以变成协作者。Sally 的父亲由于工作安排的原因，没能来参加我们的父母团体，但他经常与老师交流，在他感兴趣的主题上会留言给团体。

学校里反映和协作的声音

下面是一个例子，一次会谈中的对话，可以说明反映过程是如何工作的。

治疗师：好。你好，P 女士，K 夫人。我注意到门了。这附近有一些伟大的艺术家吧。

P 女士：是的。我们正在为今年年初的假期做准备。好了，各位，我手边的工作放一放，到了小组活动的时间了。

治疗师：你们好，各位，过得怎么样？

P 女士：Sally 有新消息分享。

K 夫人：是的，Sally，你愿意让 S 女士知道那个新消息吗？

Sally：好的。我有一个新的继母！还有一个新出生的小弟弟！

Eddie：噢，那可不是新消息，昨天你就告诉我们了。

Ann：是啊，小宝宝有时很烦人，我家就有一个，你知道的。

Sally：我知道，我也已经有了一个，我妈妈那儿。但这个不一样。我还喂他，给他换尿布呢！（其他参与者发出"呦"、"恶心"的声音。）

治疗师：好的，Sally，看起来你对家里多了两个人感到高兴呢。这是怎么发生的呢？同时既有了继母，又有了一个小弟弟。

P女士：我们这一周知道了这个事，是因为她父亲留了信给我们，他有些担心 Sally 对这个事的感受，尤其她以前对妈妈生了弟弟这事接受起来有些困难。

Sally：但是，P女士，这次不一样。我的新继母不光爱这个孩子，她说她也爱我，而且她喜欢我照看那个孩子。我知道这个小孩不会变得像 Jason 那么顽皮。不管怎样，如果这个小孩哭，或者其他什么，Jan，我继母知道那不是我的错。

治疗师：那么，Jan 是你新继母的名字。她怎么样？

Sally：嗯，她真的很漂亮，头发像我的一样。她也喜欢给我梳头。她和我爸爸只约会了一点点时间，所以我并不是很了解她，但我认为她很好。她帮我洗衣服，帮助我完成好作业，还在我爸爸回来之前帮我打理杂务，所以我不会遇到麻烦。

治疗师：哦，她帮助了你好多，然后呢？

Sally：是的。但有时我觉得这么喜欢她感觉不太好，因为我有自己的妈妈……好像有点内疚。

治疗师：嗯。Eddie，你几年前有了一个继母，你也感觉到过那些吗？

Eddie：没有。嗯……有可能。

治疗师：那么，Eddie，有了一个新的继母，对你来说意味着什么？

Eddie：一开始她真的很好，然后，过了一会儿，她过得舒服了，开始制定规则。后来，他们有了我弟弟以后，就都关注他了。不过，经过家庭治疗后，现在好多了。

治疗师：所以，Eddie，你觉得家庭治疗是怎样帮到你们的？

Eddie：哦，治疗师告诉我继母，她给我的关注不够，她就对我更好了，事情就变好了。

治疗师：你曾经像 Sally 一样，对你真正的妈妈感到，你知道，那种内疚吗？

Eddie：真没有。

治疗师：好的，Eddie，我打赌你对此感到高兴。David，你怎么样？你有过像Sally那样的感觉吗？

David：我没有继父母。

治疗师：哦，我忘了。那你对这件事怎么看？

David：哦嗯……我猜可能是如果你交了一个新朋友，而你最好的朋友离开了。你会想念你的好朋友，但同时你喜欢你的新朋友，或许，当时你与好朋友在一起时，也会想念你的老朋友，并因此感到悲伤。

治疗师：嗯。Sally，你怎么想？

Sally：是的，事情大概是那样。我想我现在更想妈妈了，尽管我以前也很想她，因为我现在有了一个继母，她像一个妈妈那样，所以，就像Eddie说的，我现在更想念她了，这使我有点悲伤。

Ann：或许Sally可以喊她妈妈。

Sally：我爸爸不会让我这样做。

P女士：我真的很为Sally感到骄傲，她这样适应了生活新的改变，我很高兴她有了一个新家庭。

治疗师：我想我们都为Sally而感到高兴。如果我们花几分钟想一想，我们是不是有些什么想法可以帮助Sally？如果你是Sally，有什么办法可以帮助她？

Ann：养一只新的小狗。小狗很可爱的！

治疗师：好的，那是一个主意。一只新的小狗，确实会让人们开心！在我们向Sally询问评论之前，大家先来发表自己的看法。

David：因为她不知道她妈妈的电话，她可以写信给妈妈，告诉她她爱她，而且会一直爱她，哪怕继母也是一个好妈妈。

治疗师：好的，David。所以写信是另一个好主意。下一个？

Eddie：她可以和她爸爸谈谈，看看他是否有什么好主意。

治疗师：你们有这么好的主意！嗯，我不知道P女士和K夫人有什么想法？

P女士：我想对Sally来说，在一开始有这种感觉是正常的。如果我有一个继母，有一会儿没看到亲生母亲，有时也会伤心。也许Sally和我或K夫人谈一谈会有帮助。有时候，谈谈会有用。我打赌两个妈妈知道Sally是这么贴心的一个女儿，一定都会很高兴！

K夫人：你知道，我儿子Tom在我嫁给K先生时也有同样的想法。也许今晚上我可以问问他什么曾经帮助过他,然后,这周我可以与你分享。如果你需要谈一谈,我想我们都在这里。

治疗师:好的,Sally。我们有这么多想法,你有何感想?

Sally:哦,我喜欢小狗,但我们已经有了一只罗特韦尔犬,它不像其他的狗或人,但却是我的家人。我以前不想和我爸爸谈论这些,担心我会让他或继母感觉不好,或者让他们伤心。也许,我可以和爸爸谈谈,也可以写一封信,但我不知道我妈妈的地址,也许我爸爸能找出来。

Sally去找父亲要地址,她爸爸帮她发了一封信给她外祖父母,他们知道她母亲的住址。假期过后,我询问Sally这个还是个问题吗?当然不是了,她对此表现出她的幽默,奇怪以前为什么这会是个问题。我与她几个星期没有会面,她后来与父亲和老师的会谈已经解决了这个问题。Sally与她母亲也恢复了交流。

我希望这些声音,传达了在治疗性谈话中所产生的各种想法和解决方法,如何在协作中形成的那一过程。所有的想法都是有效的,Sally可以自由地发展对她合适的想法。内疚转变为悲伤,而悲伤使解决问题出现了新的可能性。

参与者的反馈:经验的反映

一开始,团体通常很少得到支持,除了学校的管理层。时间长了以后,协会性会谈发生非常大的改变,团体归属感、积极的思考氛围发展起来了。学生和老师渴望表达他们的观点和支持。当我进入教室,气氛变得互相尊重和关心。并非所有学生都像Sally那样变化巨大,但学生们愿意积极参与到会谈中,互相帮助,获得积极的行为选择。谈论如何解决一个问题,让大家感觉良好。这种谈话,创造了希望以及基于尊重和关心的人际关系。学生这样评论道:"你可以天天来吗?""这些事情我们以前也谈论过,但和你谈论它们不太一样,也更容易学习到好的东西。"老师也报告说,他们觉得他们的想法得到了尊重。在最近的一次谈话中,一位老师表示:"我们的想法交流得这么好,我觉得你和我分享了相同的想法,从而发现自己对同一个想法表示疑惑,或者帮你想到了其他。"老师们试图把改变,无论是好的还是不好的,都归功于我的服务。我则把改变归功于参与者,因为我只是创造会谈空间和过程的专家,而他们是这种背景下的日常经验方面的专家。

父母参与也是一个非常重要的因素。通常来说，这不是工作计划中的一部分。但如果我们能够把父母纳入这一过程，当然是首选。父母报告说，这是他们第一次感到，在与校方的关系中，得到尊重。他们还觉得作为父母角色被邀请、被尊重，也有的会感到被责怪，或者由于抚养技巧不足而觉得有些问题。父母们找时间来参与课堂活动，觉得有了与老师合作的感觉。

行政反馈通常来自于部门负责人（比如项目主任或校长），对"不需要他们参与"表示感谢：由于老师、学生和家长积极解决问题，而节省了他们的时间。典型的回馈还有："不再因教室冲突而接到老师们的电话。""由于教室能够解决问题，所以来自学生或家长的抱怨没有了。""我们简直不相信这是同一个孩子。"以及"自从团体活动开始，在教室与学生之间的交流大部分都变得愉快了。"

总结

我相信，提供这样的治疗是非常值得的。团体形式减少了治疗服务所需要的时间，包括会谈的次数和收费的小时数。由于老师们可以联系我解决他们的问题，其他校方人员不需要提供这些服务，就可以有更多的精力履行其他职责。在本章所述的这所学校，管理者决定解除这种独门独户的结构设置，并且选择把"情绪紊乱"的学生群体安排在普通教室中。这一步骤的价值，是重点考虑了独立教室的经费，和限制边缘化学生所付出的难以计数的代价。

在帮助学生进入普通教室的过程中，我们会角色扮演，模拟未来可能会发生的情景。我们会为他们的想法或他们喜欢看到的情景创设各种对话——他们会如何"适应"，如何与其他的同学和老师们形成一个团体的感觉。一年后，这些孩子们进入了普通教室，被报告表现不俗。我的参与，在他们进入普通教室后就结束了。

当我和其他一些学校一起合作时，如果这些学校依旧把诊断为情绪紊乱的学生安排进入独立教室的话，我多么希望这些与普通教室的学生表现"不同"的学生不要被与其同伴隔离，不要被贴上标签。正如一位学生最近所言："我们需要被看作是一个个体，而不是一组数据，我们需要人们按照我们本身的样子信任我们，而不是通过书籍或诊断来看待我们。"

参考文献

Andersen，T. (1991). *The reflecting team：Dialogues and dialogues about the dialogues*. New York：Norton.

Andersen，T. (1992). Reflections on reflecting with families. In S. McNamee & K. J. Gergen (Eds.)，*Therapy as social construction* (pp. 54 - 68). London：Sage.

Andersen，T. (1993). See and hear，and be seen and heard. In S. Friedman's (Ed.)，*The new language of change：Construction collaboration in psychotherapy* (pp. 303 - 322). New York：Guilford Press.

Anderson，H. (1993). On a roller coaster：A collaborative language system approach to therapy. In S. Friedman (Ed.)，*The new language of change：Constructive collaboration in psychotherapy* (pp. 323 - 344). New York：Guilford Press.

Anderson，H.，& Goolishian，H. (1992). The client is the expert：A not-knowing approach to therapy. In S. McNamee & K. J. Gergen (Eds.)，*Therapy as social construction* (pp. 25 - 39). London：Sage.

Gergen，K. J.，& Kaye，J. (1992). Beyond narrative in negotiation of therapeutic meaning. In S. McNamee & K. J. Gergen (Eds.)，*Therapy as social construction* (pp. 166 - 185). London：Sage.

Shotter，J. (1993). *Conversational realities：Constructing life through language*. London：Sage.

第六章　一个第五省的魔咒

在我自己、她自己、你自己和两个虚构的朋友之间

作者：Imelda Colgan McCarthy 和 Nollaig O'Reilly Byrne　　翻译：钟华

> 奇怪的是，有的时候，我不知道我看见的是真实的还是想象出来的，我似乎处在幻想和真实的边界处。

Friel(1994，p. 58)

爱尔兰有一个悠久的口述史传统。鉴于特别的历史和地理原因，这个惯例作为早期凯尔特人文明的突出特征被保存了下来。然而，在被殖民之后，这些特殊的吟游诗人族：说书人、诗人、歌手被遣散了，随着时光的流逝，大部分的语言也消失了。留存在文化中的，是在说故事时大费周章的折腾，充满了暧昧、夸张、逃避的多义的语言。日常用语无论有无诗意的许可，都在派用场的重压之下低头。

我们要说的故事，就基于这个传统。它界于神话和现实之间，听者和说者，都处于现实的边缘。讲故事的人，是 Paddy 和 Molly(一对求助的年轻伴侣)，以及一个系统治疗的新手团队(本文作者团队和 Philip Kearney)。这对伴侣在"疯狂"和自杀的遗毒之下，从一个宿命的角度，建构出一种极端警觉和隔离的状态。

作为这对情侣故事听众的治疗团队，他们将这个神话和现实、联结和疏离的困境描画了出来。Paddy 和 Molly 力图从其中逃脱出来，怕被家族厄运沾染的触动点是恐惧。他们独特的变形①的逃逸线，呈现了一种与社会以及一个家族所否认的传染性疯狂的魔掌切断联系的隔离状态。

一个孤立的被封印的家，成为这个独特变形的场地。而团队也一直努力，从一个线型的个人主义的世界，变成一个能体现系统观点的团队。与这对情侣相对的，我们

---

① 变形指通过魔力或者自然发展改变其形式。

预期，我们用自身的方式去联结当事人的故事，以及在彼此之间相互联结和回应的努力，可以成为在这个变形世界里的一个自我觉察的工具。受米兰模式的激发（Hoffman，1981；Palazzoli，Boscolo，Cecchin，& Prata，1980），我们的目标，是引发一个能反应系统观点的过程和策略。

　　我们起初对开始这个需要团队一致性的旅程毫无准备。在某个场合，Paddy 和 Molly 被卷入我们的解释里，暴露在一个特别的探索下。彼时，一个不友好的听者确认了他们的"边缘"①状态，还给了一个强硬的治疗建议。幸运的是，一个系统领域的学院派听者指导我们看清楚，我们故事的轮廓是蚀刻在他俩故事之上的——对一个濒危空间之回应的剧本。起初，这个"边缘"的命名对我们是攻击性的。在此，我们拿来这个术语，并邀请你——我们的读者，跟我们一起进入此"边缘的世界"之中。这个故事是对我们自身参与其中的再—忆②和重叙。会谈记录给读者一个能从听者的位置与临床治疗相遇的机会，并进入那股原始述说的能量之中。摘录的对话，阐明了我们自 1981 年起始发展出的第五省的方法。现今，这种团队合作被归类于第五省的合作。

丧失的阴影

　　一些事件，会投下长长的阴影。非正常的死亡就是如此。自杀者，好似莫名其妙地靠近死亡的引座员——极为真实的，在具压倒性的困扰和焦虑中，在期望和想象的地平线之外。一个人会面对这样的问题，比如"在这张脸上，是对无法承受的生活的最后尖叫？还是由更深的信念所驱使的最后的冒险？"我们为这类死亡建了一个居所，将记忆空隙交错嫁接，形成一个暂时的理解。孤寂和愤慨常常被强迫性地追索原因和及时的解释所掩盖——我们通过搞懂缘由才能释怀。精心炮制的述说，减弱和封印了事件，把它从我们的日常生活里掩藏掉。社区体面地处理这种事件的经验，变成了规避恐惧之河的防洪堤。但是，我们真的能够靠理性解释来免疫吗？恐惧是想象力最大的推进器，将老套和平常事编译为预兆和预言的代码。

　　一个挚爱的同事之死，如一阵乱云，暗淡了我们组建团队的决心。现在，随着时间推移，它变成了拉长和移转的阴影，跟着我们，引领我们，盘旋着，影响着我们作为一个

---

① 边缘：在此例指依照 DSM - IV（美国精神病学会，1994）的诊断标准。
② 此处特别用连字符号强调术语措词的多义。

专业团队的存在。它将我们拉回我们的开端。她的死,与团队早期脆弱的编队、实验性的临床工作一起,将我们聚合在宿命之链上。好似污浊和传染的恶意能量,毫不迟疑地从临床幽禁处扑腾飞入我们的专业系统之中。我们自问了一次又一次,它是如何逃出来的? 这些奇怪的,照见了我们自身各个方面,并且提前预见了死亡的因缘聚合到底是什么? 此刻,它像是由意图、事件渗透结合,进入到一个微妙的意味深长的幽灵世界。在这个"边缘世界"里,惯常的立足点和栏杆都消失不见了。我们脆弱的虚设的联结被粉碎。当我们再次回想跟 Paddy 和 Molly 的会谈,分享那个幽灵之界,我们意识到在那里是有一个内置的警示和一个信号,提示了危险的存在。但是在初听时,我们并未能了解。我们没能意识到我们在卷入 Paddy 和 Molly 所展开的故事时可能产生的恐惧。这个故事,因为我们对无知的无畏而留下疤痕。"没有人死去。"说辞显得只是有趣好玩的东西,可以弯曲变形为轻慢的怪念头。故事也只是说出它自己——自由飘过的阐述,缺乏实质的真实性。然而,我们从其背后,发现一些故事有其根有其实,它们常是圣律里唤起我们注意力和映象的灵界界标。

Paddy 和 Molly 的命运

也许是 Paddy 的举止,诱使我们进入了想象中的放松和释然。他是爱尔兰人对待生活的矛盾态度的缩影——混合了滑稽的超然感和确然的命运感。Paddy 说,我们团队,"是他最后的希望"。尽管三年中他很努力以及有无数的专业参与,Molly,他年轻的妻子,都无法被治愈。"你们都能看到,她是一个可爱的小家伙,但她确实总是烦恼着。"然而,他对 Molly 寻求的反对他的判断的专业帮助显得冷淡漠然。当她住院时——有时在医院能让她感觉好些,他总是迫切地要她回家。在近期的住院治疗中,Molly 向一个实习的治疗师成员坦白——她的丈夫"让她发疯",由此他们被转介给我们。这一私语给她的诊断制造了足够的混乱,把 Paddy 和 Molly 推入了婚姻治疗中。

从一开始,Paddy 就模糊不清地坚持着结婚的愿望。让他极为惊诧的是,Molly 应允了他鲁莽的求婚。她声称希望借由与 Paddy 的生活,可以逃离被过分保护的少女时代。当 Molly 确知怀孕时,Paddy 一直到她分娩还无法相信这个事实。产科医院不得不找到并劝服他到医院来看 Molly 和新生的女儿。他无疑是一个孝子,并且被深深卷入妈妈极度的不快乐和混乱中。他妈妈被一个酗酒伴侣抛弃之后,在精神病院呆了相当长的时间,这让孩子们都紧张不安。跟兄弟姐妹们一样,这种分离的伤痛,Paddy 从童年就有了。这致使他跟一个现在依然有些"疯的"妈妈保持着不知所措的关系。这个"疯女人"（Paddy 的妈妈）毅然崇拜着自己的孩子们，而年轻的 Molly 却在她的仇敌黑名单上。通过各种骚扰，主要是电话，她给 Molly 加上各种可憎的诨名和指控。而 Paddy，迷失在混乱中并怀疑她所说的。

Paddy 妈妈死后的第三天，警报响了。讽刺的是，是 Molly，作为家庭成员，同意去认领那具腐烂的尸体，即便是 Paddy，都无法去面对这么伤痛的任务。这个痛苦经历，让 Molly 更为矛盾地参与到这场悲剧事件及其余波里。在她的人生中，从来没有为这一天做过准备。从那刻起，那个灾难改变了她，让她怀疑自己的神智。而 Paddy，在确信 Molly 已步入了他妈妈的苦难后尘的想法上无法刹车——"出问题了"——这是妈妈们的宿命。

我们初次见到 Paddy 和 Molly 时，一些巨大的悲伤，变着花样塞在他们之间。好像他们已被判罪——流放、隔离和受苦。他们呈现给我们一个被疯狂、隔离、注定死亡的原始恐惧诅咒过的故事。这个故事作为家族的世系传说被引出，Paddy 将其描述为"高贵和疯狂"。据说在家族中，疯狂和自杀会遗传三代。我们最初的两难是抗拒还是跟从进入这个危险地带。我们最初的希望，是能够破除我们和他们对凯尔特人中流传的迷信。但是迷信有它既深且久远的根，非于危机时刻所能拔除。理性界限发出的攻击性声明，不是那么容易对付强大的情感神话。对他们的故事保持开放和敏感情绪的态度，要求团队克制住精神分析的描述。Paddy 将 Molly 的恐惧描述为"不。我不认为她疯了。我个人觉得是她某天早上醒来时理智突然中断。我认为那时她觉得死活都无所谓"。

这个陈述，刚开始是那样不明确，却那样确定、特别地变身为引路向导。在 Paddy 的描述中，Molly 病残的状态，是因为易被折断的脆弱性。在这儿，疯狂和清醒，生和死，是一连串真实的困境，打破它的，是人的际遇。Molly 没疯，但 Paddy 对她的动作、她的面部表情、她的谈吐的强迫性监控，是他确定那个疯狂来了的标尺。变形般的——Molly 成了 Paddy 家族疯狂的继承人。清醒和疯狂，失界般在人和人之间穿越。如同他的外婆、妈妈、姐妹一样，Molly 生了孩子后也"出问题"了。在我们其后的故事中，第五省的方法，变成了我们的生命线和向导。

两个凯尔特神话——第五省和 Lir 之子

在我们的团队工作中，我们使用第五省的象征，作为我们系统工作的标识。借用我们的第一位女总统 Mary Robinson 的话，第五省，是"在我们每个人之内，为他人开放之地"的象征。而且，它也是迷住[1]了我们童年的"Lir 之子"的冒险故事。"Lir 之子"是凯尔特人最有名的三个民间故事之一。现在被称为"爱尔兰的三个悲伤"（Jacobs，1972）。其作为象征的主题，是从凯尔特人渴望和相信的流放和隔离的戏码里演绎出来的。这个故事，叙述了海神 Lir 的四个孩子被其忌妒的继母 Aoife 下咒的命运。咒语让四个孩子变成了四只天鹅，它们记得人类的语言，被放逐 900 年。冤冤相报，Aoife 被 Lir 王变成了空中的邪魔，直到永远。这四个孩子承受的不是凡人之死，而是在人脑能够想象出来的年限里的人间放逐。在基督徒复述的这个故事中——他们重获人身，经历了肉身必然的死亡，经过救赎，获得了心灵的重生。

第五省的方法

第五省法的名字，来源于古凯尔特人关于第五省的神话，经由两个爱尔兰哲学家 Richard Kearney 和 Mark P. Hederman 的工作（Hederman，1985；Hederman & Kearney，1977；Kearney，1990）而被世人认识。

第五省，本是一个不定之所。关于它有很多版本，有些说它只是一个想象和可能的省份，却与四个地理省份一道，构成了现今的爱尔兰。而另一个故事引文称第五省是在爱尔兰的中心，位于四个省份的交汇处。在这个中心，国王首领们通过跟德鲁伊[2]们对话，寻获咨询以解决问题争端。今天，第五省只留存在神话和爱尔兰人的关于省份的词语中——*cuaige*，意思是第五省。

然而，在 Kearney 和 Hederman 的工作中，第五省代表了无所定位的开放性。在我们的工作中，我们将第五省作为一个象征，囊括了浸透着矛盾情绪和含糊意义、既对立又对照的社会和语言学区域。（Byrne & McCarthy，1988；Byrne & McCarthy，1994；Kearney，Byrne，and McCarthy，1989；McCarthy & Byrne，1988）

归功于语言和故事，第五省的象征，给了我们一个导航，去设想那些经过传诵和复诵的冲突、对立又变化多端的故事中充满了矛盾情绪的对话场景。模糊不清的讲述，产生了不那么匀称的区域。一些故事被指认出反映了巨大的社会集权，而处于被消减

---

① 指寓言的吸引人的地方。
② 德鲁伊在古爱尔兰时是凯尔特祭司，预言者和魔法师。

和静音的边缘故事也无处不在。自相矛盾的是,不能被指认出集权和统治的故事(譬如,在一定时代和社会里的健康主旋律)反而是危险的,被精心炮制和传诵过的故事,常常掩盖了更真实的边缘故事(比如疯狂)。一个最好的例子,就是精神状况检查凌驾于个人辩解之上时。

为了帮助我们建构和解构在治疗会谈中的故事,我们设计了一个四维的图解模型。我们把这个模型称为钻石(见图6.1),这个钻石型描述了两条交叉的,既对立又有联系的主题配对的轴线。这个钻石再现了一个联结的场域,在其中,情感、观念和行为的矛盾可以通过"既……又……"创造出的张力,而非"要么……要么……"的二分所结合起来。这个并置的张力,引发出可预想的"拉紧了洞察的神经"(Le Brocquy,1981,p.

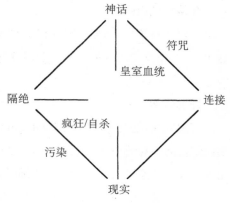

图 6.1 诅咒恐惧的困境

136),且避免了不必要的黑幕。我们为不同的甚至冲突的故事讲述者和目击者构设了一个论坛。

通过言无不尽的阐述和夸张谈资,矛盾处得到自由演绎,避免了在对立的因素之间过早地结束争议和决议对错(譬如,现实和想象)。某些言之凿凿的立场,或者讲述者的位置,常常是精心设计过的,本质上非终点,但其作为关联的要素,常常在其后的反身邂逅时,变得言过其实。这个结构原理,暗示了语言的连贯性。然而,那只是画面的一部分。它同时也再现为对争议、解约而开放的庆典。它是双方共同的解约。在以下我们与 Paddy 和 Molly 的 10 次访谈的文字记录中,我们重现了从米兰系统方法里扩展出的故事-对话的方法,借此组织起我们所谓的并置、再记忆、在偏激处提问和好恶皆然。

并置

并置,是指一个认知的、情感的甚或散乱无题的将对照和对立的主题结合起来的加工过程。它的具体操作,是在小组里插入一个能将对立观点结合起来的提问或陈述,以询问在每个人的陈述中对立的观点。这个钻石,是我们在设想、构造、解构有并置的矛盾和差异意见时的帮手。

再记忆

再记忆,包括了在治疗师和来访者之间情感和观念的回应;不同的参与者在头脑里构想出的关于其他的参与者,甚至缺席/旁观的成员的观点、看法和议题。

在偏激处提问

在对话系统内,向那些表现偏激的参与者的逻辑架构和再记忆的参与者提问。用这个方法,相反的观点可以按照它们自身的逻辑被摊开(精准的/夸大的)。

好恶皆然

好恶皆然,是指一种抱持对立的、相反的、甚至冲突的观点/姿态的治疗立场。这需要能够提问并置的相反观念,容忍幻想的、同时存在的、相反的观点,而不要试图过早引出尚不成熟的澄清或终结。当然,它是我们在处理并置的故事或者努力表达自己时的夸大之词的混乱中的经验。它们浮现了出来,"从某人的手里,但是并非因为他们"。

"有人在听吗?"

这个故事中的提问姿态模式,是 Paddy 自己发现的。

> Paddy:当然,处理她的问题的是那个实习医生。他跟我谈了大概一个小时,而他只是说,"继续说……",如果他问我一些问题,我可能可以解释得更清楚些。但他看起来很高兴的样子。当我试图表达我自己时,他只是感觉很好地自说自话。对我来讲,当我尽我所能表达自己时,如果有人能询问你,即便提 20 个不一定对的问题,就可以帮你表达得稍微精准些。说真的,我发现当别人仅仅让我"继续说……"时,表达自己是很困难的。

Paddy 在这里说的"问些问题",其实是一个苏格拉底式提问的正式访谈程序,用以破除那些无听众独白故事里的围墙。实际上,从 Paddy 嘴里讲出这些话,是极有意义的,它诱使团队成了鲜活的听众。我们中的一员(Norb),作为团队代言人,真的进入了 Paddy 和 Molly 的故事。

"你知道这个故事吗?"

作为他挚爱的妈妈的长期护卫,Paddy 在不快乐的婚姻中或者在不快乐的童年中,都被分裂成了两半。他是次子。

Nollaig：（问 Paddy）你知道这个故事吗？

Paddy：嗯，有那么多版本，你都不知道哪个是真的。

Molly：你从这边听到的是这样……那边听到的又是那样……

Paddy：（在 Molly 沉默下来的同时说）……那边的又是那样。你知道，我爸爸说我妈疯了，而我妈说我爸是疯子。

Nollaig：是啊，所以就会让人怀疑到底是哪个或者两个都疯了。

Paddy：（大笑）呵呵……他们自己都怀疑。

Nollaig：那你认为哪个是疯子？

Paddy：嗯，我妈是自杀的那个。

Nollaig：是。

Paddy：我会说我爸也造成了她的不快乐……但在他们生下第二或者第三个孩子之后，我爸认为我妈出问题了。

现在听众处在一个合适的位置，在 Paddy 介绍他的故事时，全神贯注地关注着这个问题。他的妈妈杀死了她自己。在他的意识中，这个悲剧，成了爸爸对妈妈的指控里无法辩驳的证据。但 Paddy 还是继续保护着妈妈，他介绍起一个帮助孩子跟父母分离的祖先。他继续叙述他们在孩提时是如何被送进看护所，妈妈疯了，爸爸跑路了。在这个跑题处的询问和面质，并置了被夸大的恶劣祖先和疯狂的主题。

"她怎么说都是一个老 Jinnet"

Nollaig：谁跟这个送孩子去看护所的决定有关呢？

Paddy：我妈。

Nollaig：你妈。谁帮她做了这个决定呢？

Paddy：我姥姥。但她怎么说都是一个老 Jinnet（Jinnet 指那些雌性的骡子）。（Paddy 和 Molly 笑着彼此靠近。Paddy 看起来很开心。）

Nollaig：（问 Molly）你认识她吗？

Paddy：不。她死了。我主慈悲（他眼朝上看）。感谢主，我希望她呆在那儿。

Nollaig：她有机会回来？

Paddy：不。呵呵。我可不愿意见到她（他继续笑着）。

Nollaig：（问 Molly）你以前听到过吗？姥姥是个老 Jinnet？

Molly：（笑着）听到过，听到过。

Nollaig：所以姥姥让你妈把孩子们送走了？

Paddy：（举起双臂大喊）是。你看，事情就是这样的……两个家庭的冲突。

　　Paddy的姥姥在这里变成了恶之源。但这个假想的家族世袭冲突的根源，显得不那么充分，当Paddy试图将"疯的"和"坏的"在语义之间关联起来时，这反照出他不仅把婚姻中的经历看做是家族内的冲突，也把它用在对症状的描述中。在继续讨论对这一迷思的面质中，疯狂现在有了高贵的值得炫耀之处。

"可能是真的"：比疯狂高贵？

　　Paddy：我妈妈的那一家子都是疯子。我愿意告诉你们他们做出的事。那些事都让人难以置信。

　　Nollaig：疯狂并且有趣，还是仅仅是疯狂？

　　Paddy：我妈的一个姐妹30先令就被卖给了一个男人。

　　Nollaig：30块银币。

　　Paddy：是啊。还有，他们中的另外一个，比方说，她的男人打电话来，说他老婆死了（Molly笑起来）。他们都去参加葬礼，而来开门的是她。

　　Molly：（笑着）耶稣啊！他们真是疯。不过，另一方面，他们总是在战斗。

　　Nollaig：他们只是斗士，呃。

　　Paddy：斗士，是哦。

　　Nollaig：但是你认为你妈妈那一家子是疯的。

　　Paddy：呃，他们做出的事很疯狂，他们都觉得自己是特别的人物。他们认为自己有很高贵的地位，还给自己封些不存在的头衔。（Paddy和Molly都笑起来）

　　Nollaig：就像他们是伯爵和伯爵夫人，国王和王后？

　　Molly：哈，是。

　　Paddy：是。就像她们的血统和一切都很高贵。

　　Nollaig：那这种高贵感是从哪里来的呢？

　　Paddy：我不知道。法国啥的。

　　Molly：姥姥那边。

　　Nollaig：法国？他们认为自己是法系的后代？

Paddy：法系贵族的后代。

Molly：皇室贵族。

Nollaig：当然了。也许那是真的？

Paddy：嗯，那就是麻烦的地方。我相信了……然后……（大家都笑起来）

Molly：（靠近 Paddy）我让他不要信。

Nollaig：好丢脸……

Paddy：然后，我的一个婶婶，爸爸那边的，有一天还说"哦，是的，她是 Queenie Ryan，"来自 Annalivia Mansions（市区一个虚构的贫民窟）。所以我不知道（大家全笑起来）。

Molly：Imelda 和 Philip 在（镜子）那边肯定笑得很厉害。

Nollaig：也许这个故事是真的。也许他们真的是不为人知的贵族后裔。我是认真的……

Molly：（狂笑）我不能这样笑一整天。

Paddy：它有可能就是真的。

Paddy：嗯，我不知道它是不是真的，但这个没啥重要的。我不知道我们怎么谈起这个的。

Nollaig：他们有可能是大革命啥的是从法国逃出来的（Molly 继续笑着）。

带着佯装的滑稽感，Paddy 给出了更多的疯狂证据。贵族血统，不管怎样，是模模糊糊的，冒险相信它，将某一部分引向了虚妄的谈话。敏感地感觉到这个困境，Nollaig 步入其中。让极端的、奇幻的解释，按照自己的样子冒出来，询问它，并置了幻想和现实。在第五省，解构的最好办法，就是任它言过其实。解构不需要去拆除。只要时间足够，任何吹出来的东西都会自己坍塌。

"现在她再也不会出来了"：染污的恐惧

Paddy：姥姥不是能帮我妈的人。

Nollaig：哦，她们太亲近？

Paddy：她们非常亲近。而她是一个很坏的、病胚子。

Nollaig：Jinnet？

Paddy：我很高兴她现在待在那里。上帝宽恕我。

Nollaig：你认为她呆在哪里？

Paddy：我曾说过一句话，我希望他们放上10吨……（Molly笑起来并打断了他）不，现在我们严肃点……你不该笑……放10吨混凝土在她上面，她就不能出来了。（Molly和Nollaig都笑起来）

Nollaig：但是她的灵魂咋办呢？

Paddy：啥？（用加强的语气说）她没有啥灵魂。她太坏了。她是一个又坏又病态的人，你知道的。

Nollaig：你认为发生在你们家的坏事，都是从那个老女人那里来的？

Paddy：哦，我要说她并没有那么大的影响力。

Molly：好的影响力。

Paddy：她没有什么好的影响力。

Nollaig：但是无论如何在你的意识里，她比你的父母或者别的人更该为这些事负责。

Paddy：如果他们吵架了，总有一个门能敲开，让他进去。

Molly：他会去他姐姐家。

Paddy：而我妈总会有她妈收留她。如果一开始人就说"不，走开，回去，自己去搞定"，情况可能就不同。我不是说他们该怎样，但给他们开着的门太多了。

从对凯尔特人的异型（Jinnet）和让人永无翻身之日（压在10吨水泥下）的信奉里，想永远地消灭掉姥姥的字词，被召唤了出来。而后，又为安全起见，Paddy祈求上帝宽恕他的复仇之愿。他对家族未来的热情和希望现在耗费在一个异常的裂缝中。混凝土的暗喻和残忍的明喻如同监禁，将这个先辈放逐到永无复活和超生之处。幽默性的惩罚隐含着令人分心的潜台词，用来抵消这么多的意外伤故，而且，还有可能带给人的更多伤痛。预言好似变成了宿命，持续地染污了母亲家系的基质。

"我会说他将是下一个"

Nollaig：你妈妈是多久自杀的？（指妈妈的伴侣死后）

Molly：三年。

Paddy：大概三年后。

Nollaig：明白了。

Molly：她不是马上自杀的。

Paddy：她不是马上自杀的，但是她自杀了，结果就是那样。

Nollaig：那你的妹妹多久后自杀的呢？

Paddy：九个多月。

Molly：哦，不是的。

Paddy：什么不是的？

Molly：你妈妈是四年后死于 3 月 22 日，你妹妹死于 1 年后的 10 月份。

Paddy：对不起，两、三年后她死了……但是她的死是不同的。

Nollaig：她是怎样的？

Paddy：她从八楼或者九楼的窗口跳了出去。我想在妈妈死后，她觉得她就离那儿 100,70 或者 80 步，就像有一块碑。我妹妹就只是跳下楼去。

Nollaig：有人对此惊讶吗？

Paddy & Molly：不，没有。

Nollaig：你们知道这事会来的？

Molly：她曾经常说起……

Paddy：呃，你并不知道是不是真会发生。但是就是发生了。

Molly：那个家就是那样的。

Nollaig：你们可以预知？

Paddy：呃，它就发生了。我可以说，我觉我的弟弟……他可能会是……

Nollaig：……下一个？

Paddy：我现在可以说他就是下一个。

Nollaig：在那之后？

Molly：特别是在快到妈妈死的日子时。

Nollaig：他就会干掉自己？

Paddy：呃……

Molly：当他妹妹活着时，每到妈妈的纪念日，她就会送花给他弟弟。你知道，她住在英格兰。她曾经送花、卡片或者花束之类的去烦他弟弟。我想如果不是她，他弟弟不会喜欢经常去墓地。她把东西寄给他，所以他就只好去。一个姊娘曾经说，这个姐姐总是去刺激她弟弟。他并没有那么经常想这事或者他妈。但是经常被迫去墓地这事倒是很烦他……不用多久，就会轮到他在那碑上，他会从

O'connell 桥(都柏林的利菲河上的一座桥)上跳下去。

跟姥姥的命运不同,妈妈的亡故不是消亡,只是呼唤孩子们回家。小组很担忧 Paddy 和 Molly 是否也回应了那呼唤。

"所以在那之后我们关上了门"

> Nollaig:你说起 Paddy 的家,好像他们是会传染的。
>
> Molly:是,绝对是。
>
> Nollaig:你也被传染了……你可以预言会发生什么,预知弟弟将发生什么。说说看,你现在还可以预知些什么?
>
> Molly:呃,你看,这一年多我们就不得不避开他们,真的彻底躲开他们。当他妹妹死时他们曾到我们家来,另一个妹妹和婶娘,自然了,只要他来,就会弄出事来。简直就像谋杀。Paddy 把他们带去别处,我真的不想他们进来。我怕他们,说实话,我真的怕他们。我被巨大的恐惧包裹。直到我们从旧房子搬走,没有任何人知道我们去哪里了,我才觉得安全了。然后,他们又来了,当然,因为他妹妹的死,他们找到了我们。这个妹妹和婶娘也被烦着。他的姐妹也像他妈。愿主怜悯她。本来以为可以消停,但是他们又来了,还带着更多的麻烦。所以,在那之后,我们关上了门。

这个"关门"政策,成了 Paddy 和 Molly 对 Paddy 的家族甚至治疗团队"开门"政策的反面隐喻。在传染/隔离的入口处关上门,解释了这对伴侣在生活中的闭绝。如果开门就是让冲突、疯狂、死亡、毁灭长驱直入,也许关门反而是御敌绝招。面对这个困境,这对伴侣并非孤家寡人。团队对如何自由穿越这个文字意义上的入口处意见分歧。我们是否挖通了一条休眠状态下的疯狂管道?我们的探针刺穿了他们的伤口,从无法言说的孤绝里拉出血迹来。小组生起一股张力,要将所有人从眼前这个令人窒息的极端处释放出来。恐惧中,小组中的一部分从这个并置矛盾、好恶皆然的位置转移了,试图找寻到更温和的道路。其后的有关我们困境的"战略"说辞,是我们试图再认出——我们其实更深地嵌入了这对伴侣虚实未辨的预言里。

在钻石模型中(图 6.1),我们描画了小组关于这对伴侣的两难困境的一个第五省版本的十字交叉点。在这个图上,这对伴侣由于害怕被诅咒和对 Paddy 家祖传的"贵族疯狂"基因的恐惧而联结起来。与世隔绝,源于他们对疯狂和自杀会传染的恐惧。小组成员,同样试图用将个体身份转化为系统团队的更大身份而联结起来。而后,我们的隔绝和害怕被传染的恐惧却浮现出来。

"开门—关门":团队的进退两难

> Nollaig:你们知道,我有两个同事坐在那个屏幕背后,可以提供给我不同的指导,所以看待这种事我们通常会是……
>
> Paddy & Molly:不同的……
>
> Nollaig:也许在外面跟在这里有不同的体验。我要说的是,我完全被你们说的迷住了。你们讲得如同有着某种巨大的力量,居于一个人内,可以出来害人——用它好的或者邪恶的部分。
>
> Paddy:当你说被迷住了,你是说你完全专注于它吗? 是这个意思吗?
>
> Nollaig:是被它深深地吸引了。
>
> Paddy:嗯,是的。
>
> Nollaig:(对 Molly 说)我觉得你被 Paddy 的家族迷住了。
>
> Molly:是的,你可能是对的。
>
> Nollaig:完全的迷醉,不过会担心它扰乱人的神智和对事物的看法。现在你们看,我觉得它非常有趣,即便有坏事发生,它也该继续存在下去。就像你妈妈最后受她内在力量的驱使,做出吓人的事,就像追随她而死。但是,它并没有随她而去,它还在继续。我觉得它继续下去是一件好事。我的同事们不同意我,他们觉得你们远离它是对的。他们认为这个策略是安全的,事实上,你们感到害怕是对的。如果你们不关上这个门,你们将会被传染,或者疯掉或者自杀,或者互相杀了对方。不过我不同意。我觉得或许该有人靠近它,真的去经历它。

Molly 回到下一节的会谈时,称她感到更大的悲痛不幸。就像也目击承受了我们的两难,她突然变成被传染的受害者。

"疯掉了"

> Molly:(敲着她的后脑勺)啊……啊……
>
> Nollaig:(敲着她的后脑勺)这个疯狂,你觉得它在你的脑袋里?

Molly：我常对 Paddy 说："停下来,停下来,让我一个人待着。不要再跟我说:这里有一个小男人。他又来了。他炸了"(笑起来)就像有一个人在你脑袋里。

Nollaig：(对 Paddy 说)你担心这个小男人的举动?

Paddy：是的,确实。我不想那个小男人有啥举动,你了解的。(Molly 笑了起来)

Nollaig：是怎样一个男人? 是一个男人,不是一个女人,呃?

Molly：呃,嗯,它也有可能是个女人。不,它就是我们说的那样,就像有人拿锤子砸我的后脑勺。

Nollaig：(又敲起了她的后脑勺)现在我要走了,花点时间去安置一下我脑袋里的两个小男人再回来。

(她加入了镜子后面的 Imelda 和 Philip)

Molly 的转变是确定无疑的,而且她用脑袋里有一个男人证明了这点。受到这个极端诱惑,Nollaig 和她一样——脑袋里也有了这么一个男人。Molly 和 Nollaig 一起感觉到"疯狂"的浪潮,而 Philip 和 Imelda 还留在无声的岸上。Paddy,这唯一的法定候选人,静静地忍受着。Nollaig 跟 Molly 联结在一起,感觉找不到回路。经过谨慎的小组讨论,Nollaig 对小组的困境做出了下面的阐述。

"我的某个疯狂的部分"

Nollaig：嗯,我的两个虚构的同事,一男一女,让我着重在两点上。男的让我着重于你,Paddy,一个很有保护心的父亲,丈夫,照顾着 Molly,照顾着孩子们,担心着他们,照护着所有这些古怪的事。他认为你对家庭有很大的贡献,而你自己,在经历了所有这些之后,你小儿子的出生,让你更加清醒。他说他毫不怀疑那还会继续。女同事的观点是,她坚持你们两个上次都持的观点,就是将环境营造成了……

Molly：无菌的。

Nollaig：可能是无菌的。谢谢你,Molly。

Paddy：无菌。

Nollaig：她不是很确定,因为作为一个女性,她认为你需要……

Molly：一种社会性的生活。

Nollaig：是的。她承认那有很高的价值，不过她只是在想你是怎么做消毒工作的，偶尔也会有失误(指超过常规的卫生习惯)，她还说，是的，你也许可以破例，但她不能说该在何时何地。现在，我说说我的看法，不管是男的或者女的，都无形无相，来自于……

Molly：只有你……

Nollaig：……我的某个疯狂的部分。我的那部分，是我完全着魔了。

Paddy：是的？

Nollaig：绝对的，完全着魔了。忽略了所有的关于事情好坏的现实因素。而且我着魔于在这个家里，特别是你们两人之间，你们在处理一些大多数人置之脑后的意义非凡的主题——那些主题是自杀、谋杀、疯狂，以及疯狂自哪里来。它们不是在用某种方式触碰着我们所有人吗？——我认为那是非凡的。虽然我并不是很明白你们是如何做的，我认为你们在用自己特别的交流方式处理这些，不管它是否回家后拿出保险合同并且说："喂，Molly，签字，你可能会挂了，明天，或者我会杀了你。"(Molly笑起来)……我完全被生活在这个次元里的这些迷惑住了。今天离开你们时我完全着魔了。

没有将笼罩着这对伴侣的被污染的神话解咒，小组的三个成员被拖入了驱魔人的战事里。为了给这对脆弱的伴侣撑起毫无方向的开放性，小组顺从了露头的情感力量。小组和这对伴侣之间的边界破裂了。

当 Imelda 和 Philip 抱怨之前只是两个人，而现在是三个着魔的人缠在一起时，小组的冲突升级了。在恐惧中，Imelda 和 Philip 开始策划一个救援计划。最后，他们认为只有下另一个咒语，可以打断现在的这个三重奏，把同事唤醒回来。把这个家庭故事跟一个文化原型联结，新故事定位在 Nollaig 是无家可归的。在这里，小组三成员成了说故事者，Paddy 和 Molly 成了听众。于是，他们为 Nollaig 提供了"Lir 的孩子们"的故事，作为被迷惑的和人类孤绝的象征寓言。在这个流离失所的寓言故事里，说者和听者在强烈的情感象征中互相触动了。Nollaig 抛下她困惑无措的两个同事，回到了Paddy 和 Molly 那里。

"有一种办法让你们回归为人，不必去死"

Nollaig：（对 Molly 说）你对 Paddy 家族的非现实变得兴奋和着迷。他们跟别的人不同。我们觉得你加入了那个世界，真的是欣然热切的。我们认为你所提到的这种精神折磨，你感觉来自这个家庭的，通过 Paddy 不知怎的到了你身上，结果你进入了另外一个世界。一个非人的、神的、王的、后的世界。我们觉得你想离开的是这个世界，而不是我们居住的尘世世界。但是对你来说，离开它对你们俩都是令人担心的事。因为你们俩或多或少都觉得生活受着 Paddy 妈妈的指引。看起来是你们俩人，虽然是你，Molly 在谈论它，感觉无法摆脱那咒语，我们认为这可以解释你的解决办法（自杀想法）。我们认为那可以解释你们生活中的许多事。你们生活得很紧密，你们并没有真的处理过外面这个你们必须面对的真实世界。我们认为你们已经厌倦了。

Molly：（点头赞同）是的。

Nollaig：也许 Paddy 对此有更好的理解，因为他已经在里面呆了很长时间了。不管怎样，我觉得有一种办法让你们回归为人，不用去死。

Molly：（看起来非常惊讶）有吗？

Nollaig：想帮忙的同事们给了我这个故事，我给你们读一下。

Nollaig 读了"Lir 的孩子们"的故事，后妈对四个孩子的妒忌，她把他们变成天鹅——900 年之久。用他们尚存的人声，唱着他们的挽歌，他们到达生命的三个终点，最后重获人身，老去，死去。不管怎样，在基督教传统里，900 年的死亡，也意味着救赎和永生。

"它在我自己，她自己，你自己，和你的两个虚构出来的朋友之间"

Nollaig：我从你们俩那里听到的，是两人特别团结、关心和保护着对方。我有那种强烈的感觉，你们俩都很恐惧有任何的改变。我知道那有多困难，我也知道你们感到多挫败。看起来，现在，我不是说会永远，应对那个恐惧的唯一办法，就是你，Paddy，当它冒出来时继续关心那些故事情节，而你，Molly，去经受它。Philip 和 Imelda 也问起，下一次会谈中，你们是不是也愿意谈谈 Molly 的双亲。

Paddy：不愿意。Molly 很依赖我，就像她说的。

Nollaig：是的。

Paddy：她不希望任何人知道她生活得不好或者有这些事。它只是在我自己，她自己，你自己，和你的两个虚构出来的朋友之间。

　　他们叙述家庭剧本的悲剧性部分的方式，玩笑诙谐多过悲悼。这个切断，起源于Molly，她用这个姿态来降低她自己过度的情绪敏感性。这也变成了Paddy处理惊恐失措的预警模版，他像一个有权威的卫生官。然而，这里有两件事让Paddy心存疑惑。疯狂的家族遗赠已经侵染到他心里，以此证明他是妈妈的孩子。作为爸爸的孩子，罪恶感存在头脑里，也想要毁灭母亲——妻子，Molly。也许Molly自己，他的孩子的妈妈，遇到了母亲们的矛盾命数。女人生产的那一天，平衡被永远地打破了。从外在的疯狂压力下退缩到隔离和放逐中，他们现在制造出更纯的爱、依恋、保护，却又充满着无法言说的恐惧和自我怀疑。Molly厌倦了在这放逐之地度日。在这个创伤故事里，她的角色是与世隔绝和病残的；Paddy是在这个故事上演时痛苦不堪的观众，瞥见着更大的危险兆象。随着Molly变得厌倦和叨叨叨叨地抱怨诉苦成了过日子的流水账，他无助地靠着经常地检查来标记着日子。中饭时间，当他冲回家，他都无法知道Molly是不是干掉了自己和小儿。当他要她签署一份涵盖了丧葬费用的保险以用于她的意外，她开始觉得他一定是听她的抱怨听疯了。然后他对我们承认，他也曾驱车到海边的悬崖顶上，想过这也可能就是他的宿命。Molly的冒险，标记着时间的流逝，记录着她所目击的。而Paddy作为她的故事的见证人，恐惧地相信着她讲的是一个将会发生的轮回的悲剧。在这儿，一个厄运的过去和恐怖的未来纠缠在一起。

　　"Lir的孩子们"的故事，是一首表达了因非己之过而经受无端责罚的挽歌。作为Paddy和Molly故事的证人，我们也听到一首挽歌，但被我们参与其中的诙谐夸大和扭曲打破了。把"Lir的孩子们"作为我们所见证的故事的隐喻召唤，我们试图将我们自己与他们植入一个早已被说过的故事。看起来，他们所承受的是一个诅咒，在漫漫时日中慢慢地被擦去，被这个理解所安慰，等待的象征取代了观望。

　　在这两个并置的咒语里，贵族血统和"Lir的孩子们"，使Molly跟社会有了联结，Paddy对有害以及受害的女人的定罪被动摇了。有一段时间，Nollaig也重归到同事之中，大家都松了口气。四天之后，也是Paddy妈妈去世的第四年纪念日，预示的死亡在一个出乎意料之处来到，我们的朋友和同事去世。小组好几个月都陷在丧失和茫然无所适从之中。她的死让我们对恐慌和害怕的敏感浮出水面，而在那之前，我们能意识到的只是混乱。在这个冲击下，我们将 Paddy 和 Molly 的故事视为未知之境的不祥之兆。

有人在听吗？

其后，对事物边界破裂的新的敏感性，使我们、我们的学生，以及另外一些专业同事们成为精疲力竭和濒危的受害者，失去方向。我们曾承诺照看 Paddy 和 Molly 的苦难，而自己的却没人照看，我们同样也承受着苦难，怎么会这样？在混乱、悲伤、互相指责的状态下，分离和沉默的力量削弱了这个团体的一体性。我们不再玩笑似的将我们的范式侵入来访者讲述给我们的故事中。在它那里是有警告牌和丧失的警示的。然而，我们重组了，可能已预知了她的死亡会让我们重新聚合，尽管极其孤独。那是在我们之上的某种咒语，要求我们承受。虽然，重组之后，我们感到死一样的孤寂，无法将之公示于众。

闩门上拴闭上窗，

因为邪风逞强；

今夜我们神智清明，

而我似乎知道

在我们之外

一切如雾如雪般疯狂。

——Yeats（1984，p. 265）

我们一直停在那儿，直到碰巧知遇到愿意听闻我们故事的听众。在小组的生命中，出现一个家庭治疗①领域的听众，他聆听并鼓励我们从自己强加的自我放逐和社会排斥的隔离避难所，找到一个试验性的出口，每个人都用他/她自己的方式，找回了回归社会的那条路。他们的见证，预言了在持久忍耐之外的连续性。一次保留在记忆中的死亡，并不是染污的终结，而是新的联结的孕育。

就那对伴侣来说，他们回来告诉我们——他们重新打开了遮板，回归了社会生活。Paddy 抱怨我们长时间的缺席，以及那个故事并不适合他。里普·万·温克尔（Rip van Winkle，美国作家华盛顿欧文于 1819 年写的一个故事中的主人公，在山中一觉睡了 20 年，醒来发现一切面目全非）的故事可能更对应于他一觉睡了 40 年的困境。过

---

① 这个重要的听众成员包括：Monica McGoldrick, Iynn Hoffman, Gianfranco Cecchin, Mia Andersson, Ernst Salamon, Klas Gvevelius, 以及 Don Bloch。

了一些时候，我们才意识到我们承继了他们处理染污的方式。在恐惧之中，我们也退隐于孤寂里，封印了自己，直到我们的故事被听到并被了解。

时日已久，我们所讲述的这个故事，其间交织纠缠的事件，简略地象征了一个边缘地带，在这里，这对伴侣和小组之间发生了迷惑的倒转。而这一个诉说，是我们从那场目击里的渐渐退出，也是对那第四只天鹅，我们挚爱的同事 JD 的招魂。

我的边界，是我生活的地方，此刻，我在家中……家让我放松和安心。我不再困扰于我所见的是幻象还是真实……或者，在那幻象之中是否又非常非常真实。真的—想象的—真实—虚构—幻觉—实相—它们都在。而且都好。而我何必再质疑？（Friel，1994，p. 67）

致谢

感谢 Philip Kearney 的付出，与我们一起完成了第五省的合作。感谢 Dublin Mater Misericordiae 医院儿童和家庭精神科，我们的同事和学生的巨大的支持。还有，最后，但同样重要的，深深致谢 Paddy 和 Molly！

参考文献

American Psychiatric Association. (1994). *Diagnostic and statistical manual of mental disorders* (4th ed.). Washington, DC: Author.

Byrne, N. O'R. , & McCarthy, I. C. (1988). Moving statutes: Re-questing ambivalence through ambiguous discourse *Irish Journal of Psychology*, 9, 173 - 182.

Byrne, N. O'R. , & McCarthy, I. C. (1994). Abuse, risk and protection: A fifth province approach to an adolescent sexual offence. In C. Burck & B. Speed (Eds.), *Gender and power in relationships*. London: Routledge.

Colgan, I. (1991). *The fifth province model: Father-daughter incest disclosure and systemic consultation*. Unpublished doctoral dissertation, University College, Dublin.

Friel, B. (1994). *Molly Sweeney* Dublin: Gallery Press.

Hydén, M. , & McCarthy, I. C. (1994). Women battering and father-daughter incest disclosure: Discourses of denial and acknowledgement. *Discourse and Society*, 5, 543 - 565.

Hederman, M. P. , & Kearney, R. (1977). Editorial. *The Crane Bag*, 1(1), 10 - 12.

Hederman, M. P. (1985). Poetry and the fifth province. *The Crane Bag*, 9(1), 110 - 119.

Hoffman, L. (1981). *Foundations of family therapy*. New York: Basic Books.

Jacobs, J. (1972). The fate of the children of Lir. In M. McGarry (Ed.), *Great folk tales of old Ireland*. New York: Bell.

Kearney, R. (1990). The fifth province: Between the global and the local. In *Migrations: The Irish at home and abroad*. Dublin: Wolthound Press.

Kearney, P. A., Byrne, N. O'R., & McCarthy, I. C. (1989). Just metaphors: Marginal illuminations in a colonial retreat. *Family Therapy Case Studies*, 4, 17-31.

Le Brocquy, L. (1981). Notes on painting and awareness. In D. Walker (Ed.), *Louis Le Brocquy* Dublin: Wardriver Press.

McCarthy, I. C., & Byrne, N. O'R. (1988). Mis-taken love: Conversations on the problem of incest in an Irish context. *Family Process*, 27, 181-199.

Palazzoli, M. S., Boscolo, L., Cecchin, G., & Prata, G. (1980). Hypothesising — circularity — neutrality: Three guidelines for the conductor of the session. *Family Process*, 19, 45-57.

Robinson, M. (1990, December 4). Inaugural presidential speech. *Irish Times*, p. 4.

Yeats, W. B. (1984). Mad as the mist and snow. In R. J. Finneran (Ed.), *W B. Yeats: The poems*. Dublin: Gill & Macmillan.

第二部分

反映小组: 集结合作的会谈

治疗师的工作是……创造一个环境,来访者于其中可以自发地……取其所需……以其独有的方式。

——John Weakland

人呈现其病理,并非为了得到什么科学的加工处理。他们分享着需要被尊重的故事……

——Charles Waldegrave

第七章　返照

一些理论和实务的考量

作者：William D. Lax　　翻译：钟华

———————————————————————

　　在参与了众多不同方式的反映会谈之后，我欣然乐见治疗师和来访者在发展范式以及提供觉察、创新和有效的反映时所表现出的创造力。这些会谈见于各种治疗环境，使用于广泛的临床议题的领域，包括门诊病人和住院病人治疗，家庭为主的工作、督导、研究、咨询、团体培训、医院、机构、展示、教学（参考 Davidson & Lussardi, 1991；Gottlieb & Gottlieb, 1990；Griffith & Griffith, 1992；Lax, 1989；Lussardi & Miller, 1990；Miller & Lax, 1988；Prest, Darden, & Keller, 1990）。从来访者和治疗师双方参与的反映会谈案例的演示里，已然发现，反映方法的效用具有压倒性的积极意义。

　　然而我也注意到，与别的同事的报告一致（Madigan, 1991），在一些案例里，反映并非那么有效[1]。来访者感觉反映太过混乱困惑，不切合他们的议题，没给他们足够的指导，太长，或者让他感觉没有被反映的治疗师所理解[2]。反映，有时候有"兑水"的感觉，当反映者重复使用"打击""带走""感动""触动"等词时，让人觉得是假托之词，以及有过度积极（盲目乐观）之嫌。另外，就如 Madigan 所述，治疗师们发现，那些评论经常不如他们事后自己讨论出来的丰富。

　　鉴于这些经历，几个一般和特殊的问题开始浮现。当来访者和治疗师觉得反映没有用处时，发生了什么？他们感觉不理解时是怎样的，这些不理解在其后也会有用吗？多少个想法是太多了？治疗师之间互相不赞同或者问质是合适的吗？在会谈中，什么

———————————————————————

[1] 如 Sells et al. (1994)指出的，在治疗师和来访者之间对反映过程的有效性意见不一。来访者比治疗师对反映的益处评价更好。

[2] 在整章通篇，当我提到一个反映者或一个反映的治疗师，我都会考虑治疗师是在多种环境之下提供反映。这包括了，如独自工作的治疗师，同一房间与来访者协同工作的治疗师，以及在单向玻璃之后观察的治疗师团队。

时候治疗师可以把新想法摊出来？或者只是跟随来访者冒出来的？"成功"的反映的要素是什么？

本章着力于这些问题，从现有的材料中总结出一些反映会谈时使用的"规则"和指导方针，为治疗师在反映的形式和内容上提供一些额外的指导。指导方针参考了很多资料，主要来自 Andersen(1987,1991)，Madigan(1991)和 White(1994)。与这些作者一致，我特别指出了反映如何并联真实的面谈，而调整变化至会谈的水平①。我无意编撰反映法典，只是着眼于一些普遍特征。我将根据后现代思潮中的一些新近的发展——诠释学的、社会构建学的以及临床心理学的，为反映过程提供一个概要的理论背景。我们想要做的，只是一个向导，而不是开一个处方：反映必遵，否则违规。

首要的指导方针和问题

当我回顾现存的工作，我了解到 Andersen 预料到了这些问题。他的指导方针，兼顾了反映的过程和内容，为治疗师提供了以下的问题和忠告。

> 当给出一个反映时，应该考量"它们只是一些独白，还是交流的一部分？是该直戳一个想法，还是提供多一些观念？这个在治疗谈话中间的停顿系统，是该更聪明冷静些，还是更风雅和'华丽丽'？前者可让反映更为直截了当，而后者将导向于更多的暗喻和想象。谈话的节奏是什么样的？"(p. 59)

为了回答他自己的提问，Andersen(1991)给出了几条原则："这些原则都基于我们不该做的事，我们不要反映跟当下会谈无关的内容；不要给予消极的暗示。"第一条禁令要求我们注意在会谈中所呈现的。我们常常通过机构、同事甚至别的来访者，对来访者有了先入之见。如果这些信息没有在会谈里出现，那么就不该出现在反映里。一种处理这个情况的办法，是在会谈之初就告诉来访者关于他们你已知的。第二条禁令关乎负面消极的评价和指责。就像 Griffith 和 Griffith(1994)指出的，"任何一个在会谈中意外听到过来自反映位置的贬损评价的人，都知道那个伤害具有多强的威力"。

---

① 我将谈及的作为反映对话的这部分会谈，指的是在会谈中提供反映的过程以及某种特定的对话如何发生，而不管会谈中该反映多少次或者与谁。

(p. 161)不应参与负面交谈这个规则,应该延伸到咨询之后,因为那些负面感觉,会影响一个人的能量。如 Buddhist 警告过的:我们必须守住自己的思想,因为它指导行动。

Andersen(1991)的指南,也提及反映者该如何交谈和回应彼此,"当我们刚开始循此法工作时,我们常常发现自己是在独白,一段时间之后,在小组成员之间转为更多的交谈。"(p. 61,重点加注)这种交谈,是彼此分享不同的理解,反映的治疗师们相互询问一些问题,随后进行探寻,思想推动思想,共同联动发展。在参与的成员中,一个问题可能带出另外一个,每一个都可能在系统内萌生出更多的信息。

Madigan(1991)详细说明了反映者之间的交谈。他描述了他在治疗师仅仅只是对来访者提供个人的想法,就引发出众多事件的反映小组里的经历是怎样的。给出反映的治疗师在来访者面前没有进行讨论,在个案离开咨询室之后就直接开始对话。跟Andersen(1991)的指南一致,他建议治疗师们要在治疗时明确地问一些问题,而反映者即可在对话中涵盖这些问题①。

Madigan 继续阐述了治疗师们如何在反映过程中有机会借由开放自己而改变。观察治疗过程,也能保持主-客二元性,看到治疗师们在治疗中如何占据了不需要学习新东西的特权。省去治疗师诊断式的探寻,反映的谈话就能容纳更多的人文神话,给予来访者一些隐含的信息:治疗师的想法是中立的,不会受制于文化环境。治疗师可以"包容所有",或者,至少比一般人更"进化"。治疗师居于一个专业的位置,真的能更好地看清楚他们。相对地,治疗师的评论在人文上更丰富,跟来访者一样,而且有不同的地方特色②。跟任何一个进入治疗会谈的人一样,治疗师也不能避开环境,就如Gadamer(1975)阐述的,一些"前构"和"偏见"影响着我们的互动③。忽略上下文的环境,可以维持一个现代主义的"治疗单边结构","让我们陷入治疗有效性的假象"里(Madigan,1991)。因此,通过问询过程中治疗师的介入,所有的参与者实际上协同推动了谈话由现代的向后现代的移动,让多元的描述可以冒出来。

如果我们作为治疗师,像 Madigan 建议的那样,真的跟随后现代的立场,向这个过

---

① Madigan 总结了一个叙事框架(White,1989,1992;White & Epston,1990;Zimmerman & Dickerson,1994),视治疗为指向开启新的叙事,而反映重点在为来访者"引发新事件"或者"探询新领域"。

② 此处我使用"地方"与 Geertz(1973)的方式一致。地方性总是与"全球性"有辩证关系。

③ Andersen(1991,1992)同样评论了这种后现代的转变和固有的偏见或治疗师对提问的"前理解"。为了识别这种偏见,他建议反映小组成员"跟随面谈者同样的指导原则",让会谈中的回答/互相影响如一(1991,p. 59)。

程抱持开放的态度,连同对自己都持有真正的平等,我们是否能忍受来访者在访谈中质疑我们? 是否有可能,因着他们对我们的质疑,带出新的话头甚或线索,将会谈导向一个我们未料到的新方向? 当我们给出一些情感回应(或者没回应,而他们认为我们应该有),来访者能否询问那一刻我们的想法和感觉? 一次会谈结束时,来访者能否询问这次会谈和治疗对我们的影响?

向治疗师和反映者的提问

对这些问题的答复,我乐意给出"yes",来访者理当享有与治疗师一样的机会。意图是减少治疗中力量上的差异(这些差异不可能消除),增加临床中的互动。很多的治疗师已经会去询问来访者他们是否有关于治疗师的任何问题。他们会在会谈中以及结束时,带着相信这些问题根植于分享的故事中,并会为访谈带出新方向的信任,倾听他们的来访者。他们可能会问来访者为什么他们会问一些特别的问题,但总会回答来访者,以证明治疗师感觉舒不舒服或者合适不合适。由来访者向治疗师提问,可能得到几个额外的效果:治疗师阐明更多的观点,来访者介绍更多的议程,或者,开启新的方向和故事。它让我们身为治疗师,想法更为"透明",更有责任。我们无法再躲在理论修辞的壳里,伸出在上位的手;它也引导我们检查治疗过程,松解我们视为神圣的实操。治疗师维持中立或白屏,允许更多的信息被点赞和冒泡。来访者有了进入专业人员的工作后台的通行证。

跟随 Madigan,这个提问过程可以扩展到反映的治疗师之间(见 Madigan,1991;White,1995)。上面提到的益处,在反映的对话中同样可得。提问不是导向现代的简化论的过程,而是真的让不同的理解可以生起,新奇的想法可以被表达。反映的治疗师被鼓励去相互询问他们的意见和想法。这个过程,允许治疗师们运用他们观察到的治疗对话以及他们鲜活的想法,来给出其意见,让这个过程更个人化,也在主-客之间架设了一道桥梁。这些问题概括如下:

- 会谈中什么触发了你的想法?
- 你看到或者听到什么特别的,让你有这些评论?
- 你持有什么想法或者价值观,会影响你的评判?
- 有什么说到的东西触动到你的个人吗?

● 你人生中有什么经历，会带出这些想法？你愿意在这个时候说说它吗？

提问过程同样让治疗师更为透明，(White，1992，1995)这种透明，让治疗师和来访者之间产生出更深的联结，不管是哪种治疗，这种联结都让来访者和治疗师大大受益。

对一些治疗师来说，这种与来访者更平等、透明和负责的改变是令人"胆战心惊"的。发生什么，然后，会让我们有此一跃？我们为什么要在使用得比较顺利时挑战现存的治疗模式？有现存的资源，能为我们的努力助一臂之力吗？[①]

理论的考量

自我和其他：叙事和社会建构

每当有人挑战或考查一种治疗过程，问题就来了，而问题常常是带来更多的问题：工作的什么方面促使了改变？反映本身会带来不同吗？说的是什么和如何说真的要紧吗？治疗师为什么要把自己的想法暴露给来访者？对带着欲求解决问题而来的来访者，拓展他们的界限为何有用？当给出反映，治疗师和来访者真的懂得别人在说什么吗？要产生改变，他们必须发展出对他人的世界更为精准或贴近的描述吗？

其中一些问题可以从叙事结构、注释学和社会建构学找到更普遍的解释。这些方法将人们描述为活在语言之中。通过叙事或者故事（cf. Gergen & Kaye，1992；Soovbin，1986；White，1989；White & Epston，1990），这些故事被塑型也塑型了我们的生活经历。来访者带给我们的故事，通过无数的人际互动过程已经被结构化了，人际互动过程也包括在他们当下与治疗师和他人的互动里。在治疗中，来访者与我们一起，创造出关于他们改变的故事，而我们也创造了我们作为治疗师的故事。治疗过程，成为允许新的叙述和新的理解产生的故事交叉口。

由此，故事是有关系的。这些故事和关系，根植于对社会人际交流带有无数的"标准规范"的本土文化中。故事并非像社会或者政治所说的那样中立。当我们能够与来访者一起——重构/创造/发展一个改版的与他们的生活经历一致的新故事时，改变就

---

① White(1993)评论了来访者对治疗师的影响，而且有多久我们不承认"灵感"，"喜悦"，"我们被带进隐喻中"，以及"我们在工作中获得的支持"。为帮助他自己调音到听到这些，他有时会问来访者，"你认为这种（新进展/独特的结果/惊喜）对我产生了什么影响？"

在互动中发生了。

这种对关系的努力，是注解学和社会建构工作的中心。就像 Chalsma(1994)在他讨论创伤和越南老兵与他分享的故事时写的，"注解学的态度，引发了回应他人的善愿……不管人与人之间的沟壑有多大"(p. 63)。它也意味着对别的经验开放，带着每个人都可以经由询问和探索的过程而改变的假设。这种关系性的努力，是通过一个人与另一个人，在每个人对他人的关系之中改变的。发展了的叙事或者故事，是我们与他人的联结点，没有他人，自我无法生长(Shotter, 1989, 1993)。这也是社会建构观的缩影(Gergen, 1985)。

自我通过和别人的交谈而发展，转向为自我—定义的对话过程，挑战了笛卡尔的二元论和现代观的本身。(cf. Kevby, 1991；Penn & Frankfurt, 1994；Shotter, 1993)从现代派的观点看，自我的发展，包括了击退和否认其他人。(Sampson, 1993)他人如同外境和边缘，就像在西方主流文化中，人们曾用以对待妇女和有色人那样。

然而，每个人，根据 Gademer(1975)的说法，在我们与他人世界的相逢处，都有一个地界或景色。我们与人互动处，可以是"融合的地平线"。这个融合的地平线，是通过每一个参与者都分享意义—生成(meaning-makeing)的过程而发展出的空间。这个空间不会排斥自我与他人间的差异、偏见和偏差，只是允许。在这种融合里，叙事的结构有了接合处。

这种叙事的结构联结，是个体间分享意义形成的循环过程的一部分。它不一定是主体间的过程，主题事实上已被具有多元的自-他意义的视角取代。当我们能够试着去理解那些内容、过程，以及他人的生活环境——我们从来都不可能真的"知道"另一个人的世界——但从这样的分享之中，可以构建出一个多元的理解，虽然并非完全的，以获至理解。理解，是一个发展的过程，从来访者和治疗师双方带进治疗的信息的集合而来。这些互动的资料只能是"我们自己建构的对别人建构他们自己及他人的理解"(Geertz, 1973，p. 9)，在这个过程中，一种带着它自身部分[①]的完整纯粹性出现。要参与这种分享，必须能暂时地放弃某些固有的自我概念，而持有一种意愿——进入一个理解他人以彼此了解的世界。理解不可能在某个个体内部产生，"理解包括了两个独特的主体"(Weinsheimer, 1991，p. 82)，它可能成为，引用 Gergen(1994)所说

---

① 参与者的形式的交集，也可被描述为"解释学的"。它是参与者之间的关系，包含了他们个别的和共同的历史、文化和地方的知识，已知的和那些新的。

的——关系的升华——甚至不需要语言，两个人就可以联结、持续并融合在一起。

理解产生于个体通过语言彼此述说时。为了阐述 Richard Rorty 的工作，Hall (1994)说"从理解的观点看，一个人的语言，仅仅是对他人语言的模糊的补充"。理解不是朝向一个真相的简化和还原的过程。在治疗中，一个人常常会有另外某个参与者说出了自己的想法、感受、行为的经验。好像它刚好也切合了他人的解释。但讽刺的是，就像 Fish(1989)和 Derrida(1992)的工作中描述的，"两个交流的人，能做的最好的事，就是像懂彼此一样"。处理、回应、不要互相反戈，就像他们互相理解一样，那么，他们就能够"说他们懂得彼此"(Taylor，1992，p. 181)。

理解不是单单靠重复别人的说辞来促进的。"只是用别的词翻译一下"就能让我们发展出对他人处境的理解(Weinsheimer，1991，p. 82)。用别的词汇呈现一个人的想法，给他们提供了从不同的思路去思考的机会。治疗师不会止步于自说自话并视之为终极言辞，而是持续地寻找并检测新的词汇、叙事和描述。联结，就在用来访者的词汇和用别的词改述之中产生了。这个工作最好的事例，是 White(Sykes Wylie，1994)从来访者的特别的表述处和小心的用词表述处去挖掘探究。这些词汇，为来访者从原初的形式上，以及 White 基于对他们的不同的了解而使用的词汇中提供了反观，这包括已取得的成功一小步，特别的事件，以及在对主流说辞的阻力处。

这些说辞，不是意图去描绘出"真实的"真相。社会变迁通常带来隐喻之词。这些说辞和隐喻，常常是对参与者的重新解释开放着的。隐喻"常常是等着被翻译的讲述"，而且"隐喻的讲述，一直悬浮着，用相似的或者不同的有生命力的方式，演绎着尚未终结的一个单一念头"。(Weinsheimer，1991，p. 66)隐喻必须，与别的语言之间藕断丝连着，而与人的联系，是这个过程的中心。如果语言太特殊了，就无法被懂得。因此，我们一直要处理这种有差异的交流。治疗的艺术，就是去观察这些差异，允许不同，面对未知之境也能保持关注，通过扩展每个在场者的观点，再创造一些新视角，新的体验和新的描述，完成新的格式塔。

如此，治疗变成了"有生命力的交谈"(Gergen & Kaye，1992)，想法之间持续不断的相互影响，寻求可选择的叙事，为一个人的生活提供了新的连贯一致性，联结了未来和过去。这就是反映过程提供的：用相似的和不同的描述两者，去陈述来访者的话语，而两者之间的交流，为来访者提供了发展新的理解的机会。带来理解的语言，常常不是具象的，而是隐喻的，可能不一定是"正确"的，但一定是实用的。我们经常冒着被误解的风险。

误解

最近一对和我工作过几周的伴侣回来见我，为他们自己在过去几周里的变化高兴。其中一个对我说"你上次对我们说的话真是很对，对我们有非常大的影响"。然后他们就接着给我解释了我说的话。当它发生时，我想这在治疗中并非不寻常，我不记得我说过任何他们记得的那些话，实际上，我认为自己说的是别的话。在会谈的间隙里，我们中的一个，或者我们双方，都"改变"了说过的那些话或者它们的意义。我意识到这不是我的新经历。很多时候，我和我的来访者都会"误解"我认为我说过的话。①

在我和 Linn Hoffman 跟一对伴侣的访谈工作中，也有相似的经历。来访者谈论起两人间的"冲撞（butting）"，而 Hoffman 以为他们说的是"萌芽（budding）"。她提供了一些反映，包括在他们的关系中，一些新东西在萌芽的想法。这对伴侣评点了这个误解，但他们接纳了萌芽这一点，胜过了"冲撞"。这个误解，让对话转向了一个更积极正面的方向，他们开始举出一些例子，证明他们确实有一些新的体验和交流在关系中萌芽。

这些经历，在 Levne（1991）对比后米兰思潮和共同退行模式（Mutual Regression Model，MRM）的专题论文的工作中得到了大大支持。② MRM 着眼于婴儿和照顾者之间的互动，以及他们如何去调控主体间的互动。这个研究强调了在婴儿和照顾者之间，分享在交流的发展中所占的角色。这种交流的发展，是在两者的互动中，通过"匹配"和"不匹配"两者发展出来的，并非如早期的研究者倾向于认为的，只是非此即彼的调控。Levne（1991）将这种互动比作对话或者交谈。他注意到互动在两个参与者之间，包括了更多的"不配对"，而朝向互通的交流或者"契合"的可进步之处即在其中（有时是连续的，有时是间断的）。这个情形（Stern，1985），不是其中一人所为，而是一种新的，在其建构中，每一个人都参与其中的互利的设置。

我很惊讶这些误解和不匹配。即便我们能够再建构在会谈中说了什么"非常对"的话（比如，通过复习录像）。来访者和我都不可能真的"理解""精准"到底意味着什么，因为意义只可能在交谈之中才能被了解，而且意义常常是通过频繁且持续的再建构和解释开放的。虽然我鼓励治疗师呆在一个"不知"之位，允许新的想法能够在会谈

---

① 这种误解与 Rorty（1982）采用的 Harold Bloom"强力误读"概念不一样，误读是读者"为了追求自己的目标去击败原文本"。

② Levine 利用"后-米兰"的术语所指的多种方法，包括且限于如下的：Andersen 的反映过程，Andersen 和 Goelishian 的会谈模式（1988），White 和 Epston（1989）的叙事方法，de Shazer（1982）的解决方案——聚焦模型，Hudson O'Honlon 和 Weiner-Davis（1989）等等。

中浮现,我也了解仍有很多的情形是——治疗师们相信当他们知道得更多时,可能处理得更好。这些想法不该被忽略,但它也应该只是治疗方向中众多选项之一。

这里,再次,注释学和社会建构派可以提供一些更多的支持。注释学,就像之前描述的,着力于理解的价值,并非一个真的"在那里"的世界,而是一个社会建构出的与观念相符的互通领域。就如一个早期文献(Lax, 1992)描述的,理解,是在治疗会谈中被珍视的成分。来访者和治疗师双方都认为,被理解的经历,帮助促进了交谈。当有误解时,并非就意味着治疗关系破裂,而是处在一个变化的情形中。它是一个时机,对来访者和治疗师双方都充斥着好奇。从这个误解中,不同的理解常常会出现。即便在我们介绍我们对来访者的陈述的理解版本时,它也依然不是对他/她的世界的"精确的再陈述",即便是在最纯粹的罗杰斯模型下,我们只是镜映或者反映来访者自己说的东西,它也跟原来的不一样了。再一次,我们只是隐喻地在交流。我们并不知道他们的意义,只是知道我们建构的这个。它并非意味着所有的单词都需要后续的重新解释,如 Rorty(1989)说过的"隐喻在旧的语言里是不常见的,但这可能只是违反了旧语言背景下别的旧词的旧习惯方式而已"(p. 41)。误解可以更充分地打开来访者的好奇之感(Cecchin, 1987)。新故事的创作,就产生于参与者之间这种好奇、匹配、不匹配的环境中。交流研究者和控制论专家 Steier(1991)强调,这种不匹配不仅频繁,研究者和治疗师甚至需要在工作中检测并找出这些不匹配。

因此,理解常常是动态变化的,从这些"误解"之中,理解才可能发生。我们从来都不是在一个静态的地方,当我们不去具化一些特殊的情态,而且尊崇它在一切时空形态里是最好之时,治疗师可以更有意识地在误解之中呆久些,多问一些问题,因为在不知之处,创造可能产生。

实用的考量

提供反映:架设当下的社区

当一个心理治疗师和一个来访者"进入一个治疗关系,他们就成为一个当下社区(即便小到只有俩人)的一部分,于此,他们暗中已同意通过心理学的方法、技术、想法和故事,在他们能够理解的时空范围之中发展出当下的事实"。(Peterson, & Lax,出版中)。一个反映小组即是,按照 White(1994)所说,"一种社区,提供想法、观点和承认另一个社区(来访者)的人生经历"。在这个新建构的当下社区里,我们继续在一个要冒险"改变自己意见"的互动的过程中。这个过程在来访者和治疗师之间,成为一个"探索他们之间的品质的空间"(Geertz,1986,p.119)。这就是治疗:共建意义,基于每个参与者在当下位置上的交流,带着我们的叙事会随着我们之间的交谈而改变的风险。如果某人的生命故事,真的发展于个体间被塑型的空间,那么反映的过程,将同时着重于分离和联结这两个当下世界。

在这个后现代的观点之中,给来访者提供的反映,可以有很多不同的方式去理解。Andersen(1991)将之描述为在听和说的位置之间的延展,于此,来访者们可以从每一个位置上各自获益。举例来说,我曾和很多参加过无反映模式小组督导的治疗师谈起,当他们呈现一个个案,在交谈中他们就处于一个说的位置。当其他的小组成员给出一些想法(看谁的想法更"击中靶心"),报案例的治疗师就期望去回应每一个人的评论。这个过程紧张如同我们年少时玩过的交换篮球卡,"抢,抢,要抢"。当一个人不是处于说的位置,而是在聆听之位,当听到评论-反应,被推拉着要去回应每个人的压力就会减少,也就能听到更多,说得更中肯和更具可能性,从而可以让一个格式塔成型。这个格式塔可能是好些想法的整合,是从合作而非竞争中而来,是多样的而非简化的。Sells(1994)描述了来访者们所说:聆听之位,给了"他们更多的信心,让他们更觉舒适"(p.260)。来访者们声明:"压力没了。我坐回来,休息,听他们谈论对治疗过程的看法……你看问题就不一样了。"(p.261)

反映的治疗师处于说者之位,可以提供大量的反应。包括隐喻、故事、直接的建议、假定、积极的暗示、供选择的描述、独特的结果、灵光一刻、个人回忆或感觉、重述个案的话、被问及的别的问题、理论探究、实用的建议,甚至,离题的幻想。

在给出反映时,我们需要意识到这一整个过程,对来访者而言,从形式、风格和内容上,可能都如同是外国。来访者将被谈论,而非谈与。反映在风格上可能与来访者有距离,或者对来访者来说,开头可能是"吓人的",当他们不认识治疗师(们),或者并没有与他们有眼神的接触时(Sells et al,1994)。他们说的话,从最开始的交谈中不断深入后,可能变得不同,有新的想法呈现。因此,需要一个与治疗有比对的反映的联结步骤。如果来访者之前没有见过反映的治疗师(他们可能在另外的房间),一个正式的介绍常常是非常有用的,先介绍小组成员的名字,再一一落座。①

_____

① White(1994)请求反映小组成员以告诉来访者他们是谁以及他们的专业关系作为开始。他要求每个人在做出评论前重申他/她的名字。

反映的角色

反映自身跟从一个与来访者的故事相似的模式,常常有一个开端,中段和结局。然而,就像看来访者和我们自己的生活,故事并不是那么连贯的,并非带着某种必然的连续性移向终点。一些平权(男女)作家,比如 Mary Catherine Bateson(1990)和 Maty Gergen(1992)阐述的,叙事可能是间断的,会产生突然的改变或者移动,甚至不合逻辑,对来访者来说却是合理行之。反映会保留同样的特征,如果有什么事,它们不应该被治疗师们众口一辞地简化,或者并非只有一个单一的主题,它就会自由地流向那些不连续、无终点处,或者在内容和上下文间,提供一些激进的改变。

Anderson(1991)相信,反映式的交谈可以延伸到包括为来访者的系统提供"干预"的想法。在形式上可以很多样,但它并非意图去"给予"来访者。很多直接的干预形式,宁可被当作想法给出,而其所干预的只是一个:来访者系统也许愿意自己去检测(Hoffman,1992)。这个观点,主张了一个看法:与来访者合作,而不是趋向于现代派治疗师那种好似"知道"什么对自己的来访者好的一个专家位置。它允许治疗师将自己的专业技术和经历糅合起来,以适用于来访者们。[①] 干预的思路,是对来访者的想法的增添或者扩展。

与 Andersen 的反映过程对照,White(1995;Madigan,1991;Dickerson,Neal & Zimmerrman,1995)发展出了他自己的反映风格。White(1995)将会谈划分为四个部分:治疗师们与来访者的会谈;反映;来访者对反映的反应;一个任务报告和"治疗的自我解构"(p.182)。在反映的阶段,他计划了四个级别的治疗师的反应,他鼓励反映的治疗师从最开始就与来访者联结,然后以来访者独特的呈现为自己定向,而且,结合那些在访谈中表达出来的灵光闪现的时刻。他形容这样的反映是把故事看作一个谜,反映者应是非常好奇的,而且也"对他们相信可以组织起来的进展进行反应,特别是对人们寻求咨询的进展"。然后,反映者可以参与"行动美景"和"意识美景"的谈话。这是一个历经时日,将行为和思想两者结合起来的曲折的过程:过去的、现在的、将来的。最后,有一个解构,在此阶段,治疗师之间按照本章前述的那样相互提问。

White 的工作,致力于反映者作为治疗过程的参与者和见证者的角色,为治疗中已经存在的和也许被呈现了出来的变化提供支持。见证的过程,可以被推展至治疗涉

---

① 相信这些评论不带份量是愚蠢的,如果他们是来自社会认可的"专家"。不管怎样,有权力差异的评论同样该让反映的治疗师们提出来。

及到的不同领域。其中一个例示，是由 Madigan（1994）设立的温哥华反厌食/反易饿症联盟，其支持的见证扩展至网络。

在反映中，White 不喜欢用干预，因为他相信它们扩大了来访者和治疗师之间力量的不平等，维持了现代世界里的主—客二元性。Whiter 认为"干预建构了一个单向的治疗取向"。他更关心将反映聚焦于个人在会谈中的个别的关系，以及将一个社区拓展至另一个。White 视反映小组的目的不为介绍干预，而是提供一个机会，去支持来访者检视他们发展出来的独特的结果，以及这些结果何以鲜活地触动了观察他们的人。它也是给他人的一个机会，去支持来访者对文化之中占优势主流并影响了他们的叙事的阻抗，为他们在生活里发展出的可选择的叙事，提供一些外部的认可。

不管反映的风格如何，就跟早先声明的，反映的评论也可能完全被来访者忽视。这些时候，来访者和治疗师报告了各种各样的经历，包括跟那个反映没有任何联结，小组"完全没有抓住重点"，没有听到反映，他们还全神贯注在之前会谈中的某些方面。在与强烈争执的伴侣工作时，我经常会有最后的这个经验。他们无法放掉之前的位置——即便那可以还予他们自由，去听而已——视而不见那些另可选的行为和新的说法；而反映者常常不能意识到，直到反映结束后。探索这个经历，是治疗师的任务。可以问来访者这样一些问题"他们说过的哪些是你喜欢的？""我们谈话中哪些部分是你们理解的，哪些不理解？"再次，不要将被忽视的反映看着是"错了"（或者是来访者的"阻抗"），更好的经验是视之为误解，是通向理解的过渡和变换，需要进一步的询问。反映治疗师的好奇心，可以促进从被忽视的评论向理解的转换。

没有规定治疗师需在一次会谈中给出多少反映。当有一个小组需要换房间或者位置，时间就是一个最重要的因素。通常，当有两个以上的反映者时，在一次会谈时间内，会费掉很多的时间。一个没有小组的治疗师，在会谈过程中也可以提供大量的反映，来访者听时，他/她与自己"交谈"。治疗师可以跟来访者解释，他/她是这样工作的，来访者可以接受在会谈中治疗师有这样的反映插曲，当他们听时，与他们分享他/她的想法。治疗师可以把目光从来访者身上移开，与墙，甚至鞋子交谈。来访者从而可以自由地听，之后，在治疗师结束后，进行评论或者向治疗师提问。

反映结束时，来访者留在一个位置，能够带着在会谈中发现的有用之物。通常会强调先前会谈中的某些方面和新的想法。早前的会谈或者反映中没有呈现的，因来访者产生的新理解而形成格式塔的时刻。在这些时刻，更难去判定新想法的"作者"是谁，它就像是从来访者和治疗师的中间地带冒出来的。当我听到我的来访者说"我不确定是谁说的,不过……"或者描述一些没有谁特别说过的事时,我不再惊讶。当他们聆听这些评述时,一些新东西冒了出来,而其作者,不是来访者也非反映者。这是创造性的一跃,于此处,来访者和治疗师之间的桥梁架好,在这个有两个参与者的空间里,或者,在这个当下的两人社区,一些事情发生了。

反映的种类和步骤的规则

Griffith 和 Griffith(1994)非常简洁地总结了 Andersen(1991)的反映步骤规则。他们列出了 6 类:

1. 在房间里发生了的在会谈中受限的推测。

2. 带着限定词,提出试验性的想法,比如"我想知道……","也许……","可能……",或者,"它只是一个想法……"。

3. 正面积极的评述,或者有逻辑合理的内涵以反对消极否定的归因和责备的评述。

4. 小组成员互相保持眼神的接触,没有失礼的情况,维持住在聆听位和说者位之间的分离。

5. 分享看法理解,更着重于"顾问"的想法,想象,而不是评估、评判和解释所观察到的。

6. 反映者试图陈述出困境的两个面向,从一个二选一的"要么……要么……"位,移向"两个都……"之位。

最后这个规则,可以扩展到包括移向一个"既不是……也不是……"之位,当有些东西与讨论中再组织后呈现出来的极为不同时。我与 Andersen 的观点一致,发表评论时,要采取与在访谈中的治疗师相似的样式,反映在步调,风格和用词上,和之前的对话比,不能太稀松平常,也不能太与其不同。治疗师应试着去使用来访者的语言和隐喻,避免心理学的和诊断学的术语。这里,再一次,注意点是放在可能会为访谈带来不同的不同处。反映的治疗师的任务,是去平衡这些不同水平间的差异带来的矛盾。发表的评论必须联结到先前有的,但不能只是附和,也不能太过差别矛盾。每一个过大的转向,都不利于来访者,以及形成有开端结尾的叙事。

反映的另一种类别,是受治疗对话激发出的新信息,它多少扯得远了一些。Andersen(1991)将这一类别称作一个"惊喜"。惊喜的评论意见,对来访者而言,可能太不寻常,但当治疗师作为引言,对如何有这些想法的做出一些解释,参与者们就能够更清楚一些。给出惊喜的评论意见时，是非常棒的机会，可能为所有人打开更大的对话空间，但也对来访者和治疗师双方的主流论调有更大的挑战。惊喜也可以由一个反映治疗师，带着解构反映治疗师评论的意图，向另外的治疗师提问而产生。这是一个过程，让没有说出口的"说出来"，让所有参与者能参与，而不是在其后，仅仅只有治疗师和他/她的同事之间的交谈。问题诸如"来访者的什么谈话，让你有这些想法？你是怎么想到这些的？你自己的什么人生经历，让你有这些观点？"。再次，带出这些谈话的构想需要被检验，而不是作为一个先验的真理，希望借它得到一个对困境全知的答案。来访者可以在这些没有逻辑的想法中，自由选择对自己真的有用的东西，而非由治疗师为他们决定保留关于他们"潜在的想法"的信息。

有时，反映小组的所有成员可能分享了同一想法。当一个反映者陈述了一个想法，即便下一个人有同样的想法，他也有责任想出一些别的①。如果所有的治疗师只陈述一个想法，来访者可能被这个想法框住，以为这是唯一选项。这里强调的是"各种各样的想法"，而非简化论的陈述。辅助的办法，是不允许反映者之间观看面谈时的私下谈话，从而不允许反映者先去影响他人在来访者面前陈述的想法。

与以上一致，在文献中还有另外一个方面也受到关注：提供反映中的内在的建构角色。我们强调对来访者的尊重，以及打破在大文化中存在的主—客二元性的重要性。通过一种行为风格——展示多元的想法、在谈话中积极地同意或者不同意、仔细倾听每个人的观点以及尊重，我们为我们的来访者提供了在这个世界上的另外一种经验。例如，当小组反映者之间的确有不同的想法和观点。避免"不是……就是"的一个办法，是引发一个可能起争论的评论，诸如"那非常有意思。关于那个，我还有一些别的想法"。"另外一些想法"，是之外的，而不是对立相反的，这有很大的不同。它不是悬着要反映者决定什么对来访者更合适，因为那是来访者的事。在会谈之中或者之后，鼓励来访者向治疗师和反映者两方询问一些问题，也是有价值的。这是一种我们愿意去培养的经验，因为它颠覆了占主流的范例和路子，好像他们这些人就该一辈子处于听命之位。另外，通过我们这些不被认识的处于不同层级位置的专家的作用，我们让来访者对自己的生活有了更多的权力。这种建构，不能用于获取一种对生活的更大权威，如"生活究竟该如何导向呢？"，而是一种从其他人分享其真实生活的互动中的欣赏感谢的真实感觉。

---

① 显然这种观点也有例外，当来访者从一个决议里已获益时。不管怎样，可供选择的门决不要关上。

跟从 Andersen(1987,1991)的指导,反映应该是简洁的,不要超过 5—10 分钟。反映的接受者在一个时段内,只能吸收那么多的信息,所以反映者应该有意识地不要提供过多的信息,不管它是新的还是旧的。如果一个四人小组中的每个人都发表两个评论,再加一段对话,就已经有 9 个相关却可能不同的想法被呈现了。评论很长("越多越好")不是访谈中的有意义的要素。反映者之间交流一些短小的意见并核查,常常让反映更富有成效。

关于小组的大小,不同的格式和设置要求不同规模的小组,目前还没有特别的限制作为规条。不过,在临床的实践中,我的同事和我都发现,4—5 个可能已是上限,3个是合适的人数。

在会谈中,跟所有参与的人都相关的反映评论,也是很重要的。它是在会谈中要么被疏忽,要么被着重的力量。包括治疗师们,他们常常被遗忘在反映的评论之外,然而他们却是这个谈话系统的重要部分。早先它被提及,是在会谈中没问到的问题该如何提出。已经在一起工作过一段时间的小组治疗师们开始有了互相的"了解"。可能在访谈中,反映者很惊讶某个特别的治疗师没有问他通常都会问的方面。反映者可以评论这个惊讶,诸如说如下的话"我注意到 Sarah 在会谈中没有问(喝酒/父母养育/性别等议题)。这在她来讲有些不寻常,我有些好奇她只是没想到要问,还是决定不问?我好奇在她那里有什么事情发生吗? 可能她在后面会愿意告诉我们,或者/和来访者她的想法"。这样,治疗师可以自由去评论或者不理这个主题,但它至少在房间里被提出来了。

总结

询问反映者(甚至治疗师)的想法,能帮助提到可能认为跟治疗过程无关的一些对话/话题(Madigan,1991)。通过解构治疗师发表的意见,他们能够进一步探索没有说出来的散漫离题的内容,帮助他们在思路上和互动中变得更游刃开阔。通过将这些未说出口的"说"出来,并且让所有的参与者都可得,而非只是在治疗师和他/她的同事之间在事后聊聊——甚至都没被说出来,来访者被邀请在治疗中有更多的主控权,可以决定将什么叙事线索更有效地编织起来。询问的过程,容许一个相互的意义—生成过程,在两个或者更多参与者间发生。这就进一步打破了我们西方文化所支持的主—客的观念的差异。提问同样也"丰富"了呈现的叙事,帮助和支持了创造的过程,从而改变了来访者和治疗师。

显然,这个过程让谈话加长,可能比通常的治疗会谈类型"更慢"。然而,治疗的次数常常变短。因为它经常将谈话带到被边缘化(因为没能被公开的阐明)的最前沿,所有的参与者都可以加以评论。

通过为误解赋义,而非排斥忽略,治疗师丢下了要成为无所不知的"专家"或者要"对"的压力。将错配和误解整合进治疗会谈中,可能带来灵光闪现。误解,也许在来访者和治疗师之间,为新的理解,提供了一条前所未有的新径。

通过强调提问的过程和为误解赋值,治疗师将自反性再引入了治疗过程中。治疗师将他/她自己的过程,也作为来访者和自己的一个观察客体,我们可以再次变成参与者,与来访者同在一个世界里,从思想和行动的限制模式中,奋力获取自由。

感谢

感谢社工学硕士 Sydeny Crystal,Steven Frienman 博士,Roger Peterson 博士,Joseph Pumilia 博士以及我在 Antioch New England 研究生院的同事和学生们,感谢 Brattleboro 家庭学院为发展本章思路给予的帮助,以及在初稿上的意见。

参考文献

Andersen,T. (1987). The reflecting team: Dialogue and meta-dialogue in clinical work. *Family Process*, 26(4), 415 - 428.

Andersen,T. (Ed.). (1991). *The reflecting team: Dialogues and dialogues about the dialogues*. New York: Norton.

Andersen,T. (1992). Reflections on reflecting with families. In S. McNamee & K. J. Gergen (Eds.), *Therapy as social construction* (pp. 54 - 68). London: Sage.

Anderson, H., & Goolishian, H. (1988). Human systems as linguistic systems: Preliminary and evolving ideas about the implications for clinical theory. *Family Process*, 27 (4), 371 - 395.

Bateson, M. C. (1990). *Composing a life*. New York: Dutton.

Cecchin, G. (1987). Hypothesizing, circularity and neutrality revisited: An invitation to curiosity. *Family Process*, 26, 405 - 413.

Chalsma, W. (1994). *In the chambers of memory*. Unpublished doctoral dissertation.

Davidson, J., & Lussardi, D. J. (1991). Reflecting dialogues in supervision and training. In T.

Andersen (Ed.), *The reflecting team: Dialogues and dialogues about the dialogues* (pp. 143 – 156). New York: Norton.

Derrida, J. (1982). *Margins of philosophy*. Chicago: University of Chicago Press.

de Shazer, S. (1982). *Patterns of brief family therapy: An ecosystemic approach*. New York: Guilford Press.

Dickerson, V., Neal, J., & Zimmerman, J. (1995). *Guidelines for reflections*. Unpublished manuscript, Bay Area Family Therapy Training Associates, Cupertino, CA.

Fish, S. (1989). *Doing what comes naturally*. Durham, NC: Duke University Press.

Gadamer, H. -G. (1975). *Truth and method*. New York: Continuum.

Geertz, C. (1973). *The interpretation of cultures*. New York: Basic Books.

Geertz, C. (1986). The uses of diversity. *Michigan Quarterly Review*, 25, 105 – 123.

Gergen, K. J. (1985). The social constructionist movement in modern psychology. *American Psychologist*, 40(3), 266 – 275.

Gergen, K. J. (1994, October). *Therapeutic communication: New challenges*. Paper presented at New Voices in Human Systems, Northampton, MA.

Gergen, K. J., & Kaye, J. (1992). Beyond narrative in the negotiation of therapeutic meaning. In S. McNamee & K. Gergen (Eds.), *Therapy as social construction* (pp. 166 – 185). London: Sage.

Gergen, M. (1992). Life stories: Pieces of a dream. In G. C. Rosenwald & R. L. Ochberg (Eds.), *Storied lives* (pp. 127 – 144). New Haven, CT: Yale University Press.

Gianino, A., & Tronick, E. Z. (1988). The mutual regulation model: The infant's self and interactive regulation and coping and defensive capacities. In T.

Field, P. McCabe, & N. Schneiderman (Eds.), *Stress and coping across developmem* (pp. 47 – 68). Hillsdale, NJ: Erlbaum.

Gottlieb, C., & Gottlieb, D. (1990). The marital cotherapist team as a reflecting team in couple's therapy. *Journal of Couples Therapy*, 1, 67 – 76.

Griffith, J. L., & Griffith, M. E. (1992). Speaking the unspeakable: Use of the reflecting position in therapies for somatic symptoms. *Family Systems Medicine*, 10, 41 – 51.

Griffith, J. L., & Griffith, M. E. (1994). *The body speaks: Therapeutic dialogues for mind-body problems*. New York: Basic Books.

Hall, D. L. (1994). *Richard Rorty: Prophet and poet of the new pragmatism*. Albany: State University of New York Press.

Hoffman, L. (1992). A reflexive stance for family therapy. In S. McNamee & K. Gergen (Eds.), *Therapy as social construction*. (pp. 7 – 24). Newbury Park, CA: Sage.

Hudson O'Hanlon, W., & Weiner-Davis, M. (1989). In search of solutions: A new direction in psychotherapy. New York: Norton.

Katz, A. (1991). Afterwords: Continuing the dialogue. In T. Andersen (Ed.), *The reflecting team: Dialogues and dialogues about the dialogues* (pp. 98 – 126). New York: Norton.

Kerby, P. (1991). *Narrative and the self*. Bloomington: Indiana University Press.

Lax, W. D. (1989). Systemic family therapy with young children in the family: Use of the reflecting team. In J. J. Zilbach (Ed.), *Children in family therapy* (pp. 55 – 74). New York: Haworth.

Lax, W. D. (1992). Postmodern thinking in a clinical practice. In S. McNamee & K. Gergen (Eds.), *Therapy as social construction* (pp. 69 – 85). Newbury Park, CA: Sage.

Levine, W. (1991). Post-Milan therapy and the mutual regulation model. *Dissertation Abstracts International*.

Lussardi, D. J., & Miller, D. (1990). A reflecting team approach to adolescent substance abuse. In T. C. Todd & M. Selekman (Eds.), *Family therapy with adolescent substance abuse* (pp. 227 – 240). New York: Norton.

Madigan, S. (1991, Fall). Discursive restraints in therapist practice: Situating therapist questions in the presence of the family. *Dulwich Centre Newsletter*, pp. 13 – 20.

Madigan, S. (1994). Body politics. *Family Therapy Networker*, *18*(6), 27.

Miller, D., & Lax, W. D. (1988). Interrupting deadly struggles: A reflecting team model for working with couples. *Journal of Strategic and Systemic Therapies*, *7*(3), 16 – 22.

Penn, P., & Frankfurt, M. (1994). Creating a participant text: Writing, multiple voice, narrative multiplicity. *Family Process*, *33*(3), 217 – 231.

Peterson, R. L., & Lax, W. D. (in press). Toward theoretical and supervisory multiplicity. In W. T. Forbes, K. Edwards, K. Polite, & S. -Y. Tan (Eds.), *Clinical training in professional psychology: Approaching the year* 2000. Washington, DC: American Psychological Association and National Council of Schools and Programs of Professional Psychology.

Prest, L. A., Darden, E. C., & Keller, J. F. (1990). The "fly on the wall" reflecting team supervision. *Journal of Marital and Family Therapy*, *16*, 265 – 273.

Rorty, R. (1982). *Consequences of pragmatism*. Minneapolis, MN: University of Minnesota Press.

Rorty, R. (1989). *Contingency, irony, and solidarity* Cambridge, England: Cambridge University Press.

Sampson, E. E. (1993). *Celebrating the other*. Boulder, CO: Westview Press.

Sarbin, T. (1986). *Narrative psychology: The storied nature of human conduct*. New York: Praeger.

Sells, S. P., Smith, T. E., Coe, M. J., Yoshioka, M., & Robbins, J. (1994). An ethnography of couples and therapist experiences in reflecting team practice. *Journal of Marital and Family Therapy*, *20*(3), 247 – 266.

Shotter, J. (1989). Social accountability and the social construction of "You." In J. Shotter & K. J. Gergen (Eds.), *Texts of identity* (pp. 133 – 151). Newbury Park, CA: Sage.

Shotter, J. (1993). *Conversational realities: Constructing life through language*. Newbury Park, CA: Sage.

Steier, F. (1991). Introduction: Research as self-reflexivity, self-reflexivity as social process. In

F. Steier (Ed.), *Research and reflexivity* (pp. 1 – 11). Newbury Park, CA: Sage.

Stern, D. (1985). *The interpersonal world of the infant*. New York: Basic Books.

Sykes Wylie, M. (1994). Panning for gold. *Family Therapy Networker*, 18(6),40 – 48.

Taylor, T. J. (1992). *Mutual misunderstanding: Scepticism and the theorizing of language and interpretation*. Durham, NC: Duke University Press.

Weinsheimer, J. (1991). *Philosophical hermeneutics and literary theory*. New Haven, CT: Yale University Press.

White, M. (1989). *Selected papers*. Adelaide, Australia: Dulwich Centre Press.

White, M. (1992). Deconstruction and therapy. In D. Epston & M. White (Eds.), *Experience, contradiction, narrative & imagination: Selected papers of David Epston and Michael White* (*pp*. 109 – 152). *Adelaide, Australia: Dulwich Centre Press*.

White, M. (1993, October). The narrative approach. *Workshop presented at Ackerman Institute, New York, NY*.

White, M. (1994, July). The narrative approach. *Workshop presented at Family Institute of Cambridge, Cambridge, MA*.

White, M. , & Epston, D. (1989). Literate means to therapeutic ends. *Adelaide, Australia: Dulwich Centre Press*.

White, M. (1995). *Reflecting team as definitional ceremony. In M. White*, Re-authoring lives: Interviews and essays (*pp*. 172 – 198). *Adelaide, Australia: Dulwich Centre Publications*.

White, M. , & Epston, D. (1990). Narrative means to therapeutic ends. *New York: Norton*.

Zimmerman, J. , & Dickerson, V. (1994). *Using a narrative metaphor: Implications for theory and clinical practice*. Family Process, 33(4),233 – 245.

第八章 苏姗眼中的反映小组

作者：Zeena M. Janowsky、Victoria C. Dickerson 和 Jeffrey L. Zimmerman 翻译：吴诗佳

本章节将通过一位来访者的独特视角，来了解发生在反映小组中的体验。恰巧这位来访者同时也是一名心理治疗师，名叫苏姗。那日苏姗结束访谈后回到家，和她的猫一起坐在花园的椅子上。在随后的 20 分钟里，她录下了对于刚刚发生的会谈的一些想法。这是一个鲜有的机会让我们可以聆听到在会谈结束后仅一个小时的时间里，如此清晰地表述在反映小组中的体验。特别有意思的是，你还会听到这位从来没有学习过反映小组相关知识和理论的心理治疗师对于小组的观点。同时，苏姗的声音也代表了那些正在受训的治疗师们一直以来受制于传统心理治疗领域中主流文化的苦恼。

反映小组的理论：叙事、提问与反思

在叙事治疗中（White & Epston，1990；Zimmerman & Dickerson，1994），问题被看做是人们赋予自身经历以某种意义的存在。人们在世上拥有各自独特的体验，通常他们所具备的社会知识会告诉他们，这些体验对于旁人而言也是"很正常的"。基于这样的对照，他们构建了如何为自己的反应进行辩护的各种故事。这些故事也许和自己有关，也许和别人有关。这些故事同时也限制了他们对于正在经历的事件所能做出的解释以及关注的视角。随着时间的推移，故事便不断向着某个特定的方向发展，人们很少去反思那些尚未进入已有故事的体验背后所代表的意义，它们被忽视、忽略（White，1988），即"没有被载入故事中"。在心理治疗的过程中，治疗师试着去询问那些与"尚未被载入故事"有关的问题，邀请来访者通过一种新的方式对自己产生好奇，也因此成为一个崭新故事的切入点。

Karl Tomm(1987)的理论认为，提问技术相比于传统治疗中的陈述技术，可以帮

助来访者创建更多空间去关注其自身改变的可能。创造空间以激发来访者的体验，是治疗中非常重要的工作。如果治疗师与来访者的互动中并没有留出太多时间或空间去扰动那些过去没有尝试过的体验，那么所谓的体验过程只能处于相对边缘的位置。另一方面，两人或多人之间的相互倾听、提出问题，而非立即回应，也有助于将来访者放到一个反思的位置，令他们有更多自省的可能。

当人们意识到自己有空间去思考、检视和呈现内心的想法，那个反思的位置便出现了。它允许人们拥有更多的可能去理解过去的经历。以下是我们已经找到的几种在治疗环境下创建反思位置的方法：方法一，治疗师和房间里的来访者对话，其他人保持倾听；方法二，治疗师大声询问刚才在这个房间里发生了什么；方法三，暂停休息，这样治疗师和来访者可以有时间去思考；方法四，给予来访者明确具体的建议，帮助来访者选择性地关注一些想法、意图或行为。这几种方法已时不时地被运用在工作中。然而，我们目前发现最有效的方法是建立一个结构性的反映小组。当小组工作时，成员间可以相互交流，并针对来访者治疗过程中凸显的改变提出各自的问题。

一旦这样的情境出现，来访者们的更多反思空间将被打开。他们将回忆起那些曾经发生过的事件，并展开新的联想；他们会参与到部分的问题中，并好奇这些问题究竟意味着什么。当反映小组中的治疗师们有意识地对来访者的那些曾经被边缘化的经验进行发问，反思的空间便由此建立起来了。除此之外，这些小组成员还可以根据自身经验进行发问，来访者依然可以从中获得与自己的体验去比较的空间。无论来访者的经验和小组成员的经验相同或不同，这样的比较对于来访者来说都将是有帮助的。我们确信，与以往传统治疗中常用的倾听—回应模式相比，来访者可以在反思位置的体验中将收获更多。

反映小组的工作要素

目前我们的反映小组由三女三男共六名治疗师组成。第七名成员是我们的顾问，也是本章节中的作者之一（JLZ），他负责为小组成员们提供持续的培训。当有小组成员感到某个个案被卡住了，或者认为小组的反映工作将有助于来访者治疗工作的开展，或者希望小组会谈成为来访者从困境到新生活这一巨变的见证，反映小组的模式均是可以被采用的。即使没有什么特殊的问题或治疗议题，将个案带入小组也是可以的。

目前反映小组的工作模式由几部分组成。我们会根据个案的具体情况以及来访者对于小组访谈的舒适程度和需要程度来决定使用其中的几部分或全部。个案的治疗师负责邀请来访者加入小组访谈并向其说明关于访谈过程的五个步骤：

1. 首先，治疗师最少程度地向小组说明来访者的个人信息，通常只是姓名以及大致的描述。这样可以避免小组在没有来访者参与的情况下讨论个案所可能产生的风险。随后，治疗师将来访者介绍给小组成员们。

2. 治疗师与来访者二人在一节会谈中的交流时间约为 20—40 分钟。时间长度根据工作步调及来访者的需要而定。小组在这个过程中通过单面镜或闭路电视进行观察。观察过程中，成员们会做些记录，但并不彼此交流。这样可以充分保证来访者和治疗师随后聆听到小组成员之间所有的分享。同时，也可以避免在镜子背后主观解读来访者体验，陷入盲目评论的误区。

3. 第一段会谈结束后，小组成员与治疗师和来访者对调位置。同样，坐在单面镜后面的来访者可以用笔和纸板进行记录。小组顾问也将继续留在屏幕背后观察小组的讨论，以便他可以在随后的工作进程中对成员们提出问题。小组的反映工作大约在 10 分钟左右，然后双方再次交换位置。

4. 治疗师和来访者将用几分钟的时间就他们刚才所听到的内容进行讨论。通常治疗师会询问来访者听到后的第一反应是什么，来访者认为哪些内容有用，哪些没有用，哪些引发了他们的思考。

5. 在这个简短的讨论后，治疗师、来访者、小组成员们及小组顾问一同进入会谈的房间。作为会谈的最后一个环节，所有人将在一起进行反映和评论。此时，顾问将扩展在之前的会谈环节中浮现出的主题和重要线索，并向小组成员们和治疗师直接提出问题，特别是那些评论中与他们的切身体验相关的问题。如此增加透明度的工作将帮助小组成员们和治疗师缩短他们最初的观察与随后的评论之间的距离（关于这一点，将在本章中有更多的讨论）。在这个过程中，来访者对于治疗师们提出的问题如有任何疑问随时都可以提出。为了给来访者更多私人空间进行思考，我们将尽量不去追问他们的反应。此时，没有人被观看，所有人在这个圆圈中紧密地联结在一起。

反映小组的指导原则

作为反映小组的成员，如何选择分享的内容是与我们的思考过程密切相关的。这样的工作思路同时也引导了我们如何去开展治疗。与其他流派不同，我们特别关注那些帮助来访者发展"崭新故事"所可能产生的独特治疗成果，以及那些只讲述"问题故事"时所无法感受到的体验（White，1988）。同时，我们还会对这些独特成果进行提问很感兴趣，比如它们是否符合了来访者的期待，它们对于来访者的意义何在。我们将邀请来访者去看到不同的意义所在。而其他类型的反映小组（Andersen，1991）则并不强调去那些询问"独特成果"，也较少关注来访者的体验。是的，我们的目的在于帮助来访者处于反思位置中，这样他们会更容易发现那些有用的、帮助自己的可能性。为了达到这样的效果，我们制定了以下几条指导原则：

聚焦于帮助来访者发现"独特改变"，将其作为发展崭新故事的切入点。 我们关心的不是那些已经被反复讨论的问题故事，而是要允许自己去关注那些与其相反的并且是来访者自愿去拓展的故事。作为专业人员，我们不提供具体的想法和解决方案。然而，当我们秉持着将"独特成果"作为工作的切入点，我们会更多关注在提升新意义的可能性上，来访者也将随之进入寻找替代意义的进程中。我们试着去询问那些曾经被来访者忽视的体验，并邀请其他成员对于我们提出的问题展开进一步的问询。

将好奇和疑惑植入问题中。 提问技术具有打开对话空间、促进来访者思考关于未来更多可能等效果。同时，它还帮助反映小组避免陷入因果关系论的主观评判或解释性言论中。在这里，好奇与理论知识同等重要。小组成员们的工作通过联系自身相关经验并与来访者分享而变得更加透明。由于我们的工作假设是基于我们无法真正了解来访者的体验是如何的（White & Epston，1990），因此我们更希望提供给来访者一系列可供其进行自我选择的空间。

根据自身经验进行提问。 根据自身经验进行提问的过程基于我们对特定的自我暴露秉持着负责的态度。所谓自身经验，即治疗师们常年积累的理论知识以及个案所引发的种种联想，这两者将引导我们如何去问以及问什么。比如，当一个小组成员说道："我留意到苏珊已经决定要打破她一直以来的自我怀疑，并像其他人那样自信地关注自己的想法和主张了。我在想，在她做出这个决定前，一定有一些特别的想法激发了她吧。这么问其实是源于我自己的亲身经历。那一刻，当我有勇气去坚持自己的想法,那份由内而外的自信和自我确定感就如同一束灵光在心中闪烁。"这样的问话方式可以避免让来访者将我们的建议视为"真理",而是由他们自己来决定哪些观点需要被采纳(White, 1991, p. 37)。一旦某个小组成员表达的观点和立场没有站在其自身经验中,另一个成员便可以马上邀请他进入自身经验:"为什么你会这么想呢?"如此透明的做法,无论在表达个人观点还是社会文化历史政治理念时都是一致的。

使用大众化而非精神病学的语言。来访者们常说,听到小组给予的反映会让他们有种轻松的感觉。那些原本以为会被当成病人的忧虑并没有发生。相反地,他们会说:"哦,原来你讲起话来和平常人并没什么两样。"这话听起来让人有些伤感,因为或许这样的想法与来访者们曾经失败的心理治疗体验有关:治疗师如同专家一般,来访者被当成了行为有异于常人的病人。所以也就难怪来访者会对治疗师心生警惕。而通过在小组中开展对话可以填补这个鸿沟。

反映过程中全情投入。反映的过程并不是一个讲究战略战术的治疗或解释的过程。相反,小组成员们的建议中饱含了他们在倾听时的各种体验。这场发生在小组成员间的坦诚对话虽然并不直接指向来访者,却令来访者印象深刻——时而深省,时而兴奋;时而担忧,时而沉思。这个过程将持续至小组自然而然地停止交谈,或者来访者和治疗师认为所听到的内容已经足够有帮助了。根据经验来看,这个过程通常不超过10分钟,否则对来访者而言是超负荷了。

弗莱雷(Freire & Faundez, 1989)认为社会变革及权力议题的研究工作同样适用于咨访双方之于权力的关系。"权力一词亟待被重新定义。从根本上说,我们并不知道该如何去处理每件事情,我们不应对自己的确定感过于确定!同时,我们也不能因此就回避了提出应有的建议,或者摒弃了应有的工作方向。"(p. 83)虽然保持这种"对于确定性的不确定"的工作态度会令治疗师在权力和专业之间的取舍陷入一个左右为难的境地,但治疗师有责任在迸发任何新的想法时进行自我监督,确保新知识的学习是植根于来访者的自我认识基础之上的。在来访者的自我认知体系与更大范围的知识体系之间寻找临界点,妥当平衡来访者和治疗师之间的权力,而不是让一方压倒另外一方。

案例综述

最初,苏珊是和她的配偶马蒂一同来寻求亲密关系治疗的。当时,苏珊即将结束她的心理治疗师认证培训,而马蒂从事律师工作。另外,苏珊还忍受着慢性疲劳综合证带来的困扰。他们前来治疗的目的是为了讨论苏珊的疾病对于他俩关系的影响。这个讨论同时也引发了该疾病已对其工作能力造成影响的议题。由于当时的病情阻碍了她完成加州婚姻家庭亲子咨询执业许可证的最后口试环节，为此苏珊专门要求了几节个体治疗来讨论她未来的职业发展。在其中的一节治疗中，苏珊详细描述了这段令她倍感羞辱的经历。

那时，由于生病的原因，苏珊提交了延期考试申请，希望六个月后再参加原本已迫在眉睫的口试。而国家认证局的官僚做派却要求她必须按时出现在考试现场，向考官当面证明自己由于疾病无法参加考试。如果不这么做，她便没有办法通过考核。即便提供再多的医疗证明也没用。如果她即时不出席的话，就必须再次支付昂贵的考试费用和准备一系列复杂的书面材料进行重新申请。不得已，苏珊只好在口试那天驾车去往考场。由于虚弱到无法站立，她倒在了大厅的地板上，直到考官下楼来接应时才被发现。考官当时立刻意识到了这种官僚政策的不人道以及对于人性的羞辱，并赶紧送她回家。然而，随后发生的事情却令苏珊雪上加霜，认证局因此取消了她的考试申请。此次事件激发了苏珊对于职业选择的矛盾心理以及强烈的自我怀疑，这些内容在我们的个别访谈中被呈现和讨论。在一次个体治疗结束后，我（ZMJ）邀请苏珊下次和反映小组共同工作，作为其治疗的一部分。

反映小组会谈历程

我和苏珊的会谈大约持续了 30 分钟，反映小组在此期间保持观察。我俩讨论了自我怀疑和无能感带来的体验，以及由此产生的对于未来方向的困惑。在此前的治疗中，苏珊曾谈及一直有个很强烈的批评声在她的头脑中嗡嗡作响。这个"旧有故事"让她联想到自己内心想要成为一名心理治疗师和想要远离"超级专业"的心理治疗领域之间的矛盾。"超级专业"这个用法源自 Charles Waldegrave（1990），他以"过度的专业精神"来形容"在某些专业领域和西方文化中过度与局限并存的现象……"。苏珊将其修改为"超级专业"，更妥帖地描述了她的有关经历。对于专业的极致追求令她的批判性思维开始怀疑自己是否有能力从事这份职业。

当反映小组成员进行交流时，大家分享了一系列的问题。这些问题主要关乎苏珊"自我怀疑"和"批判性思维"的"旧有故事"，以及对于创建"崭新故事"的可能性的探索。鉴于在之前的几次个别访谈中使用过叙事性的工作方法（White，1990），苏珊已发展出了一个可以激发其内在体验的崭新故事。于是反映小组便聚焦在如何帮助她拓展这个崭新故事。在与小组的后续访谈中,苏珊和我们分享了她是如何延伸这个崭新故事的录音。

以下是反映小组所讨论的部分问题和意见,这些问题均获得了苏珊在现场的快速回应。

- 在过去的时间里,当苏珊发展出一条崭新故事时,她的体验是怎样的?
- 她的这种发展崭新故事的能力是从哪里获得的?
- 在那些认识苏珊的人中,有谁可能事先就知道这个故事并且也不会为此感到惊讶?
- 似乎在苏珊的生活周围有一群人,他们与苏珊有着紧密的联系,并且他们给出的建议令她对那些崭新故事心生恐惧。这会如何影响她的生活?
- 这些人似乎对她很重要,其中关乎着爱的联结……
- 她怎样才能从那个沉重的旧有故事中走出来,不再被那些批判的声音所困扰呢?
- 你们觉得她是否意识到自己已远离那些批判的声音,从旧有故事中走出来了?
- 我看到她离开那个旧有故事已经有段时间了……
- 苏珊提到"马蒂可能不喜欢这个新故事"……那么谁可以帮助她构建这个故事呢?
- 看来,这个崭新故事正在浮现出来,或者是源自旧有故事。但不管怎样,它已经无法再被遮盖了。
- 对于苏珊谈及她找到了属于自己的创造力的那部分,我特别地感同身受。曾经当我发现了我的内在创造力时,那种撩动心弦的感觉令人记忆深刻。

这些颇具价值的问题和建议为苏珊提供了一次全新的体验循环,帮助她打开了重建人生故事的空间。小组成员们在参考了会谈第一阶段所收集的信息后,通过提出这些建议和问题,发展出了这场对话。我们期待这场对话所带来的影响将延续至苏珊的现实生活中。而实际上也确实如此。

当我(JLZ)在会谈的第三阶段进行总结时,我作为小组顾问,向苏珊发出了一个邀请,顿时引起了她的浓厚兴趣。鉴于苏珊正面临着发展创造力与"专业自我"所带来的各种束缚之间的矛盾,我对她说,很期待未来有机会在我们的反映小组中,不仅可以再次听到关于她的个人生活,而且还可以获得她在心理治疗领域的专业意见。苏珊立刻便同意了。

来自苏珊的反馈

现在,我正坐在花园里反思着今天和 Zeena 以及小组在一起的工作。被触动的时刻有很多,让我印象最为深刻的是 Jeff 的那个问题:是否可以在未来的某个时刻,不仅在小组中听到关于我的个人生活,还有我对于反映小组的专业意见。

这个问题对我来说真是太有意思了,它就好像是我体验的一部分,并让我回想起旧有故事里那个强大的声音:"哦?专业意见吗?你哪里会有什么专业意见,还是快点离开吧!你是不会知道答案的,你那么差劲,你肯定回答不了的!"

苏珊带着那些开放性的问题和建议离开了会谈。在她观察小组互动的过程中,苏珊开始为自己选择那些深深触动她的旋律,即让她感到受用的意见和问题。这样的体验过程,Andersen(1991)曾巧妙地形容其为"恰到好处的不寻常"。

那些旧有故事在我的头脑中是那么的强大。当我在开车回家路上的时候,新故事来了。它对我说:"就等一分钟,一分钟就好。不要以为你肯定不知道这个问题的答案,或者肯定自己就是不专业的,肯定没办法给出任何专业的意见。这只是那些旧有故事在向你发出的声音。"新故事说道:"其实,你只是还知道得不够多而已。给自己一点空间,再好好想想。"

一大堆关于"专业的我"的思绪自由地飘至而来。我边坐着边想,"哇,也许我真的有那个专业自我呢,也许这正是我的崭新故事里其中的一部分呢!"想到这里,关于专业自我的反思变得丰满了起来:

首先,我将以一个崭新的方式和人们在一起工作,这将是个鲜活的、既专业又个人的体验(但我会保持在专业的位置上),因为它并非是一份以病理学为导向的工作。在经过了多年的受训以及与他人在一起的工作实践后,我更欣赏那种站在非病理学角度的工作方式,特别是当治疗师通过提问与来访者开展工作时,可以真正避免对来访者的过度诠释。这种过度诠释让我感到厌恶。

在过去和来访者工作的过程中,我需要去解释他们在想什么;然而当我转向对他们提问后,这份工作突然变成真正以来访者为导向了。因为在提问的时候,治疗师仅仅是提出问题而已，来访者自行决定如何回答问题。我很喜欢这样的方式。

我想我们需要好好聆听苏珊传递出的信息。这些描述不仅包含了她在反映小组中的体验，同时也包括了她对于临床治疗工作理念而展开的联想。其实，苏珊一直以来所接受的并非是传统的心理治疗培训，她在实习期间接触的临床模式更多基于女性主义和人本主义的理论模型。然而，那些在心理治疗领域占主导地位的理念似乎吞噬了她自己原本的治疗观点，她还以为针对来访者的想法和感受做出病理性的解读是心理治疗师应该具备的"专业"技能。不幸的是，许多受训治疗师都有过类似的体验。在随后的描述中，苏珊更多列举了这样的解释工作是多么频繁地引发来访者的不满。

在小组成员的那些问题和好奇背后，是想要帮助来访者或鼓励来访者对自己进行反思。

"和人在一起"是心理治疗中最基本、也是最简单的工作。也许我的想法是错的，但当我听到 Jeff 在向小组提问，以及小组在回答他的问题时，我就是这样感觉的。那时候，任何心理学术语都是多余的。小组成员们只是从各自的专业和个人角度去回应那些问题便已经达到了工作的效果。

显然，苏珊被小组的透明所打动。以如此坦诚的方式与他人一同工作在治疗师培训中是不多见的。难怪苏珊在一开始的时候几乎不能相信这是真的，以至于当我们下一次单独会面时，她忍不住问我，上次离开小组后，大家是否背着她谈论了什么。因为她无法相信我们其实并没有这么做。苏珊有这样的想法并不奇怪。作为培训生，被要求进入一个具有评价性的监控体系之中，这是在很多专业培训的设置里经常发生的事情。心理治疗在不经意中已经成为了社会监督体系的一个复制品，从而替代了那些支持性的、充满好奇的情感体验。

心理治疗的理论基石瞬间变得如此简单和清晰，即如何与他人真实地在一起。而这些年来的受训和实习让我感到离它越来越远。一直以来，我渴望着把它找回来。今天，终于看到了。

另外一个重要的感受是平等。这个小组一点也没让我觉得是个"治疗师俱乐部"，这与我的实习经历也颇为不同。（通常，你需要让自己成为俱乐部的一份子，需要做很多我和 Zeena 称之为"超级专业"的事情）但在这里，一切都显得刚刚好。我们是一个团体，我在其中收获，小组也在其中在收获。所有人在做一件共同的事情：彼此帮助。

我也无需屈尊，可以很自在地待在小组里，不必让自己看起来有多棒，或者比来访者更博学；也不必将自己扮成专家，或楚楚可怜的来访者模样。

苏珊在小组中的互惠体验与怀特（White，1994）近期发表的关于咨访关系互惠性的观点完全一致。怀特在其观点中特别指出，"治疗过程中的单向表达使得那些寻求帮助的人感到被忽略和排斥"。他还将心理治疗的过程和结果比喻为是当代主流文化的一种镜映，即"心理治疗中那些单向且严苛的视角反映出了主客体二元论在西方人际关系建构的文化中是如此的盛行和普遍"。

苏珊指出的"人与人相互帮助是心理治疗的基石"一说，似乎与当下那些保护"专业知识享有特权等级"的声音不相吻合（White，1994）。试问，作为治疗师，我们是否愿意在自己、同事、和来访者们的面前坦诚表达？这份需要让彼此都满意的工作究竟让我们成为了一个人还是成为了一名治疗师呢？

以下苏珊的陈述会将我们带入到那些经常出现的，同时（或者）反映了当下苛责文化的治疗环境中。

小组中的人际互动过程同时还引发了我对于女权主义思想的共鸣。这种追求平等的需要同样被体现在了治疗师和来访者之间。来访者不再是"病人"，治疗师不再是"专家"。这样的视角对于帮助来访者从认识自我到发展社会政治观都是有利的。在小组中，我切实感受到了生病是可以被认可的。人们不但没有把我看成是"啊哈，她病了，因为……"，而是真正地理解我病了，理解这就是正在我身上发生的事情。

我喜欢这个非理论式的理论，它让我感觉很舒坦。作为一名治疗师，那种远离来访者，把自己太当回事儿的状态并不让人舒服。

我知道这些领悟是我个人成长的一部分，也是专业学习的一部分。我们需要让自己看起来像某种样子，成为某种样子。在我参加过的那些督导、实习和研究生院的学术讨论中，有着一些令我非常痛苦的回忆。比如，一群治疗师在讨论来访者因为贫困而无法前来治疗，"哦，他们的确没钱。但是如果他们真的想要做心理治疗的话，是可以找到钱的"。这样的八卦说法让人听着真难受，我一点也不喜欢，非常非常不舒服，在我看来心理治疗不应该是这样的。

在众多理论的相互争论之时，苏珊的"非理论"假设确实显得有些唱反调。然而，苏珊的这一直觉也帮助我们验证了绝大部分来访者前来治疗时都有的敏感。他们预计到自己将会在病理学的镜头前被解剖、被分析。苏珊作为自己故事的专家，重新发出原本属于她自己的声音，同时也呈现了反映小组所秉持的工作理念：保持好奇，不做解释。

当那个占据了统治地位的旧有故事被剥离，苏珊的声音变得有力量了。她开始与身体里那些不为人所知的被压迫的感受一起工作。这些秘密以及糟糕的自我认同曾经为她带来了很多的痛苦，而释放的过程令她不仅从旧有故事中解脱出来，而且建构起了一个崭新的、想要看到的自己。哲学家奥多·马夸德（1991）曾经这样说道：

> 　　对于人类而言，拥有多个而非单一或仅若干个历史故事是非常有必要的。无论对个体还是团体，单一的故事体验只会让人受限于这个故事本身所具有的力量，并任凭这份力量的摆布。只有当他们经历了诸多迥异的故事，并凭借着这些历史故事所产生的各种力量，凭借着讲述和阐释这些历史故事所产生的各种力量，才能走出单一故事所带来的束缚，从而获得自由并发展出自身的多样性。

我无需再一次次地和内心那些病理性想法搏斗，一次次地体验那些痛苦的感受，一次次地在回溯童年所带来的糟糕影响中煎熬。也许这样的成长方式在我过去多年的治疗中是有帮助的，但是，可以不必再时不时地与这些体验相纠缠，这种职业感觉真是太棒了。

站在个人的角度，我也更期待从痛苦的体验中转移到一个更为广阔的空间里，感到被接纳，不必关注于我做过了什么，我怎么会那样做的，我哪里出了问题……而是去看看我是谁，这个问题在我们的坐立练习中也有（苏珊平时会做些冥想练习）。去看看我的旧有故事、我的崭新故事……这是一种自由的状态，很高兴我有能力来完成这样的工作。

当然这个过程也会令人害怕，因为未知是令人害怕的。不过，今天的体验也让我明白了这种未知的感受和我原本以为的并不相同。是的，我想我现在已经可以和那个崭新故事在一起相处了。我真的找到它了。当 Carol 谈及她在寻找创造性自我的体验时，我被深深地触动了。她说，"那感受就如同被触动了心弦一般"。多美的辞藻啊！当我怀揣着这句话离开小组的时候，我和我自己相遇了。

苏珊的变化看起来似乎毫不费力又令人振奋。她从那些占据了心理治疗界统治地位的理论影响中走了出来，进入到了更广阔的自我体验中，成为了自己内在想法、感受、和行动的缔造者。虽然苏珊表达的这些想法显得有些高深和复杂，但其实这样的体验在反映小组中是很寻常的事情。对于来访者而言，他们可以期待自己带着些许不确定来到小组，之后带着兴奋迎接未来各种崭新的可能。在这里，来访者的独特体验与治疗师的专业态度相结合，构成了一个强有力的整合性协同工作联盟。苏珊的最后一段录音中分享了由此带来的治疗成果：

寻找自我的道路就是去跟随我的内在活力、能量和感受。于是生命变得鲜活起来。整个过程令人感到如此的有希望，如此的兴奋。那就继续走下去吧！

来自苏珊的最后一些思考

近日，我（ZMJ）给苏珊看了本章节的内容初稿以及根据她的录音整理而成的文字稿，随后又将她在回溯这段小组经历时所涉及的要点罗列了出来：

回看和反映小组在一起工作的这段经历，我的记忆中充满了安全、尊重、诚实和平等的感受，这是我投入到一个群体中共同工作所带来的感受。这是一段非常非常美好的回忆，它将一直陪伴着我，我也已经看到了它带给我的变化。

从个人角度而言，我曾经持有的病理观，特别是与我的常年疾病有关的病理观已经被大大削弱了。换句话说，如今的我是站在一个健康的角度而非病理性的角度来看待自己。我会告诉我自己：我是一个人，并患有慢性疾病。同时，我能够聚焦在那些我有能力做到的事情上，而不是那些我无法做到的事情上。我是一个人，并患有慢性疾病。同时，这并不意味着我是个不好的人，或者我做错了什么，我需要付出怎样的代价。那种作为病人的内疚感大大减少了，这是反映小组带给我最直接的效果。虽然这种观念的改变也和其他因素有关，但是反映小组的帮助是很关键的。

另外的一个个人体会是关注在当下，而非过去的苦难。我变得更容易和当下正在发生的事情待在一起。一旦遇到了问题或冲突，就和它们待一会儿，然后想办法解决；而不是钻进那些历史故事里，去追溯动力来源。我认为这同样也是反映小组带来的成效。虽然我并不确定它们之间究竟有什么关联，但确实是有关联的。我想也许一部分的原因在于小组工作时对于崭新故事的强调和重视。

我确信那个崭新故事是我从前便已经了解和相信的自己。它其实一直就在那里！旧有故事是与我们的历史、过去及动力源紧密相连，通过病理性的角度来了解自己，现在看来，这样的视角太过陈旧了。而崭新故事带来的感受是在当下的、有生机的，令人时刻感到与自己的生活呆在一起。即便那些旧有故事再次闯入进来，我可以很快地识别出它，它也不再像以往那样沉重了。

反映小组带来的另一个变化是我与配偶以及与好友们的关系不一样了。我发现我更容易表达自己了。我可以对那些让我感觉不舒服的事情直接说"不"了。我不再因为自己的局限而认定自己就是不好的。我变得更加真实了。就好像触碰到了那个内在的我。无论是靠近它、取出它还是表达它都变得很容易。我的配偶和朋友们也表扬我了。他们给了我很多反馈，说我和他们在一起的时候，看起来那么直接、坦诚、真实。生活由此更加美好。

再从专业角度来总结，对于如何与他人在一起工作的愿景和视角正在拓宽。具体点说，在过去，我感到工作时那个专业的我和人性的我是分裂的。当经历了和反映小组、和 Zeena 在一起工作后，我意识到原来专业与人性之间可以彼此融合，并不分裂。这对我是个很大的启示。期待那个合二为一后的内在自我将在工作中有更出色的表现。想到这儿，真是太让人兴奋了。

这些所谓"最后"的思考其实远远没有终结。苏珊的这些话不仅表达了这些话本身的含义，还体现出了反映小组工作所蕴藏的强大力量。这些话与其说是某种结论，不如说是对当下心理治疗文化的一种批判。同时，也让我们看到了在当今的经济社会下，反映小组工作的发展是相当有潜力的。

关于成本效益的讨论

之前我（ZMJ）还并不很确定是否要讨论成本效益这个极具争议性的话题。但此刻，我的思虑陷入了国家健康卫生工作正在面临的困境中。目前加州的大型保险集团正在迅速吞噬着那些小规模的健康组织，其速度比我们在大热天消费啤酒的速度还快。

最初，我并不看好将反映小组加入到保险项目中的这个想法。一方面，保险公司的监管一向很紧；另一方面，未来五年反映小组工作将如何发展还是个未知。接着，我又在想，是否可以找到一种较易操作的保险解决方案，比如反映小组的访谈工作时数可以替代传统个案治疗小节数。临床研究已经证明，反映小组工作可以令心理治疗的总时数减少。想到这里，我开始研究其他国家的健康卫生体系是如何运作的。结果确实如此，他们就是这样做的。我相信他们也是认为这样做是正确的。以我的经验来看，在临床治疗中加入反映小组的工作是受到了普遍欢迎的。好东西自然不愁卖。

正如同保险公司一直以来所无法理解的，他们总是期待心理治疗可以在短期内迅速提升一个人对于生活的希望或者重新定义生活的意义。每当我想到这些，脑子里就会蹦出一篇曾经在互联网上看到的文章，题为"观念经济学"。作者是电子前沿基金会的执行主席、感恩乐队的词作者 John Perry Barlow。这是一篇长达 25 页的关于电子时代知识产权及版权的文章。它拓展了我在讨论关于成本效率议题时的思路，提示了我们在讨论成本效率时可能已经偏离了事物的底线，就如同童话故事里没有穿衣服的皇帝一般。来看看 Barlow（1994）是怎么说的：

> 信息必须是流动的，就如同鲨鱼要是停止游泳便会窒息而死。信息若不流动便没有了存在的价值或价值被藏匿。直到它被允许再次流动起来，价值才有机会重现。由此可见，在信息收集的实践过程中，一个常见的官僚主义错误就是基于物质的价值判断体系。

我们可以通过检视双向镜在心理治疗工作中的历史演变来进一步理解这个道理。这面镜子的功能已经从原来的等级结构培训体制内的一种工具，发展到了为协同治疗的会谈而工作。而这个变化的过程还不到 20 年。再次回到 Barlow（1994）的评述：

> 熟知比稀缺更具有价值。对于实物商品而言，稀缺性和价值之间有直接的相关性。例如，金子比小麦值钱，即使你不能吃它。但事物的发展并非总是如此，比如信息这个产品就恰恰相反。大多数软商品会随着它们越来越普遍化，价值越来越高。熟知是信息世界的重要资产。提高你的产品需求的最好方式就是让它广为人知。

确实如此，如果我们困在了一个小方孔里，将动弹不得。如果我们陷入了官僚主义的泥沼，便会成为鲨鱼口中的食物。所以，我们要学会改变和应对，让小麦变得和黄金一样有价值。

鸣谢

在此，特别感谢苏珊愿意将她的故事以及她在体验过程中的反思在本章节中发表。同时，还要感谢该反映小组所有成员的努力。他们是，Lucia Gattone, Russ Messing, Bob Poole, Dian Barkan, Michael Reins 和 Carol Griff。

参考书目

Andersen, T. (Ed.). (1991). *The reflecting team: Dialogues and dialogues about the dialogues*. New York: Norton.

Barlow, J. P. (1994). The economy of ideas (On-line). Available: URL = http://www. not wired. com/Lib/Wired/2. 03/features/economy. id

Freire, P. , & Faundes, A. (1989). *Learning to question*. New York: Continuum.

Marquard, O. (1991). Universal history and multiversal history. In *In defense of the accidental*. New York: Oxford University Press.

Tomm, K. (1987). Interventive interviewing. Part II: Reflexive questioning as a means to enable self healing. *Family Process*, 26, 167 - 183.

Waldegrave, C. (1009). What is just therapy? *Dulwich Centre Newsletter*, 1, 10 - 16.

White, M. (1988, Winter). The process of questioning: A therapy of literary merit. *Dulwich Centre Newsletter*, pp. 8 - 14.

White, M. (1991). Deconstruction and therapy. *Dulwich Centre Newsletter*, 3, 21 - 40.

White, M. (1994). *The politics of therapy: Putting to rest the illusion of neutrality*. Presentation at the Narrative Conference, Vancouver, British Columbia.

White, M. , & Epston, D. (1990). *Narrative means to therapeutic ends*. New York: Norton.

Zimmerman, J. L. , & Dickerson, V. C. (1994). Using a narrative metaphor: Implications for theory and clinical practice. *Family Process*, 33, 233 - 246.

第九章 扩展视角,聚焦重点
管理式治疗的反映过程

作者:Steve Friedman、Sally Brecher 和 Cynthia Mittelmeier 翻译:程江

> 这是一个由四个人讲述的故事,有点像电影《罗生门》,而且情节的发展取决于谁在讲述它……这是真的。你得把所有的碎片拼起来。
>
> ——一个爸爸的评论

家庭治疗领域的重点很快从生物或功能的概念,发展到优先关注表达的方式和内容。这种变化不是简单的语言交流上的变化,而是反映出一种重要的思考方式的转变。即从治疗中关注深层的结构和意义,转变到把家庭的困境理解为一系列拥有不同含义又丰富多彩的故事(e. g. Friedman, 1993a;Gilligan & Price, 1993)。这个比喻,让我们把在治疗中呈现出来的困境和问题看作故事的脉络,变得可以自由发展,可以界定个体和家庭的现在和将来。与以往问题导向的方式不同,治疗师的工作变成去寻找、接近和改变那些故事。这样,咨询师为来访家庭布置舞台,去留意他们的生活和关系。帮助他们建立新的、更有力量的生活方式。把资源和力量加入到新的方式中,带来了希望并创造了改变的内容。

在一个卫生保健中心工作,要求我们最大程度的利用时间与我们的来访者进行有效的工作(e. g. , Brecher & Friedman, 1993;Friedman, 1992,1993b, 1994, in press;Mittelmeier & Friedman, 1993)。为了实现这个要求,我们发现把不同观念整合到临床工作中是有效的。我们的工作设想主要是以能力为本,结合结果导向(e. g. White & Epston, 1990),目标是为来访者提供他们对自身困境的新视角。

我们将反映小组包括到这个过程的一部分中(Andersen, 1987,1991,1993;Hoffman & Davis, 1993)。反映小组通过去除等级障碍,以及开放思路所产生的新意义和新的行为选择,为来访者和咨询师都提供了一个联结和合作的机会。当我们开始

一起会见家庭,使用单面镜可以让我们其中的一个与家庭谈话,同时其他人可以隐藏在单面镜后知晓谈话的内容。在会谈的某些时刻,反映小组会给咨询师发信号,让他离开家庭会谈,加入反映小组并对观察到的内容、以及接下来干预的方向进行简短的讨论。家庭被看作治疗的对象,并假定对于家庭成员的行为,我们有着比他们更好的观点。这样过了几年,我们的思路和经验让我们放弃了这个观点,就是说并没有一种理解家庭的正确方法,或者我们可能知道什么是标准的发展。这样的理念,让我们把治疗的目标看作是产生合作性的对话,把我们的观察和家庭呈现的互动结合起来。

本章我们探索的是一种整合的,以能力为本的模式。我们发现这种模式促进家庭和治疗师产生新的思路,和扩展治疗的可能性都是有效的。我们的工作可以理解为包括两个互动过程:一个扩展治疗的视角,纳入多种关于家庭困境的观察视角和想法;一个重点聚焦,将这些视角和想法提炼出可操作的行动方案。咨询师和反映小组在扩展视角——为新的表达和想法拓展空间,和重点聚焦——在解决方案和行动步骤上。这样连续和流动的调节过程,让来访家庭和咨询师都能产生新的想法,以及共同建构彼此更喜欢的互动方式。

本章分为两个部分,第一部分是将反映过程运用到临床工作中的一些例子,第二部分提供给读者一个完整的反映小组的对话,以观察咨询师如何运用小组的反映,来推动治疗向前发展。

反映小组

> 我们在这里处理他们对我们的谈话的反馈,然后我们再对他们的反馈进行反馈。
>
> ——一个青少年的评论

反映小组像是产生新的想法和新的行为选择的一块跳板,目标是通过充分了解家庭的生活经历,来保持一个合作的、不分等级的、透明的立场。被家庭谈话的内容触动时,小组成员会出现一些感受和看法。观察家庭和咨询师谈话时,小组成员保持沉默。大约30分钟后,小组成员与家庭互换位置,小组成员讨论,家庭在双面镜后观看。下面是一些反映小组的操作实例：

1. 通过产生有趣的、生动的比喻，来改变家庭对自身问题的理解，类似于"问题的
   外化"（White & Epston，1990）。在下面的案例中，反映小组由 Sally Brecher
   和 Steven Friedman 组成。

Sally：刚才我想到一个问题，是否这个家庭已经笼罩在恐惧的阴影中，以及
是否恐惧已经以一种没有被觉察的方式占据了他们的生活……我在想是否当恐
惧感没有那么强烈的时候，家庭成员不会对 Nancy 产生过度的担心。

Steven：我喜欢这个想法。我能看到恐惧是如何抓住他们，以及当恐惧结束
时，他们开始对恐惧进行追踪，并尝试更好地学习、研究以及理解它们。

Sally：回顾恐惧发生的过程。

Steven：是的，回顾恐惧发生过程。恐惧以某种方式占据了他们，被恐惧的力
量抓住了……某种程度上说，好像恐惧可以那样的有力量，似乎把家庭完全吞没
了……然而就像你说的，还是有很多时候，他们并没有完全被恐惧占据，Nancy 没
有向恐惧妥协。另外，有些方面她自己可以做到，有些方面她的父母可以帮助到
她。虽然我们总是试图对恐惧有所觉察，但它的确是无孔不入并且难以应付的。
而且它可能变成一个永远不会结束的过程，进一步地笼罩着他们。

Sally：我有个感觉，在尝试理解恐惧的起因和克服被恐惧控制的过程中，被
恐惧占据这件事激怒了 Nancy 和她的父母。它开始变得不可忍受，感受到这些的
时候，他们真的想开始反抗这些恐惧，不再想让它占据生活，就像你提到的那样，
并把它们转移到一个不会特别影响生活的方向上去。我很有兴趣了解，或者
Nancy 可以告诉我们，什么时候她没有感到害怕……另外，我也对家庭是怎么了
解到被恐惧占据了生活这一点非常有兴趣……也许家庭成员可以给我些启发。
我也很想知道怎样能有效地帮助他们重新回到自由的生活，以及不再因为恐惧
可能在任何时候占据生活，而产生这个世界是危险的想法。另外，我也有兴趣
知道，Nancy 对于如何面对恐惧有什么样的想法。我很想做她小时候生活中的
一个侦探，去了解当困难来临时，她能做点什么来帮助自己增加力量，去更好地
应对……有趣的是当我们听到一个被恐惧充满的故事时，它失去了让 Nancy 发
展力量的空间，这同样也是很重要并且需要学习的。

上述对话获得了在单面镜后观察的家庭成员们的关注，并改变了他们想要努力的方向。反映小组的对话，把工作的重点从像侦探一样去寻找恐惧的起因，转移到了去寻找摆脱恐惧束缚的新方法。

2. 相对于来访家庭成员对自身及其他成员紧盯问题的视角，关注和评论那些"例外"更重要。在下面的例子中，12 岁的女儿正在发脾气。这段讨论节选自反映小组 Sally Brecher 和 Amy Mayer 的讨论，由 Friedman 提供（1994）。

> Sally：我在想 Rose 是如何把"坏脾气的表达"变成"Rose 的表达"的，我是指坏脾气越来越少地参与到她的话语和行为中。最初坏脾气占据了她的话语，现在我感觉她能够控制坏脾气，去表达自己的想法了。我在想坏脾气会不会有些不高兴……"我失去了在家庭中的位置……可能我想搞搞乱，再引诱一下 Rose，因为我很享受对她颐指气使"。当坏脾气不顾一切的时候，它试图使用一些坏把戏，我在想我们都有可能掉进这个坏脾气陷阱里。
>
> Amy：有几次 Rose 没有被坏脾气控制住，让我印象很深刻。但是可能有些时候她没有意识到，这是其他家庭成员能够帮助她的地方：发现和指出 Rose 什么时候被坏脾气控制了。那个关于电视的情境，就是一个很好的例子，Rose 控制了坏脾气，而不是坏脾气控制了她。
>
> Sally：坏脾气没有说话，而是 Rose 在说话。我想 Rose 和她的父母是否能够坐下来讨论一下，什么时候 Rose 控制不了坏脾气，什么时候她能够很好地控制它。因为我想坏脾气的确有时候让她说出了一些不是本意的话，比如"我不在乎"。这不像是 Rose 真正想说的。而且这周 Rose 的父母已经发展出了一些处理困难情境的方法，这值得称赞。他们没有被坏脾气摆布，而且 Rose 也没有被坏脾气摆布。我感觉我们看到了真正的进步和改变。

反映小组和家庭成员交换了位置。治疗师是 Cynthia Mittelmeier，咨询师是 Steven Friedman.

> 治疗师：我在想关于反映小组反馈的内容，你们觉得哪些是适合的，哪些不是适合的，谁先开始呢？

母亲：我先来吧。很高兴听到和自己的经历不同的视角和观点，也很高兴听到正面的反馈。比如当我听到说当 Rose 生气的时候，真正的 Rose 不是我们看到的 Rose。记住这一点对我来说很重要，因为我会把她说的当回事。

父亲：他们好像对昨晚 Rose 的配合印象很深刻。很高兴听到他们积极的反馈，这很好，它给了我希望。

咨询师：你提到了反映小组注意到了关于电视的场景，就是 Rose 没有被情绪影响，而是能够说出她想说的话，这会让你怎么看待将来？

父亲：有了希望！也许在这个方面我们能够改变。这感觉很好，我很平静地去睡觉，并没有人大喊大叫……很高兴能够说"不"，而且得到了 Rose 的配合。

咨询师：而且让你看到这是可能的。

父亲：是的，对。确实是，这很好。

母亲：（对 Rose 说）关于他们说的你的声音和坏脾气的声音，你有什么印象吗？

Rose：他们说听到我的声音而不是坏脾气的声音。

咨询师：我们的目标的确是让你自己的声音越来越多，让坏脾气的声音越来越少。收获之一是你成长了，变得更有力量了，而坏脾气还是一样——实际是坏脾气越来越弱了，你的声音越来越有力量了（以手势来演示）。我在想做一个牌子是否有用。比如你父母看到你坏脾气开始蔓延的时候，他们可以拿出这个牌子，举起来表示"这里有坏脾气"。

Rose：如果我的朋友在的话，我会觉得有点尴尬。

咨询师：嗯，是的，不过它也不会一直被举着。

Rose：（笑）如果我的朋友们走了，我可能会看到我妈妈举着一块标牌向我进军……

咨询师：我的想法是追踪那些家人能听到 Rose 的真实想法，而不是被她的坏脾气影响的时刻，可能也是有帮助的。

母亲：是的。我不会再听她的坏脾气说话了，因为听到那些的时候，我真的感到很受伤。我想我要说的是，在那个时刻，为了我自己的自尊和我们的关系，我不想听到那些话语。因为这不是你真正说要的，我会在那个时刻走开。

3. "确定"改变——通过评论，来具体化和固定那些观察到的行为变化。在下面反映小组的讨论中,小组成员对家庭想要改变的部分做出回应,而且对这些变化如何达成表示出兴趣。虽然他们非常困惑,但他们的评论始终在开放的和没有评价的对话中展开。这段节选自由 Steven Friedman 和 Cynthia Mittelmeier 组成的反映小组的对话,由 Brecher 和 Friedman 提供(1993)。

Steven:观察到孩子们表现出的对妈妈的尊敬,让我非常好奇……不知道这个变化是怎么产生的,因为上一次我们会面时还没有发生。这段时间中有些什么事情发生了,使得让孩子们像这样表达尊重变得可能了。

Cynthia:我对这一点也感到好奇。事实上,今天家庭成员来的时候,他们看起来和上一次很不同……但是我也在想,正像你所说的,他们对妈妈的表现变得不同了,对她更尊重了。她走进来说"我是这一大家子的妈妈"……所以我也是觉得很好奇。

Steven:她是怎么做到的,尽管有这么多困难,这些在她生活中确实的和真正的困难……我很困惑在面对这么多需求的时候,她是怎么维持沉着和稳定的……她是怎么做到的。

Cynthia:你说你很困惑,是什么让你感到困惑?

Steven:因为,在上次见过孩子们以后,我能够了解要保持稳定是多么困难……

Cynthia:她的确尽了最大的努力。

Steven:所以,这吸引了我的注意……

Cynthia:我对妈妈谈及她自己的妈妈的部分很有兴趣,她听起来是一个很有趣的女人。我也对她的评论很有兴趣,虽然她们的关系很紧张,但是她很想要促成这个进展,或者寻求妈妈在某些方面的建议。在这个部分她对妈妈很尊重,我在想她是怎么通过开放自己做到这一点的。

Steven:是的,和姐姐的努力沟通后,现在又在和妈妈努力沟通,这需要很大的勇气。

Cynthia:的确需要很大力量去努力沟通,才能说出"我尽力了……我做得很好……但是我可以使用一些额外的资源……"

Steven:"如果我可以以这样的方式,能够和妈妈很好地沟通,那么我也能帮助我的孩子,以另一些方式与我很好地沟通……"

反映小组和家庭互换位置,治疗师是 Sally Brecher。

治疗师:反映小组对于新的发展感到非常好奇,我在想你们对于他们的评论,有没有感到什么有趣的地方,比如哪些是感觉适合的,哪些不是?

Carl(其中一个孩子):他们所说的都是挺对的。

母亲:我很高兴听到他们观察到的内容,印象深刻的是,他们把我看做一个有力量的人……而且我正在努力控制这些几个月前无法控制的孩子们。这些反馈对我来说很积极,很高兴从其他人的角度听到孩子们有了变化,这说明努力有效果了。他们现在的确表现出更多的尊重,我看到了这些。我想 Matt 现在更成熟了,也的确更加努力了,Ellen 的变化也不小,这非常棒。

治疗师:(试着让孩子们更多地参与到关于反映小组评论的讨论中来)反映小组对你们的变化给了那么多积极的反馈……你们知道他们指的是什么吗?觉得有道理吗?像不像外太空那样遥不可及?他们说你们改变了是什么意思?他们说的关于你们的改变是什么呢?

Carl:他们是在说我们。

治疗师:你们以前没有能够做到但现在能够做到的原因是什么呢?

Matt(另一个孩子):表现好些了?

治疗师:这是怎么发生的呢?

Matt:更成熟了。

治疗师:那是肯定的。你知道我也注意到你们不再频繁地打断彼此的谈话了。

母亲:他们彼此更加有礼貌了。

治疗师:嗯,更互相尊重了,这是一个非常紧密团结的家庭。你们经历了很多痛苦,但是你们最后成功了。

母亲:太棒了!

4. 为新视角拓展空间,产生新的和可改变的理解(不同于来访者沉浸在问题中的视角)。反映小组由 Cynthia Mittelmeier, Ethan Kisch 和 Sally Brecher 组成。

Cynthia:我对于 Phil 看上去解决了酒精问题真的感到很吃惊。我在想他是怎么做到的,很好奇是他自己的努力,还是家庭帮助的结果。什么时候Phil获得"触地得分"还不太确定,但至少他有了"第一次进攻"。我想他的父母也会很乐意看到他的"带球跑",去承担更多的责任。而且因为这些进展,他赢得了父母的信任和信心。我在想如果父母只是在边线上旁观,并暂时停止担忧会发生什么。当然如果他们可以持续地鼓舞Phil。

Ethan:就我所知,Phil能够停止酗酒,更多的是靠他自己的努力。看得出他担心会失去控制,我想他能够独自面对这个问题。你的关于父母在边线上鼓舞Phil的比喻非常好,因为我想那正是Phil所需要的,每个运动员在有观众喝彩的时候,都会做的更好。

Sally:我也对你的比喻非常有感触。我喜欢当家庭成员考虑到未来的蓝图时产生的想法。你描述的比赛,的确像一幅关于未来的画面,那是由Phil和父母共同合作而获得的一连串胜利。我也对Phil想要掌握他的命运的愿望感兴趣。对药物说不也是在表达"我能够自我控制",而不需要其他人的帮助。我在想如果他自己能更多地担负起他的生活,而不是让他的父母不得不承担这些责任,是否关系的平衡就会变得很不一样。我同意你说的,如果父母出现在他的比赛里为他加油,那对他来说是非常重要的一件事。

Ethan:我想你是对的,Sally,Phil现在下决心自己面对这个问题,而不是靠药物解决,想要尽可能的独立,为自己的人生负责。

Sally:刚才我想到将来的时候,爸爸对Phil很有足球潜质的评论吸引了我。如果这些问题能够很好地解决,Phil真的会有一个很好的未来。对此我感到很乐观,因为一部分困难已经解决了,可能只是需要让更多的问题变成历史,好让他继续向前,得到更多的"触地得分"。

在这次谈话后,Phil的父母转变了想法,从认为他们需要多做些什么去帮助孩子,变成了把Phil看作是一个有能力的、"拿着球而且带球跑"的人。Phil的父亲评论说:"可能Phil知道我们的忧虑减少后会更有责任感。"

5. 发现和指出那些被隐藏、忽略或未引起注意的自我,对复杂的生活保持谦卑的态度。下面的评论,摘自两个不同的反映小组的讨论。

"我感到有些想保护这个爸爸,我想他在试着告诉我们,这是一段长久和复杂的关系。有很多东西并没有呈现出来,也许我们没有注意到那些非语言信息的重要性,那些被隐藏的信息。举例来说,他们感觉到对彼此忠诚的程度,甚至在那些互相推开的时刻中没有呈现出来的然而的确存在的联结感。我想他的评论,是一个向我们表示愤怒的信号,在说我们在某种程度上淡化了这段关系很多复杂的因素。或许我们应该在这里停下来,给他们一些时间,再重新思考和消化一下我们今天所说的内容。"

来自另一个反映小组的对话:

"看起来这确实是一个转变,女儿不再是妈妈的小女孩儿了。但是妈妈不太确定什么样的情况下她需要保护女儿,什么样的情况下她必须保护女儿,以及她能够如何放手,让独立的过程继续进行。我想这是一个非常痛苦的过程。不过这也是一个让人激动的过程,因为女儿正在变得独立……这真让人激动,当然在这个过程中,妈妈会因为失去一直依赖她的小女儿而感到伤痛,但这已经有了一些转变,而且转变的过程很不容易。我自己的经验是,试着开放自己,分享自己内在的感受,对规则和限制少些执着。有时候当孩子长大时,这是保持联系和亲密的一种方式……我想妈妈在这一点上对 Jane 已经做得出人意料地好了,但这是甜蜜的忧伤,这是我在其中听到的淡淡的甜蜜和忧伤。"

倾听:反映小组的对话以及治疗过程

在这一章节里,我们倾听反映小组的对话,然后观察治疗师如何运用小组的反馈,让治疗向前推进。我们将要看到,反映小组的贡献是兼容了两种观察角度,一是为来访家庭的不同观点建立互相理解的桥梁,二是建构发展性的不同视角,来看待整个事件。读者可能注意到,治疗师会主动提到反映小组的反馈,然后以提问的方式,为来访家庭拓展思考空间,让他们意识到所取得的成就,以及激励他们追求设定的目标。

下面描述的这对夫妇,代表了很多我们看到的来访家庭,他们陷入长期的并且复杂的困境当中。就像我们看到的,反映小组的讨论过程,帮助"停滞不前的状态"向前移动。Sam 和 Agnes 两人结婚 45 年,都已经 70 多岁了,前来治疗是因为正在经历和他们成年子女的问题。他们的两个超过 30 岁的成年女儿一直住在父母家里,而且几乎不能照顾她们自己。父母想要他们离开,但遭到了两个女儿的抵制。Sam 和 Agnes 都很确定地抱有一个观点,就是无论是自己还是伴侣,都对改变这个情形无能为力。当然两个人都认为,如果两个女儿能够独立地搬出去自己住,他们的生活会变得更好。反映小组只是简单地将这对夫妇的能量重新定位,帮助他们从无力感转移到把自己看作是有能力改变的人。

现在我们看一下反映小组的对话,然后观察咨询师(Sally Brecher)之后与这对夫妇的会谈。

反映小组的讨论:产生兼容视角

反映小组的成员有:Ethan Kisch, Cynthia Mittelmeier, Naami Turk, Steven Friedman 和 Madeline Dymsza.

> Ethan:听到他和太太说到关于将来的想法,我被深深地感动了,希望是永远存在的。他真的准备享受两个人在一起的时光了,而且想要为此冒一点险。Sam 是一个不怕冒险的男人。因为当你去为一部戏试镜,你是在冒险,你不知道你是否能得到一个角色;当你去看一场演出或者歌剧,你不知道它是好是坏。让他们的孩子离开家,只剩下他们两个人一起度过余生,也是一次大冒险,但是我感觉他们两个都没有害怕。所以我真的被他们的乐观和勇气感动了。

> Cynthia:我想谢谢 Sam 和 Agnes,让我们参与到他们的困难中来,也谢谢 Sally 让我们参与这个过程,我感到非常幸运能认识他们。关于 Sam 以及关于他女儿对他的批评,我有一些想法。我在想,天啊,她们是多么幸运啊,不是所有的成年女儿,在这个时候都有爸爸在身边。我希望 Sam 以某种方式提及这一点,不要因为太放不下而把自己拖垮了。我也在想,Sam 和 Agnes 正在为将来女儿们不在身边时做准备。这些做法,在长远看来,对他们来说是最好的。父母这样做,是在帮助他们而不是伤害他们,否则他们就无法为将来做准备。所以他们将继续做孩子们的好父母,即便现在更合适的方式是,把关系变得更像成年人之间的关系。

> Naami:这让我想到他们是从哪里开始的,现在在哪里,将来要到哪里去。Agnes 和 Sam 一起做了很多努力,的确也很有进展。我脑海里一直出现的是 Sam

有些怀疑又有些欣慰地说,"除非有一个确定搬离的日子,否则我不会相信的",这是我同时听到的两种感觉。他对于这一点很谨慎,看到才能相信,但是我不太确定他是否真的已经相信。另一方面,我想这的确是一个让人鼓舞的说法,他们都在认真地倾听彼此,讨论怎么做才能更有进展。但是每到关键的时刻,还是很难让他们去达成一致。

Steven:关于什么达成一致?

Naami:当 Sam 说"除非有一个确定搬离的日子,否则我不会相信的",他们确实是在一起,也确实在交流。关于如何处理女儿们的要求等事情,Sam 想要和 Agnes 一起商量和确定一个计划。但是当提到具体日期的时候,他们卡住了,我在想这是怎么回事。

Steven:我也在想这个,他们真的在说同一件事情吗? 这让我想起有一对我认识的夫妇,想要改造他们的厨房,然后丈夫想在三天之内把整个厨房装修好。妻子想慢一点,一步步来,先用着一部分旧的,同时装修另一部分。丈夫不喜欢这样,原来的厨房很多是他装修的,他觉得如果旧的不要了,就直接都拆掉。他们的目标本来是一样的——改造厨房。但问题是怎么进行——是快一些还是慢一些一点点来,就像你一边继续生活着,同时改变已经发生了。

Cynthia:我觉得这个矛盾的张力,其实是健康的和有帮助的,这只是不同的角度和观点。我想它确实有可能变成一个潜在的路障,把 Agnes 和 Sam 困在各自的位置上。但是我也认为,对夫妻来说,这也是有帮助的——可以呈现各自的想法。就像 Sally 提到的,这可能是男性和女性的不同。

Madeline:他们也的确在很多方面像一个团队一样行动,她想让她们搬出去,他准备把她们赶走,这两个部分都需要。你想让他们离开,你可能也不得不要求他们离开。现在这两个部分我们都有,问题只是如何把它们整合起来。

Steven:我也在想 Sam 和 Agnes 出借房子的事情,他们是房主,可是租客们只会添麻烦。怎么做才能让他们搬出去呢? 是立即赶走他们呢,还是试着帮助他们了解,搬到其他地方,而不是住在你们家里,会是更好的选择?

Madeline:听上去他们正在尝试第二种方案,不知道他们打算用多长时间来完成?

Steven:他们已经看到进展了,它正在发生。问题是在这个过程里他们的感受,是耐心的还是失去耐心的。我听到 Sally 强调过程,说他们的努力已经获得了一些回报。虽然 Sam 没有能够很好地听到这一点，他越来越不耐烦，但我想这是一个好的信号。因为他在让他的妻子知道，他支持她让孩子们搬出去，而且会一起努力。但是他也在说，就像 Ethan 你刚才说的，对于和 Agnes 开始没有孩子的新生活，他已经准备好要冒险了。

Madeline：我想我听到了这对夫妻面临的困难，我也看见他们取得了很大的进展，以及所有这些已经发生的改变。

Steven：是的，我也对这些变化印象深刻，他们很和谐地在一起地努力着。

Naami：但是我很好奇的是，面对这些发生的变化时，Sam 看上去并不好过，这是怎么回事？

Cynthia：嗯，我想这是正常的疑虑，另外，我也觉得这是有作用的。

Steven：女儿们现在更像是嘈杂的背景，他们现在已经降低了矛盾的强烈程度。

Naami：是的。所以他们怎么才能对自己的进步给予肯定呢，就像 Steven 刚才说的，不再纠结在日期这个容易引起争论的点上。表扬自己，庆祝自己已经获得的进步，继续在这个方向上努力。

Cynthia：我在想，也许他们可以设置一个时间或者日期，每个月在这个时间出去庆祝和表示感谢。比如看歌剧或者听交响乐，既然他们有这么多兴趣爱好。或者一起出去吃饭，记录和分享他们获得的进展。因为我想以某种方式停下来记下已经取得的胜利是很重要的。

Naami：有点像过生日。你记下一些重要的时刻来庆祝，而且现在的确是有进展。Agnes 和 Sam 确实靠他们自己，在重获二人世界这个目标上取得了进展。

Ethan：我想如果他们不把孩子要么搬出去要么不搬看作是非此即彼的会挺好。如果能把它看成是二者兼有：我们正在努力让他们搬出去，然后为他们呆在这里的时候设置一些基本规则以保证不会影响我们的生活，让我们两个人有更多的时间相处。所以我想如果 Sam 和 Agnes 能这样想，认识到他们正处于达成目标的过程里，就会更放松些。

Madeline：我喜欢这个想法。有点像他们不必想着如果孩子们离开了他们会怎么生活，在某种程度他们已经是在这样生活了，或者说努力到达那种状态。他们已经在一起为此做了很多，像夫妻一样交流。孩子们变成了背景的喧闹声，越来越像是这样，所以这不是一个非此即彼的问题。

Sam 和 Agnes 对反映小组讨论的反馈

在你看下面的对话的时候,思考一下 Sam 和 Agnes 是怎么把看到的讨论和听到的反馈,整合进各自关于变化的观念中。在哪些方面两个人是互相影响的?哪一种表达方式是有着 45 年婚姻的夫妻常用的?根据反映小组的对话,治疗师有什么新的建构?反映小组的对话是怎样影响这对夫妇对未来的期待?治疗师的提问,又是如何让他们以新的角度去思考现在的困境?

Sally:我在想,关于你们看到的和听到的,你们的感觉和反应是什么?

Agnes:他们聚焦在一个特别的方面,还不错。我发现他们的看法或多或少和我的相同。他们觉得我们做的还不错,我们一直有进展,正在让她们(女儿们)离开马棚(笑)走到田野中去。我们打开围栏,打开大门,也许他们就会出去了。

Sally:有没有一些特别的事情触动了你,Agnes?我是说,他们说的某些话引起了你的共鸣,当你听到的时候会想"哈!他们的确明白正在发生的事情"。

Agnes:嗯,我想他们都听到了我们想做的事,我们想要让孩子们自愿离开,靠他们自己。不想对他们抱怨和吼叫,说"就这样了,你们得走",然后把他们赶出去。

Sally:你听到他们说很高兴听到你和 Sam 的交流吗,因为感到你们两个在一起很努力地工作?关于这个部分他们是怎么说的?

Agnes:我想他们听到我们一直努力互相支持,我想这是他们说的重点。你得到的支持越多,就越容易一路向前,去实现你的目标,我想他们想说的是这个意思。

Sally:你觉不觉得在整件事上,他们关注的是坚持不懈?

Agnes:是的,我想他们在鼓励我们继续下去——在一起,态度一致地面对孩子。这态度是指让他们自己去找一个住的地方,不管怎样。

Sally:我有个感觉,是他们关注到了你们俩没有被发生的困难打倒,实际上,你们很好地处理了挫折。

Agnes:他们觉得我们很积极。即使事情没有解决,我们也在继续努力。我们的情绪并没有变得低落。

Sally:你的想法呢,Sam?

Sam:嗯,我脑海里印象最深的是,他们一直在说"Sam 和 Agnes"。这也是我

看待我们的方式——"Sam 和 Agnes",我总是如此。但是 45 年的婚姻后,Agnes
对我的印象是,Sam 虽然结了婚,但总是沉浸在自己的生活里,总考虑自己的需
要,我完全不这样认为,我非常注重把我们看作一个整体,她从来没说过她明白这
一点。

Sally:所以当听到反映小组说"Sam 和 Agnes",而且把你们看作是一个整体,
在向同一个目标前进时,你真的很高兴。

Sam:他们说,"Sam 和 Agnes 这样","Sam 和 Agnes 那样",这是我听到的。
我只能提供我的看法,我不能提供 Agnes 的,她有不同的看法。

Sally:让我们先讨论一下你看到的关于 Sam 和 Agnes。你是不是想说,他们
给你这样一种感觉:你们是在一起的,这让你感到更有力量,你更有勇气一往
无前。

Sam:我把我们看成是一体的,有时候她也能回应我,我想一直能这样。管它
呢,生活不是乌托邦,我得接受我不能摆脱的。

Sally:你是个现实主义者。但是,某种程度,他们的意思是说,当孩子们离开
后的"Sam 和 Agnes"。

Sam:他们说的是,"哦,天啊,Sam 和 Agnes,他们是不是一对很棒的夫妻?
我看到他们准备摆脱孩子们,然后他们两个会一起生活得很好,永远幸福地生活
在一起"。音乐响起,然后逐渐淡去,这就是影片的结尾。但是,再一次,如果我和
Agnes 说,如果我们坐在一起谈论我们的生活和事情,我会说"我意识到我们有自
己的问题,但是我想大部分的时间,我们相处得很好,我们一起做了这么多事情,
这些和那些事情"。她的反应大概会是,"是的,大部分的时间我们是做了这些或
那些事,但是基本上来说我们没有相处得很好"。这就像是我们在说完全不同的
两对夫妻。

Sally:Agnes 会嘲笑你这个看法。

Sam:是的,但是真实的是什么呢?我想应该是介于我说的和 Agnes 说的二
者之间的。在二者之间,我觉得也行。如果这只是像 Agnes 说的,我会感到受骗
了,因为有人蒙骗了我。因为这是我感受到的婚姻,我在 30 岁的时候娶了这位女
士,第一次开始真正的生活。

Sally:她为你展现了美好的生活?

Sam:绝对是这样的。

Sally：所以你爱她，你喜欢"Sam和Agnes"这个想法，这个把你们看作是一个团队的想法。

Sam：是的，我和他们的感受到的一样，我们眼里的夫妻是一样的。

Sally：那么反映小组对你们关系的讨论，关于在你们关系中分歧的影响，有没有在某种程度上拓宽了你的理解？

Agnes：参与的人主要是Sam和我，我们没有合作的那么好，但是我们在继续。我想他们说的是一起从零开始我们的工作，让孩子们离开家。我想他们观察到的是，我们在向这个目标前进，这是我听到的。

Sally：对于反映小组的反馈，除了让你们的关系变得更加冲突的部分，有没有哪些内容是你听到的可以促进你们关系的？

Agnes：嗯，看上去他们是在调和——把所有的东西放在一起，再组合在一起给我们，我觉得这样呈现是个很好的方法。但是我也看到在这背后有很多事情，的确还没有达到他们认为的那样。

Sally：好的。不过你可以看看分歧，你可以把它看作是"半杯满的水"或者"半杯空的水"。分歧在你们的关系里，可以是积极的，也可以是消极的。我在想在刚才的讨论里，你是否关注到这一点？他们有没有把分歧看成可能是对你们的关系有帮助的？

Agnes：他们似乎看到我们两个都在努力，用不同的方式，而且我们……

Sam：等等，这不是很有趣吗？他们是中立的观察者，并没有偏见，他们观察发生了什么，然后对此评论。而且他们好像在说，所有的人都在说——"天啊，这不是很棒吗，这两个很棒的人生活在一起，他们也享受在一起。45年后他们还是这么乐观，虽然现在在孩子的问题上他们有些矛盾，但总体是越来越好。他们想让孩子们离开，但是不管怎样，他们在一起享受生活，他们属于彼此"。这是他们想说的。我可没有告诉他们要这么说，我没有告诉他们要说任何事情。他们所说的是根据自己对人际关系的理解以及所观察到的，所以我很乐观。我觉得杯子都快满出来了。不过我只能代表我自己，我听得很认真而且感到很乐观。毕竟，这是五个人的小组，他们似乎都完全同意。他们说："天啊，我希望我爸爸妈妈也是这样的。"对于自己能享受这反馈过程，我感觉非常好。

Sally：是的，不过Agnes可能会更加谨慎地看待这件事。

Agnes：他们讨论的是我们提供的素材，而且我们提供的是，为了让孩子们离开而在一起努力。根据他们看到的这些,他们说得很有道理,我们确实做了他们说的,他们以积极的方式评论它。但是我知道还有一些其他事情,其他分歧,如果我们来讨论这一点,讨论现在我们所面临的两个人之间的问题……

Sally:是的,Agnes,我不是想说你之间没有问题——那些真正需要解决的问题。我想他们表达的也不是你们之间没有问题。但是如果你只是简单地试着感受一下他们眼中的你们——即使你知道这只是一部分观点——在他们眼里,你们在面对影响生活的困境时,让他们印象最深的是什么呢?

Agnes:我想他们非常关注我们在这个方向上取得的进展,在这一点上是这样的。

Sally:你觉得当他们看到你们的时候,吸引他们的是什么?

Agnes:嗯,他们说,天啊,他们都70多了,我们还能感到除了孩子在家的问题之外,生活中还有很多事情可以做。

Sally:有什么是他们在你们的关系里特别注意到的,比如,天啊,你们勇敢地面对了孩子们,你们基本上重新获得了对自己生活的掌控。

Agnes:嗯,的确因为我们都在同一时间做了同样的事情,我们让他们感到我们是在一起努力的。

Sam:有个人说,"天啊,这真了不起,这两个人真的想让孩子们离开。而且他们想一起尝试新的关系,一起去面对困难"。他们的确这么说了,如果你重新倒回去你会听到的。他们也注意到我们不是完美的侣伴,我们也有差异。

Sally:我想他们说得很清楚,他们都知道有差异。

Sam:他们觉得我们有勇气单独在一起,去解决我们的问题,这很好,这是我听到的。

Sally:你有没有觉得反映小组对于你被孩子们控制了印象深刻?

Agnes:我想他们感觉到了这一点。

Sam:没有完全被控制,但是确实影响很大。

Sally:是的。

Sam:影响了我们想要好好相处。

Sally:他们曾经带来很多麻烦和困难,让他们离开是不可能的,你曾经被这个想法占据过。现在,在解决问题的过程里,你不再想那样定义这个困难,你改变了看法困难的方式。

Agnes：我更能面对它了。

Sally：是的，你更能面对它了。你说，你现在想要有属于自己的时间，不是在让他们离开后，也不是……

Agnes：也不是他们没来的时候。

Sally：对的。

Agnes：是的，那时我没有把它看作是一个确定的目标去面对它，现在我已经可以面对它了。

Sally：是的，你们两个决定不受女儿们的影响去勇敢地面对生活，这是一个转变。你觉得反映小组看到这一点了吗？

Agnes：我想他们看到了。

Sally：他们能理解这一点。

Agnes：是的，非常明显。

Sam：所以他们说的是，我们看起来是想要解决我们的问题，不管它可能会怎么样。很多人在我们的处境里，可能宁愿有一个女儿作为缓冲媒介，而我们不会。我们想让她们离开，这样我们就可以处理自己的问题，我想这样很好。无论我们的困难是什么或不是什么，事实是我们在面对和解决它。

通过关注当下以及未来取向，反映小组为这对夫妇设置了一个舞台，去看到一系列新的可能性，而不是沉浸在一个无望的处境里。反映小组也帮助治疗师避免被引导到充满悲观和互相指责的问题当中去。相对于精准的反馈内容，反映小组更重要的作用是，它让这对夫妻产生了一种力量感。

这一次咨询之后，为达成共同目标，Sam 和 Agnes 开始一起练习具体的操作方式。治疗师，利用反映小组产生的想法，在随后的咨询里，重点强调小的进步带来的改变。然而，就像我们了解的，人际解决方案很少是可预测的，所以在这一点上，合作性治疗有它的独特性和乐趣所在。通过实际的练习，达成了必要的沟通，Sam 和 Agnes 发现了一个舒适的范围，去保持改变的动力。不再被以前养育失误带来的罪疚感占据，而是为她们的幸福充分负起责任，Sam 和 Agnes 开始支持和理解自己。在一些小的方面，他们开始减少对女儿们的资助，Agnes 相信这可以通过"我们退出并做自己的事"来实现。最后督促两个女儿去积极地找工作，并考虑搬出去的可能。一个女儿已经在一个月前离开家，去往另一个州，Sam 和 Agnes 一起享受了几次愉快的旅行，并且更注重他们自己的生活。

在上面的临床案例里，两个共同进行的互动过程——一个更宽广的视角，一个锐利的聚焦——激活了停滞不前的系统。视角被反映小组的讨论所拓宽，治疗师则重点聚焦和强调某一部分对话，去为治疗伙伴开拓空间，以新的方式看待他们的困境。当反映小组的讨论引发了多种看待困境的视角时（两者兼备的观点），治疗师把这些想法精炼到之后与家庭的讨论中去，为消除临床困境开辟有希望的道路。在我们的经验里，对于激活和推动停滞的系统，反映小组的讨论平台是非常有帮助的。然后治疗师将反映小组讨论的思路整合到与客户的对话中去。正如我们以前提到过的，我们的工作是建立在管理式医疗设置的基础上，重视治疗的时效性。反映小组的介绍，尤其是关于"卡住"的系统，给了我们一个讨论平台，它同时为客户和治疗师提供更宽广的视角，去看待客户的困境，以及为更宽广的合作理念打开了的大门。我们不关注任何特别的结果，我们把自己的角色看作是服务于治疗性会谈，让客户的目标被听到，被了解，被尊重，并为客户选择的前进方向创造空间。我们把工作看作是拓宽选择的范围，理解的同时与客户共同建构新的行动可能性。通过直接关注他们生活和关系的各个方面，帮助他们定义新的以及更有能力的生活状态，并去达成这个工作目的。

参考文献

Andersen，T. (1987). The reflecting team: Dialogue and meta-dialogue in clinical work. *Family Process*，26(4)，415 - 428.

Andersen. T. (Ed.). (1991). *The reflecting team: Dialogues and dialogues about the dialogues*. New York: Norton.

Andersen，T. (1993). See and hear, and be seen and heard. In S. Friedman (Ed.), *The new language of change: Constructive collaboration in psychotherapy* (pp. 303 - 322). New York: Guilford Press.

Berg，I. K. (1994). *Family based services: A solution-focused approach*. New York: Norton.

Berg，I. K.，& Miller，S. D. (1992). *Working with the problem drinker: A solution-focused approach*. New York: Norton.

Brecher，S.，& Friedman，S. (1993). In pursuit of a better life: A mother's triumph.

In S. Friedman (Ed.), *The new language of change: Constructive collaboration in psychotherapy* (pp. 278 - 299). NewYork: Guilford Press. de Shazer, S. (1988). *Clues: Investigating solutions in brief therapy*. New York: Norton.

de Shazer, S. (1991). *Putting difference to work*. New York: Norton.

Friedman, S. (1992). Constructing solutions (stories) in brief family therapy. In S. H. Budman, M. F. Hoyt, & S. Friedman (Eds.), *The first session in brief therapy* (pp. 282 – 305). New York: Guilford Press.

Friedman, S. (Ed.). (1993a). *The new language of change: Constructive collaboration in psychotherapy*. New York: Guilford Press.

Friedman, S. (1993b). Escape from the Furies: A journey from self-pity to self-love. In S. Friedman (Ed.), *The new language of change: Constructive collaboration in psychotherapy* (pp. 251 – 277). New York: Guilford Press.

Friedman, S. (1994). Staying simple, staying focused: Time-effective consultations with children and families. In M. F. Hoyt (Ed.), *Constructive therapies* (pp. 217 – 250). New York: Guilford Press.

Friedman, S. (in press). Couples therapy: Changing conversations. In H. Rosen & K. T. Kuehlwein (Eds.), *Constructing realities: Meaning making perspectives for psychotherapists*. San Francisco: Jossey-Bass.

Friedman, S., & Fanger, M. T. (1991). *Expanding therapeutic possibilities: Getting results in brief psychotherapy*. New York: Lexington Books/Macmillan.

Gilligan, S., & Price, R. (Eds.). (1993). *Therapeutic conversations*. New York: Norton.

Hoffman, L., & Davis, J. (1993). Tekka with feathers: Talking about talking (about suicide. In S. Friedman (Ed.), *The new language of change: Constructive collaboration in psychotherapy* (pp. 345 – 373). New York: Guilford Press.

Lax, W. D. (1992). Postmodern thinking in clinical practice. In S. McNamee & K. J. Gergen (Eds.), *Therapy as social construction* (pp. 69 – 85). Newbury Park, CA: Sage.

Mittelmeier, C. M., & Friedman, S. (1993). Toward a mutual understanding: Constructing solutions with families. In S. Friedman (Ed.), *The new language of change: Constructive collaboration in psychotherapy* (pp. 158 – 181). New York: Guilford Press.

White, M., & Epston, D. (1990). *Narrative means to therapeutic ends*. New York: Norton.

第十章 青少年同伴反映小组

一群充满智慧的说唱乐手们

作者：Matthew D. Selekman 翻译：吴诗佳

> 启迪他人的方法很简单……授人即达。希望我的音乐将告
> 诉每一位兄弟姐妹该如何"深刻"地行走、谈话和思考。
>
> ——Profound（深刻）

作为崭露头角的说唱乐歌手，Profound 编写并演唱了许多首积极向上的说唱乐，激励青少年们把握生活，关怀他人，远离黑帮和毒品。他的音乐是真正饱含智慧的说唱乐。在过去的 10 年里，我和许多年轻人在一起工作过，他们或卷入帮派，或滥用药物，并伴有长期的行为困难。尽管他们的个人和家庭问题都比较严重，但是对于其中的很多人来说，他们在生活中至少拥有一个或更多个关心他们的同龄朋友，并且这些人都过得很好，没惹上什么麻烦。当我开始尝试利用这些同龄人作为他们的家庭治疗顾问，我观察到无论在治疗环境里还是治疗环境外，青少年个案们都发生了巨大的变化。正如歌手 Profound 的那段话，这些同龄人所演奏出的"说唱乐"为那些深陷困境、无力摆脱的青少年以及他们的家庭提供了更多发展空间的可能。

本章将简要阐明"问题解决取向短程家庭治疗"（Selekman，1993），包括如何运用同龄人作为家庭治疗顾问的五种方法，如何召集这些同龄人，以及具体的工作模式。所举案例是一个卷入帮派的 16 岁年轻人，在其家庭治疗中介入了同龄人反映小组并取得了很好的疗效。

问题解决取向短程家庭治疗

问题解决取向短程家庭治疗是一种颇具成本效益的家庭健康疗法，它结合了青少年个案、家庭成员、重要的同龄伙伴、以及外围工作人员所拥有的各自优势和资源，以迅速解决现有问题。该模式的应用广泛且灵活，综合了以下治疗的最佳元素，包括问题解决取向短程治疗（de Shazer，1985，1988，1991）；迈克尔·怀特的治疗思路（1984，1985，1986，1987，1988；White & Epston，1990）；心理研究所（MRI）的短程聚焦问题疗法（Fisch，Weakland，& Segal，1982；Watzlawich，Weakland，& Fisch，1974）；以及汤姆·安德森（Andersen，1987，1991）和休斯敦加尔维斯顿组（Anderson，1993；Anderson & Goolishian，1988，1991）的叙事治疗理念。

问题解决取向的家庭治疗师通常从简单入手，充分利用在进入治疗前个案已经发生的改变，以及评估其家庭成员具备多少的力量和资源可以帮助个案面对现有的问题。然而，一些长期遭受困扰的青少年们通常并不愿意描述他们当下的困境，也不愿意配合治疗。对于这一类的个案，如何将问题外化（White & Epston，1990），或者营造新的家庭故事的空间（Anderson，1993），是治疗师可以有效开展工作的方向。当治疗中有多位可以提供帮助的重要成员在场时，治疗师必须积极地和这些存在于个案问题系统中的人们去合作，尽可能创造机会让他们看到家庭中发生的变化，帮助他们了解关于那些问题的不同状况。在允许有多名帮助者参加的家庭访谈中，我还将邀请个案身边的重要同龄伙伴作为解决方案建构过程中的顾问，一起加入进来。一旦家庭治疗目标取得了进展，我将进一步加强提问，（Selekman，1993），以帮助突显治疗前后的差异，放大发生在家庭中的积极变化。

有时，当那些颇具挑战性的青少年个案陷入了僵局，我将采用反映小组工作模式（Anderson，1987，1991）。在该模式中，不仅我的同事们将成为反映小组的成员，同时我还会邀请个案的同龄人一起加入进来。事实上，这些同龄人往往会比我和我的同事们在治疗过程中发挥更大的作用。在本章的下一节中，我将细述如何在家庭治疗中利用同龄人进行工作的五个方面。如需更详细的"问题解决取向短程家庭治疗模式"的介绍，可参考《改变之路：困难青少年的短程治疗》（Selekman，1993）

运用同龄人进行青少年家庭治疗的基本原理

在青少年家庭治疗中,同龄人的作用主要呈现在以下五个方面。我的临床经验表明,它们不仅可以极大地促进个案改变的进程,同时,这些个案身边的同龄人通过分享他们颇为实用的、有创造性的想法,以及治疗室外给予个案的协力配合,可有效帮助那些正陷入僵局的传统治疗环境(治疗师＋家庭＋外围工作人员)。

青少年发展理论及同伴关系

发展心理学理论(Elson,1986;Erikson,1963,1968)和家庭治疗理论(Fishman,1993;Minuchin,1974;Minuchin & Fishman,1981)均强调了青少年同伴关系对于其身份的认同和巩固、社会技能的发展、个人价值观和理想的建立、以及区分父母与社交生活之间的代际界限等,都具有着重要的作用。埃尔森(1986)认为,青少年最重要的发展任务之一即是对父母的去理想化以及对于同辈群体的理想化。

尽管所有的学术研究和临床报告(Fishman,1993;Haber,1987;Selekman,1991)均表明同伴在青少年生活中的重要性和核心地位,但大多数的家庭治疗师依然没有很好地利用青少年个案的同伴作为重要的潜在资源来帮助青少年和他们的家庭。也许一个很"充分"的理由在于南希·里根的"向毒品说不"运动吸引了全国人民及媒体的注意。这项活动进一步推进了一个普遍的社会看法,即同龄人往往是导致青少年消极品行及毒品成瘾的直接原因。但是,一些研究已经证实,青少年在社会影响力方面通常表现为是积极的而非被动消极的参与者(Glassner & Loughlin,1987;Meier,Burkett, & Hickman,1984;Tec,1974;Weinstein,1978)泰克(Tec,1974)在报告中也曾谈到,青少年吸毒者往往比不吸毒的同龄人更少依赖于他们的朋友;同龄人往往对于那些想要控制和戒除毒品的青少年们起到了正面的影响。温斯坦(Weinstein,1978)和迈耶等人(Meier,1984)还发现,来自同龄人的压力往往成为青少年们禁用毒品、停止继续使用毒品和放弃不健康同伴关系的重要原因。

我的一些新个案经常会因为我表现出关心他们的生活,建议他们的好朋友一起参与治疗而感到吃惊。另外,从前的老个案们也告诉我,在他们眼中我还挺"酷"的,因为我会邀请他们的朋友作为治疗顾问,无论在诊室内还是诊室外为他们提供帮助。

信任关系的促进者

当青少年个案面临与父母间的信任缺失，特别是当治疗也陷入了与信任议题有关的僵局时，同龄人作为专业顾问，可以帮助治疗师、父母和个案本人之间重建信任（Selekman，1991）。我们常常发现在这类案例中，父母可能从来都不曾见过孩子的同龄朋友，并且在治疗开始前也会严重怀疑那些孩子是否同时存在涉嫌毒品、帮派或其他不良行为。往往当青少年个案同意介绍他/她的朋友给自己的父母认识时，特别是他们之前还曾拒绝过父母类似的请求，这个家庭的信任重建程序便开始启动了。

当个案的同伴参与到个案的家庭治疗中，父母、个案以及同伴们便开始探索他们在一起时的各种活动。治疗师也可以通过开发这些青少年同龄人是如何在一次又一次惹了麻烦后赢回其父母信任中所展示出的智慧和经验来为个案工作。对于父母和个案而言，同龄人们经历的那些为了解决问题所付出的努力和成功，都是他们在当下和未来可以借鉴的典范。曾经一位个案还处于缓刑期的时候，我们所采取的同龄人信任重建干预策略便被证明是非常成功的。他的母亲还特意为他和他的朋友们举办了一场盛大的烧烤晚会，因为这些伙伴帮助她的孩子远离了曾经的是非和麻烦。与此同时，这位年轻人还会陆续带着他的好朋友和新认识的伙伴们来到治疗中，与他的母亲和我一起工作，同时也让伙伴们趁机获得了"好管家印章"。

预防问题复发的支持者

一些青春期的个案对于加入治疗团体或自助团体会有较强烈的排斥，比如匿名戒酒团体或针对受饮酒影响的青年人帮助项目。即便父母和治疗师说服他们加入了团体，也会导致随后不必要的对立情绪，甚至可能反而会推动他们提前退出治疗。处理这类个案的有效方法是让个案的亲密同伴成为他们在现实生活中可供选择的支持系统，帮助个案在治疗外获得更多支持。我的经验告诉我，那些特别具有挑战性的青少年个案（比如慢性药物滥用者），采用同伴治疗策略比要求他们立即节制原有不良行为、进入团体治疗或自助团体，更会令个案愿意参与和合作。例如，曾经有位长期食用大麻的 16 岁女孩，经历了数次的治疗失败并尚处于缓刑期。在我们的工作初期，她拒绝去参加匿名毒品聚会，尽管这是她的父母和缓刑监察官的共同愿望。在和她的父母、缓刑监察官以及女孩本人交流了彼此间的想法后，我们决定尝试另一种替代策略，即请她的那些已经成功克服了嗑药习惯的朋友组成一支支持小组，并最终成功帮助这个女孩摆脱了毒品。不得不说，这些同龄人在帮助伙伴和她家人的过程中，表现得相当机智和有创意。其中最有意思的一个想法是建立属于他们自己的 24 小时紧急热线，方便个案在遇到麻烦时获得及时的帮助。同时，他们还分享了许多精辟的见解，比如当初他们的父母做了哪些助长自己继续吸毒的行为，以及后来又做了哪些帮助他们远离毒品和困境的行为。

解决方案发展与建构系统中的重要一员

安德森（Anderson）和古利辛（Goolishian，1988）提出：问题从语言中产生。一旦困难问题被标签化，作为提供帮助的专业人员、家庭成员及其他重要成员所组成的工作联盟便会联合起来，围绕在这些问题的周围，对问题施以关注并试图努力解决。作为这二人理论的延续，思考那些问题是如何被组织的，又是如何被分解的，这将更有利于我们将问题视为一个解决方案的发展和建构系统来工作。当和不同的家庭开始进行个案的宏观系统评估时（Selekman，1993），我通常想要知道在每个家庭成员心目中谁是那个最关心问题状况的人；哪些关键人物需要被邀请到家庭多人协作会议中；以及我特别想从青少年个案那里了解他们最亲近的同伴有哪些，当他们遇到困难的时候，这些人是如何施以援手的。目的是为了将这些重要同伴也邀请到家庭会议里，共同参与问题解决方案的构建过程。

一旦家庭多人协助会议启动，我将邀请个案的同伴来分享他们对于案主目前所处困境的建议，分享他们过去在面对和父母之间类似困难时的成功经验，分享在其他社会环境下是如何应对问题的（比如学校或社区）。这些来自同伴的智慧往往在治疗的艰难时刻发挥出重要的作用。在家庭会议中发生的另一个有趣的现象是，这些同龄人往往自发地和其他工作人员一起联手去帮助个案，比如：

- 和缓刑监察官一起在社区里帮助个案远离帮派成员或流氓团伙。
- 和学校辅导员共同帮助个案遏制在校内的不当行为。

改变的见证者

通常在第二次家庭会议后，个案的同龄人伙伴还将起到的另外一个作用，即呈现个案在治疗过程中发生的积极且有价值的改变，包括和父母关系的改变，在学校和社区中行为的改变等。同时，当父母从孩子好友那里获知儿子/女儿现如今是如何与他人交往的，他们已经不再像过去那样在教室或社区里处处惹麻烦，这对父母而言也将是与以往很不一样的体验。正如贝特森（Bateson，1980）所指出的，"信息意味着差异"，而那些关于差异的信息也势必将导致差异。通过来自同伴的帮助，新的家庭结构正在建立，父母将重新审视他们对孩子的旧有观念，亲子关系获得改善，一个崭新的家庭故事由此展开。

如何召集个案同伴及制定治疗计划

在提出邀约青少年个案的同伴进入家庭治疗之前，治疗师需要与个案家庭及他的同伴们完成以下几步初始工作。首先，治疗师必须明确，邀约同龄人担任顾问的目的何在。第二，治疗师需要和青少年个案及其家长探讨他们是否愿意接受这样的治疗方案。最后，个案的父母应联系这些伙伴的父母，向他们解释邀请其子女配合家庭治疗的基本工作原理。同时，作为治疗师，我需要与个案家庭签署同意书，允许我在认为有必要与同龄人及其父母沟通时涉及治疗中的保密信息。

召集同伴

通常情况下，我会在至少第二次家庭会谈后表达邀请个案同伴参与治疗的想法。随后，我会请个案自己发出邀请，并承担向同伴做出相关解释的责任，告诉对方他们正在面临的困难，对方如何可以帮到他们以及他们的父母和治疗师。同时，个案和他/她的父母亲有义务确保同伴及其父母理解关于遵守保密原则的重要性。如果个案的父母有任何在孩子的同伴第一次加入会谈时就想要询问对方的问题，我会事先和他们一起准备好这份问题清单，并确保个案将清单交予每位即将参与会谈的成员，以帮助他们为第一次参加家庭—同伴共同会议做好充分的准备。

制定治疗计划

由于每个青春期个案都是独特的，同伴反映小组的工作计划也将根据个案的具体情况而定。通常，青少年个案和他/她的父母更希望这些年轻的伙伴和我们一起坐在治疗室里，而不是隐藏在单面镜的后面。此外，很多家庭倾向于，在治疗的过程中，一旦这些年轻人冒出任何实用且有创意的念头，便可以在第一时间表达和分享。随后，家庭成员也相应反馈自己的想法。有时，同伴的反映时间大约将持续 40 分钟到一个小时，然后家庭成员对他们的反映再作出反应。在治疗的过程中，我会邀请一个或几个同龄人从现场互动的过程和内容这两个层面进行反映。最后，他们还可能被要求和治疗师以及治疗师的同事们一起进行头脑风暴，集思广益出一个在治疗期间可供个案和家长进行有效操作的任务计划。至于这些同龄人参与家庭访谈的频率，则由青少年个案的家长和个案本人来决定。

如果个案的同伴因为帮派连带关系或严重的物质滥用而不适合参与家庭治疗时，我会介绍几个曾经碰到过类似问题并且目前已康复的老个案来到治疗中。实践证明，这些"校友"中的一部分人成功帮助了我的个案们渡过难关，摆脱毒瘾，恢复日常工作和生活，并教会他们如何与父母和睦相处。

下面的这个例子说的是15岁的温迪。当时她正严重卷入当地的街头黑帮并滥用药物。与此同时，其家庭治疗也处于濒临失败的边缘，直到我在第五次治疗时带来了两个女青年伊丽莎白和卡罗尔。她俩曾经也有过卷入帮派的经历。以下的治疗记录彰显了同伴反映小组的力量所在。伊丽莎白和卡罗尔用颇具智慧的话语帮助温迪看到了她们的反映：

伊丽莎白：我本来以为帮派也没什么……但是当我看到我的男朋友被枪杀……我对自己说"我必须得离开这里"！

卡罗尔：我以前常去派对嗑药，觉得无所谓……我只是想要那种被撕开的感觉……可有天晚上，我在聚会时嗑到完全失去了记忆，醒来才发现我被一群从没见过的家伙强奸了……那时候我便停止了嗑药！

温迪顿时被这两个女孩的恐怖经历所震惊了。她开始向她们求助，希望改变自己的生活方式。之后，伊丽莎白和卡罗尔真的帮助温迪找到了一份工作，并远离司法麻烦。如果没有这两位"同伴"的帮忙，我们的治疗将仍处于僵局之中，温迪甚至可能失去生命。

接下来的这个案例将向大家展示和说明如何把青少年个案的同伴引入治疗作为治疗顾问，帮助个案有效预防问题的复发并为其整个家庭带来可喜变化的。

案例：死亡标记、亨利·亚伦、告别黑帮生活

案例背景

Steve和他的家人是被一个少年犯罪项目组织转介到我们这家社会服务机构的。起因是Steve在严重酗酒后袭击了一名警察。事发当时已是宵禁时间，正处在九个月

缓刑期的 Steve 和他的帮派同伙们从一个派对出来，走在回家的路上。由于校方工作人员和社区工作人员向当地警方报告说他们可能与一起可卡因毒品交易有关，警方因此一直在跟踪着这群人。另外，因为长期逃课和不做作业，他几乎所有的学科成绩都很糟糕。

根据缓刑监察官的转诊记录，Steve 的继父是个酒鬼，母亲可能也存在酗酒问题。报告中显示，Steve 不喜欢他的继父，但一直以来和他的亲生父亲相处得不错。该警官在进行案例研究的过程中还发现，其实 Steve 并没有长期服食酒精和大麻，似乎也从未参与过任何毒品交易。Steve 在接受案例研究采访时表示，当时之所以会殴打警察是出于自己的性格问题。发现了这些重要信息之后，这位警官开始更多地关注这个家庭中长期存在的酗酒问题以及家庭环境的功能失调，而非 Steve 本人。他对我强调说，让 Steve 的家长"为自己的酗酒问题承担责任"对于 Steve 的治疗是非常关键的。

首次家庭访谈概要

出席家庭治疗初始访谈的有 Steve、他的母亲 Barbara 和缓刑监察警官。监察警官应邀分享了自己与 Steve 和 Barbara 接触的经历，同时还介绍了关于 Steve 在缓刑期间的合约概要，其中包括不得服用酒精或毒品、保证学校课堂出勤率、按时完成家庭作业、不违反宵禁令、听父母的话、不与黑帮成员联系等。这些也是他希望成为 Steve 在心理治疗中的目标。同时，警官还表达了他对继父未能出席本次会议和酗酒问题的担忧。Barbara 回应道，她的丈夫认为心理咨询纯粹是浪费时间所以拒绝参加。对于缓刑期的合同条款，Steve 表示没有问题并愿意遵守，但是他没有透露自己对于能否避开团伙头目 George 骚扰的担忧。

在初始访谈即将进入总结阶段时，我问 Steve 是否有帮派以外的好友能够在治疗外帮助他，并有可能愿意来参加下一次的家庭访谈。Steve 提到了 John 和沃伦。他认为这两个伙伴可以在他缺乏信心、需要力量去和 George 以及其他街头黑帮抗争时给予他帮助。Barbara 和监察警官都认为这会是个不错的治疗方案。于是，我解释了同伴参与治疗的相关保密原则，Steve 和他的母亲签字同意了，因此我们便可以在下一节治疗中邀请这些同伴并为监察警官及学校工作人员协同工作。由于 Barbara 认识 John、沃伦和他俩的母亲，因此她可以很容易就联系到他们的父母，以确保这两位同伴出席接下来的家庭治疗。Steve 更是希望下周就开始。

第二次家庭访谈

参加第二次家庭会议的有 Steve，Barbara 和 Steve 最要好的朋友 John。不巧的是，沃伦因为当晚要去杂货店打工，未能出席。在和他们说明了不同类型的反映小组工作模式后，Steve 和 Barbara 都希望 John 可以坐下来和我们一起工作，并在过程中随时分享他的想法。我还向 John 解释了他将如何工作，比如对 Steve 和他的母亲之间的互动交流做出反应，分享他是如何应对与父母或学校老师之间的麻烦的，对于加入帮派或服用毒品有什么建议等。以下是 Steve，Barbara，John 和我在这次访谈中的部分记录。

治疗师：我想知道，John，对于 Steve 如何才能远离 George（黑帮团伙头目）和毒品，你有什么好的想法吗？

Steve：和你呆在一起……就这么着吧，伙计！（笑）

John：（笑）好啊，如果你看到它（毒品），就赶紧走开……然后告诉自己，"我再也不碰它了！"

治疗师：那 George 呢，Steve 可以采取些什么措施绕开 George 那帮人？

John：恩，我们可以多去看些表演，或收集棒球卡之类的。

治疗师：哦，伙计们，那给我点关于 Siskel 和 Ebert 的影评吧……

Steve：嗯，我们看过"死亡标记"和"孩子们的游戏"第二集……（两个人都笑了）

治疗师：（看着 Barbara）都是五星级的电影啊！（大笑）

John：是的，我们一起看了 Steven Seagal 的所有片子呢。

Barbara：你们俩是很敬业的棒球卡收藏者，对不对？

Steve：是的，他（John）还拒绝用他的 Henry Aaron 和我的 Mickey Mantle 交换呢。

John：那可不行……Henry Aaron 可是值 500 块呢，这是卖棒球卡的那个人说的。

治疗师：（看着 Steve）还有什么事是你和 John、沃伦一起做了就可以不必和街上的黑帮碰见的呢？

Steve：嗯，我们一起打篮球，踢足球，去商场里的游戏房……还有棒球卡店。

Barbara：我带他们去棒球店的时候，他们几个要在里面呆上好几个小时才能决定买什么。

Steve：因为 George 的女朋友和我的女朋友很要好，她们经常约了一起出去，所以我很难避开他。听说他还在学校里到处找我。几个月前从他那里拿大麻还欠了他 10 块钱呢。

Barbara：那如果我替你付了这 10 块钱，能帮你把他赶走吗？

Steve：没用的……我逃不出他的手掌心的。（转向 John）记得当时弗兰克想摆脱那帮人的时候，George 对他做了什么哇？……他把弗兰克的屁股都踢爆了！

John：Steve，把钱还给他，有空的时候就和我还有沃伦待在一起……我还从来没见过 George 他们在我家附近转悠。

Barbara：这听起来是一个好主意……空闲的时候你就去 John 或沃伦家。

Steve：（面露愠色）是啊，然后那个"Roger"（继父）就会吼我不清理房子，不做这个不做那个……妈妈，我真的很讨厌他！他总是看不惯我……这就是为什么他在家的时候我就想离开。他是个酒鬼，是个混蛋！

Barbara：我已经跟你说过很多次了，让我来对付他，你不用听他的，他也是这么对待我的。

Steve：你为什么要嫁给那个家伙？他就是不停不停地喝酒，还叫我白痴，烦透了！

治疗师：John，你也有一个继父，是吗？

John：是啊。

治疗师：当他为难你或者对你做了让你不喜欢的事情的时候，你是怎么对付的呢？

John：嗯，我去找我母亲帮忙……或者回到我自己的房间里听音乐，把他从我大脑里赶走。

Barbara：（转向 Steve）这不是你的做法吧？你通常会吼回去然后摔门走人，对不对？

Steve：嗯，因为他就是个混账啊……他要把我逼疯了……有时我在想最好我放学回家的时候他已经消失了。

John：你知道吗，我有时候也会这么想。但你母亲已经和他结婚了，我们无法改变这一点。

Barbara：Steve，Roger 再那么对你的时候你就来找我……你是知道的，他一喝多了就那样。

Steve：（转向他的母亲）是啊，为什么他不来这儿，他才是那个真正有问题的人！

Barbara：我知道。我叫他过来的，但是他说，心理治疗就是在浪费时间，他讨厌治疗师！

John：Steve，如果 Roger 欺负你了，你可以随时给我打电话。

Steve：谢谢你啊，伙计。

在这次访谈的第一阶段，我通过邀请 John 作为顾问并回应我的提问，帮助 Steve 思考如何避开团伙头目 George，如何不沾染毒品，以及如何对付继父的那些可怕的行为。过程中，John 总共贡献了九条非常有用的应对策略。在访谈结束前，我再次邀请 John 来谈谈他对于 Barbara 和 Steve 之间的观察。

治疗师：我很好奇，John，你留意到 Steve 和他母亲之间相比在两个月前有什么变化吗？

John：有的。他们吵得没那么厉害了。

Barbara：你已经注意到我们俩的关系更好了？

Steve：（看着他的母亲）同意，我们最近聊得更多了。说到那些麻烦事儿的时候，你也不那么容易发火了。

治疗师：作为一个旁观者，具体描述下 Steve 和他的母亲在两个月前是怎么沟通的好吗？

John：嗯……我每次一进门，他们就在和对方大喊大叫……有时 Steve 还会骂他的母亲。

治疗师：那时候他妈妈会怎么做呢？

John：她气得脸都红了，然后更大声地训他，告诉他如果出了门就再也别回家了。

治疗师：那 Steve 都做了些什么，让他俩的关系改变了呢？

John：嗯，我不太看到他对她大喊大叫的了。

Barbara：是的，我们的相处好多了。

在结束访谈前，我向这个家庭的两位成员征询他们的想法，包括 John 的哪些意见是他们认为最有帮助的，是否愿意在未来的家庭访谈中再次邀请他过来。Steve 和

Barbara 同意采取 John 建议的所有想法来对付 George 和继父 Roger。而且 Barbara 特别喜欢那个关于让 Steve 放学后就和 John 待在一起的建议。同时，Steve 表示 John 在这一节访谈中给予的支持让他感到特别有力量。于是，二人毫不犹豫地都希望 John 如果未来愿意的话，可以再次加入访谈。我也特别感谢了 John 的帮助，还开玩笑地问他咨询费是多少。大伙儿听得都笑了。然后，当我问到 Steve 和他母亲愿意多久以后再回来，他俩很确定地回答："三个星期。"当我继续问，在这三个星期里他们会做些什么的时候，他们告诉我说，因为有了 John 的帮助，接下来有好多事情要做呢！

案例总结与治疗效果

在 Steve 的九个月缓刑时间里，我总共见了 Steve 和 Barbara 八次。John 和沃伦出席了第三、第五和第七的访谈。John 提出要让 Steve 在空闲时间里去他或沃伦家的建议被证明是相当有效的，这让 Steve 避免了与黑帮的纠葛。第五次访谈时，Steve 的缓刑监察官和学校社工也一起参与了。他们非常认同这种通过同伴的帮助来强化 Steve 行为改变的工作策略。

在第五次到第七次的家庭访谈期间，Steve 和他的继父打了一架，并决定住到亲生父亲那里。于是，我和 Steve 的母亲、父亲、继母以及他本人一起做了第七次和第八次会谈。尽管 Steve 和他的继母之间存在些小冲突，但如此的安排为他的人生新方向开启了重要一步。在我们工作结束一年后，我电话随访了他的母亲和父亲。据两位反映，Steve 已度过了缓刑期，戒除了酒精和毒品，不再和帮派有来往，学业成绩也提高了。

结束语

在本章节中，我提出了关于如何运用同伴帮助青少年家庭治疗的五种方法。这些方法已经运用在了一些相当艰难的青少年个案中并且带来改变，同时还减少了个案的治疗时间。当我们之后随访那些采用了同伴反映小组的个案及家庭时，不论是父母还是青少年本人都对这样的方式大加赞扬，认为是非常有助于问题解决的。以上这些同龄人治疗策略还适用于其他类型的家庭治疗。比如，Fishman（1993）在针对青少年的结构治疗中也使用了同伴治疗策略。

同时，这些青少年们还帮助我学到了很多非常有创意且务实的应对方法和手段，学到了大街上那些新冒出来的毒品名字，学到了如何理解日新月异的青少年文化。感谢他们,他们所创造出的那一首首充满智慧的"说唱乐"帮助了许多极具挑战的青少年个案发生改变。

鸣谢

在此,感谢 Karen Foran 在编辑过程中所给予的意见并帮忙输入手稿。同时还要感谢 LaWanda Pope 介绍我认识了说唱乐手 Profound。

参考书目

Andersen, T. (1987). The reflecting team: Dialogue and meta-dialogue in clinical work. *Family Process*, *26*(4),415 - 428.

Andersen, T. (Ed.). (1991). *The reflecting team: Dialogues and dialogues about the dialogues*. New York: Norton.

Anderson, H. (1993). On a roller coaster: A collaborative language systems approach. In S. Friedman (Ed.), *The new language of change: Constructive collaboration in psychotherapy* (pp. 323 - 344). New York: Guilford Press.

Anderson, H., & Goolishian, H. (1988). Human systems as linguistic systems: Evolving ideas about the implications for theory and practice. *Family Process*, *27*,371 - 393.

Anderson, H., & Goolishian, H. (1991). Thinking about multi-agency work with substance abusers and their families: A language systems appoach. *Journal of Strategic and Systemic Therapies*, *10*(1),20 - 36.

Bateson, G. (1980). *Mind and nature: A necessary unity*. New York: Ballantine Books.

de Shazer, S. (1985). *Keys to solution in brief therapy*. New York: Norton.

de Shazer, S. (1988). *Clues: Investigating solutions in brief therapy*. New York: Norton.

de Shazer, S. (1991). *Putting difference to work*. New York: Norton.

Elson, M. (1986). *Self psychology in clinical social work*. New York: Norton.

Erikson, E. (1963). *Childhood and society*. New York: Norton.

Erikson, E. (1968). *Identity: Youth and crisis*. New York: Norton.

Fisch, R., Weakland, J., & Segal, L. (1982). *The tactics of change*. San Francisco: Jossey-Bass.

Fishman, H. C. (1993). *Intensive structural therapy: Treating families in their social context*. New York: Basic Books.

Glassner, B., & Loughlin, J. (1987). *Drugs in adolescent worlds: Burnouts to straights*. New York: St. Martin's Press.

Haber, R. (1987). Friends in family therapy: Use of a neglected resource. *Family Process*, *26*(2),269 - 283.

Meier, R. F., Burkett, S. R., & Hickman, C. A. (1984). Sanctions, peers and deviance. *Sociological Quarterly*, 25, 67 – 82.

Minuchin, S. (1974). *Families and family therapy*. Cambridge, MA: Harvard University Press.

Minuchin, S., & Fishman, H. C. (1981). *Family therapy techniques*. Cambridge, MA: Harvard University Press.

Selekman, M. D. (1991). "With a little help from my friends": The use of peers in the family therapy of adolescent substance abusers. *Family Dynamics of Addiction Quarterly*, 1 (1), 69 – 77.

Selekman, M. D. (1993). *Pathways to change: Brief therapy solutions with difficult adolescents*. New York: Guilford Press.

Tec, N. (1974). *Grass is green in suburbia: A sociological study of adolescent usage of illicit drugs*. Roslyn Heights, NY: Libra.

Watzlawick, P., Weakland, J., & Fisch, R. (1974). *Change: Principles of problem formation and problem resolution*. New York: Norton.

Weinstein, R. M. (1978). The avowal of motives for marijuana behavior. *International. Journal of Addictions*, 13, 887 – 910.

White, M. (1984). Pseudo-encopresis: From avalanche to victory, from vicious to virtuous cycles. *Family Systems Medicine*, 2 (2), 150 – 160.

White, M. (1985). Fear-busting and monster taming: An approach to the fears of young children. *Dulwich Centre Rerview*, pp. 29 – 33.

White, M. (1986). Negative explanation, restraint and double description: A template for family therapy. *Family Process*, 25 (2), 169 – 184.

White, M. (1987). Family therapy and schizophrenia: Addressing the in-the-cor-ner lifestyle. *Dulwich Centre Newsletter*, pp. 14 – 21.

White, M. (1988). Anorexia nervosa: A cybernetic perspective. In J. E. Harkaway (Ed.), *Eating disorders* (pp. 117 – 129). Rockville, MD: Aspen.

White, M., & Epston, D. (1990). *Narrative means to therapeutic ends*. New York: Norton.

第三部分

作为观众的团体： 重写故事

社会系统本身有资源发展出应对其成员困境的创造性解决之道。

——Ross Speck 和 Carolyn Attneave

人群既能破坏，亦能治愈。

——Gody Marsh

第十一章　公共实践

传播的伦理道德

作者：Dean H. Lobovits、Richard L. Maisel 和 Jennifer C. Freeman　　翻译：郑燕

> 道德的基础，不应建立在神话之上，也不应和任何权威相关，以免产生对神话的怀疑，或者对该权威合法性的质疑，从而危及合理判断和行为的基础。
>
> ——阿尔伯特·爱因斯坦

探讨意义的过程，由语言材料编织而成，并在一种参与式的社会情境中得以阐释（Gergen & Gergen，1991）。由此得出的结论是，释放意义的形成，不仅需要一位"讲故事的人"，而且还要一位听众。这位听众在探讨意义的过程中，是积极与合作的参与者，而不是一味被动的信息接受者（Burner，1986）。近年来，在治疗过程中可以看到，有越来越多纳入了听众的创新实践的出现。除使用了反映小组之外，这些治疗方法采取了在各种类型的观众前交替循环讲述的步骤，在治疗会谈当中和之后都有（例：通过文字信息、信件、社团、俱乐部、手册和图书馆）。

我们的重点在于叙事疗法中浮现的想法，"仅是疗法"。通过循环练习，近年来类似的方法使得心理治疗变得更加大众化。这些疗法开启了通往这类练习的道路，强调合作，并且聚焦于能力、授权及偏好的故事，而非病理学的部分（Waldegrave，1990，1991；White & Epston，1990a，1990b）。

治疗师的角色，并非给予来访者指导或提供专业知识，而是进入其社交领地，在此，意义浮现出来，并且给压制性的故事发展出不同的意义提供了支持。观众可参与发展来访者偏好的故事，并根据来访者的位置，增加可选观点的多样性。这些故事，通过在意义形成过程中的合作和逐渐深入的评述而演化推进。

分享练习挑战了我们关于心理治疗中对绝对隐私需求的传统观念。符合伦理和有效的心理治疗，通常被认为基于一个独特的关系，这个关系在一个私密且受保护的

空间里展开。我们的论点是，当那些体验到问题的人，被以疾病/病理的方面或其他问题——饱和描述的角度来考虑时，对于私密的需求会增加。

具体化该问题，其中"问题就是问题，人本身不是问题"，使得人和问题分离，并摆脱羞愧和失败的感受（White，1989；White & Epston，1990a）。当我们探索人与问题之间演变的关系时，会唤起人们与之相关的能力和力量，从而促进一种关于自我价值一致和优先的观点，并且识别出良性循环而非恶性循环（White & Epston，1990b）。这些良性循环和自我优势，正是被主流的、更广泛的读者所传播的。这一方法倾向于产生更多的自我暴露的观点和描述的产生。因为被记录的叙事，通常引起人们及更进一步的目标设定的反思，他们经常更热切地分享这些材料。这使得治疗边界能够扩大，同时为来访者提供了不同的选择，以减少治疗场合中关于秘密和隐私气氛的负面影响。这些影响包括谴责、被治疗师剥削所增加的风险，以及治疗师责任的缺失（Goffman，1959，1961；Lobovits & Freeman，1993）。

观众的类型

我们区分了两类观众。一类是"已知的观众"，他们"包括那些在来访者的生命中有互动和影响到他或她未展开的故事的人"（Freeman & Lobovits，1993，p. 205）。这些人可被用于见证个人的变化或偏爱的故事，同时也参与到其改变的过程当中。可以包括亲属、朋友、老师、别的专家或者重要的在世或过世的人物。一些已知的观众是可以共情的，且早已和来访者形成正向的意义，而其他人可能是被怀疑的，并需要在重新商谈意义的过程中积极招募。

第二类观众是"被介绍来的观众"。这些观众来自一个更广泛的团体，那些和同一个问题斗争的人，那些理解问题的社会环境的人，及那些成功应对这个问题的人。例如，反厌食症/暴食症社团（Epston，Morris & Maisel，1995；Madigan & Epston，第 12 章，本书）。

这些团体"有能力在探讨的过程中，欣赏另一些可能的故事，并提供本地化的知识和技术，来改变主要的、充满问题的、把人等同于问题的那些故事"（Freeman & Lobovits，1993，p. 222）。家人可能被邀请来接收或贡献关于问题和解决方法的信息（Epston，1989；White & Epston，1990a）。例如，来访者可能被问到，他们是否愿意将自己的方法传递给别的来访者，就像在下文的案例里，有一位父亲关于父母如何与青少年孩子进行更好地交流的方法，被收集过来和其他来访者分享。观众们可以在治疗中互动或者调用。例如，在下文另一个案例中，一位来访者在面对厌食症时，通过视频和邮件，与反厌食症/暴食症社团互动；而在另一个案例中，治疗师调用了一位假想中的可敬的女性观众。

循环练习的好处

如果我们把治疗，从私密改变成有选择的公开练习，对于我们的来访者和他们的观众而言，有哪些好处呢？我们在此，先从其中的一些获益谈起；稍后我们来看一下一些有风险的和棘手的伦理问题，并概括地讨论一些指导理念。

来访者报告他们关于希望和痛苦的故事，经过一个团队反映的验证，联系一个俱乐部和社团，有了一些新的改变传播给他人。当这些想法被搜集起来，通过录音、信件或治疗师的言语化，传播给需要的他人时，他们能获得更高的满意度。鉴于他们之前可能对自己的问题感到丢脸，传播给他人的机会，给了他们索取一个优势地位的机会（即，从病人到顾问，或者从受害者到幸存者，从溺水者到救生员）。观众参与者因他们的贡献受到别人的尊重而感激，并乐于有这样一个机会，以一种积极的方式，参与到他人或家庭的生活当中。下面我们说明几种让观众参与治疗工作的方法。

手册

纳入不同观众以丰富治疗环境的想法，激发了我们的实验。冒险之一是制作一本手册，儿童和家庭成员可以从中了解到别人是如何处理类似问题的，以及他们的成功故事或建议（Freeman Sc Lobovits, 1993）。Jennifer（Jenny）从 1990 年开始，把有关孩子问题的故事记录在一系列手册中。孩子们被邀请把自己的故事写在一本没划线的本子上，或者口述给治疗师，如果愿意的话，再画上插画。这些本子封面上有拼贴的图画。孩子们在治疗过程中，有机会去看到并听到那些之前有过同样经历的孩子的故事。手册在其他和孩子们工作的治疗师中传阅，并增加他们自己的条目。

手册有几个目标：通过邀请孩子，给面对着同样问题的其他孩子以参考意见，以鼓励并尊重孩子；确认他们关于斗争和成功的故事；提供一个乐于展示成功和超越自己的方式；并且当孩子经历退步时，可以通过自己的记录，获得鼓舞和参考。

手册的一些例子包括：《情绪控制手册：如何冷静下来并变酷》；《恐惧者手册》；《好好休息：入睡及其他》；《戒除习惯手册》；《不同学校手册》，里面包括反—反数学俱乐部的条目。

后面这个俱乐部值得一看。它由两个九岁女孩组成，她们都与数学较过劲。其中一个女孩，在治疗期间，听到她的一个朋友提到有同样问题的时候，决定邀请她一起进行几次面谈。她们很快领会到，从对女孩和数学的态度的社会环境下来看自己的问题。两个女孩都认识到，在她们所梦想的职业领域，都需要数学技巧。

她们决定来一场性别革命，制作革命性的艺术作品、讲故事，并发展出一种木偶戏，名叫"小看女孩和数学的人和小看他们的女孩们"。接着她们请了一位数学家教补课。通过这本手册中的故事，她们为别的女孩提供咨询。下面是女孩们写下的一些评论："数学的问题：你知道，有些女孩认为那只是因为你被自己不喜欢数学（这样的念头）欺骗了。我的意思是，你说你不喜欢它，很快你就真的不喜欢它了。所以不要像我一样被欺骗了（Shawna，9 岁）；不要听信有人告诉你有些科目不重要，因为说这话的人就是想要你对此一无所知（Alice，9 岁）。

接下来是一些来自《情绪控制手册》的条目：我认为去玩，比继续发疯要好。如果你在玩的时候脾气上来了，就走开去做点别的事……直到脾气过去并平静下来（Risa，6 岁）。另一个孩子，在被鼓励贡献自己的经验时，口述道：

> 我想出了一些不发脾气的办法。现在我可以一直做到不发脾气了！过去它总是沿着直线爬上来，但自从我监视它开始，它就螺旋式爬上来了。我等着，直到它靠近，因为我喜欢捉弄它，然后吹一声口哨，它就跳起来，跑到空气当中去了。接着它就离开，并掉下去了。或者，有时候，我叫它名字。"停下，你这个装喀啦啦响的螺丝刀的大口袋，你这傻瓜蛋！"然后它就停下并离开了。就像妈妈和爸爸晚上要出门，可是妈妈搞错了日程。会有一个原本不会来的保姆来带我们，我会很不高兴，但是我自己想办法平静下来了。爸爸和妈妈都不知道这个过程，因为我是那么平静。（Maria，8 岁）

当玛丽亚和她的父母被告知，另一个孩子读了她所写的条目觉得有用，这个消息使他们都很自豪，并肯定玛丽亚是一个成功的情绪控制者。

一个公共的观众

在一个参观艺术家工作室的团体活动中,詹妮(Jenny)的工作室被作为一个表达性艺术治疗的代表性工作室供大家参观。工作室的装备被展示给观众们,包括沙盘、玩偶剧院、演戏道具、艺术品、雕塑,还有玩偶和面具制作,以及来访者围绕这些材料所做的工作。普通公众和来访者都被邀请参加活动。艺术品还伴随着描述性的说明、诗歌,或者故事,其中的一些是艺术家和来访者一起写成的。大部分工作是儿童做的,他们特别兴奋地做展示。表达性治疗就这样同时展示给公众以及别的来访者。这些治疗成果一旦被作为展示和分享的部分,似乎就进入了另一个境界。

表达性艺术工作,本质上就是比较具体化的。在一个具体化的谈话中,来访者自豪于他们的艺术作品并将之视为对他人可能有用的资源。例如,一个孩子想要分享一幅画和一首诗,以展示她与丧失的恐惧之间的关系是如何发展的,不仅因为她觉得这可能会帮助到其他同样遭受丧失的孩子,更因为她为重新获得生活当中的惊喜的信心而感觉良好。

这一实验性的活动,提出了边界问题,诸如来访者相互见面,以及在一个不同的情境下与治疗师见面。每个来访者在参与之前,均就活动之后可能发生的任何负面影响进行过谨慎的访谈,且在活动之后听取了意见。来自来访者的反馈是积极的,这显示,当这样一种尝试,是由一个事先被告知与合作的过程所指导时,他们有能力处理情境的改变。他们感到从别人的工作中有所学习和享受。有一个未预期的好处是,公众参观者同样从这些工作中有所了解和启发。几位参观者读过孩子们的插画故事后说,他们从中得到了如何与自己孩子相处的启发。一个来访的孩子,在看过别的孩子所画的卡通插画故事之后,受到鼓舞,从而表达出原本默默承受的问题。

这次展示后不久,我们受邀参加了一个类似的公共展示活动,是由新罕布尔州一个乱伦幸存者自助团体的妇女成员组织的表达性艺术活动。

丹妮丝

在下面这个部分,将介绍 Richard,Rick 与一位厌食症女性的工作,以说明在持续的治疗过程中,观众的一些其他用处。

丹妮丝是一位 17 岁的女孩,高三学生。在前一年里,她开始确信自己是肥胖的,并决定减肥。她几乎什么也不考虑,就把自己置身于一天只能摄取 400 卡路里的饥饿疗法中。她是一名有才艺的舞者,每天在各种锻炼之外还会跳几个小时的舞。最终由于节食变得如此疲乏和营养不良,以致医生禁止她继续跳舞。医生还告诉她,如果在接下来的一周里不能恢复体重,就得把她送医院治疗,强制灌食。丹妮丝决心要继续跳舞,因此在接下来的一周里强迫自己吃东西。然而,她很快就开始呕吐,几个月之后,一天大约会吐 8 次。在医院接受 15 次左右治疗后,她被转介到 Rick 处。

在转介的时候,她的呕吐次数大幅度减少,每天也能吃一些东西了。不过,她的头脑仍旧被厌食症占据,每天刚醒过来就能听到声音,命令她不要吃东西,这个声音还整天都对她说"肥胖、丑陋、愚蠢、失败者"。她同样挣扎于强烈的无价值感和缺乏权力感之中。

为正向发展招募假想的观众

厌食症经常在人感到脆弱无助的时候靠近。丹妮丝 15 岁时,她的父亲意外去世。他生前积极关注丹妮丝的学业和课外活动,并用各种方法帮助她顺利进步。在他去世后,丹妮丝感到失落、孤独并且悲痛欲绝。不久厌食症出现,确保她获得一点能力和自控的感觉。厌食症还告诉她,她将赢得他人的爱、认可及尊重,只要按照它的指示去做:追求特别的瘦,竭尽全力争取完美,坚持自我否定,把他人的需求置于自身需求之上,并且把自己与男人的关系限制在卑微和顺从之中。

在丹妮丝与 Rick 的一次会谈中,她描述了几次当她没有顺从厌食症的要求去做时的情况。很不幸的是,丹妮丝坚持抵抗厌食症指示的做法,被别人攻击为自私和刻薄,此时罪疚和自我憎恨的感受被诱发。Rick 的提问帮助丹妮丝觉察到,给自己下如此负面的结论,其中有更宽泛的社会政治(如,性别的)语境。

丹妮丝决定,她更喜欢通过权力和价值感的透镜去看自己的行为,并且她更喜欢"自信和自我保护"的描述,而非"自私或刻薄"的说法。下面这段话,摘自 Rick 给丹妮丝的关于他们会谈的一封总结信:

> 你谈到多次被所谓的朋友称作"婊子"。这使你更确信自己是一个卑鄙自私的人。你告诉我,当你把自己的需要置于他人的之上,或者抗拒一些不公的对待时,人们会用这些词描述你。我问你是否认为这些词被用来抵消女人的抗议并保持静默,你说不知道。不过,你认为任何一个强壮的女人,坚持自己的信念,并把

自己当回事的,都可能被贴上这些标签,但她们都不会愿意接受这些说法是正确的。

后面你告诉我的部分非常有启发性,并且我必须承认,我一直非常钦佩你,你告诉我的这个故事,使我对你加倍的尊重。你告诉我,你的一个朋友参加一次晚会时,显出已经喝醉的样子,那是一次你煞费苦心组织的晚会,你的朋友们和朋友的家长都会参加。因为他的行为惹人讨厌,你让他离开了。你觉得我为什么会敬重你?你觉得晚会上其他人会赞赏你这么做吗?之后你对此感到内疚,并且开始猜想自己就是个"婊子"。如果这样做是个"婊子"的话,我想我们得问问"婊子"到底是什么意思?男人(和认可他们的女人)为什么需要用这样的方式来贬低女人?

我的意思是"贬低"不仅是一种侮辱,也是一种对反抗的镇压。你说,有那么多人称你为"婊子",这是否意味着,有那么多情况下,你为你相信是对的事站出来过?你是否觉得你所尊敬的女士会赞赏你,如果她们在那些时刻看到你,那些你挑战或面对或反抗的人叫你"婊子"的时候?那些女士会为你所承担的事给出怎样的描述?她们会认可怎样的品质?你觉得有男孩或男人同样能认可和欣赏这些品质吗?

一位假想的被尊敬的女性观众被召来提出共识,以支持丹妮丝反厌食症的行为,并发展出与"婊子"不同的关于自己的描述。目的是为丹妮丝打开空间,将她对于自己行为的优势描述合理化为自信和公正。

咨询反厌食症/暴食症社团

在与丹妮丝的第一次会谈中,理克(Rick)描述了一部他看过的录像带,是戴维·爱普斯顿(David Epston)与一位和丹妮丝同样年龄的女孩会谈的录像,这位女孩正和厌食症斗争。他描述说那个女孩如何坚持声称自己感到精力充沛,而无视她的医生说她随时会死去,以及她的室友报告她如此疲乏,以至走到邮箱的力气都没有这些事实。作为回应,丹妮丝回想起,厌食症是如何"遮蔽她的双眼",并使她自豪于擅长自我毁灭的。在这次会谈结束时,丹妮丝问是否可以看一下录像,因为可能帮助到她看穿厌食症的谎言,并看到它的本来面目——一个杀手。

一度,丹妮丝在与厌食症斗争的过程中陷入了僵局。她和理克决定写一封信,向新泽西州的反厌食症/暴食症社团咨询。他们希望,这个社团关于厌食症策略的知识以及反厌食症方面的发现,能够帮助丹妮丝获得一些进展。他们也给这个社团寄去了一些会谈的纪要,记载了丹妮丝关于厌食症的一些发现,和对反厌食症的一些理解。

亲爱的戴维·爱普斯顿(David Epston)及反厌食症/暴食症社团成员:

我在治疗师理克·梅塞尔(Rick Maisel)的帮助下写这封信,以期获得指导。我现在18岁,住在加利福尼亚。第一次遭遇厌食症是在父亲死于心脏病后不久,那时我15岁,真是抑郁到什么事都不想做,然后厌食症给了我一条路。它占据了我的头脑,这样我就不必面对父亲的去世带来的情绪。大约两周的时间,它让我节食,当我吃东西时就会呕吐。最后我朝妈妈爆发了,告诉她我有多恨她以及我自己的生命,对于爸爸的死,妈妈似乎并不像我一样受到那么大影响,这使我感到无比孤单。

在表达了这些情绪之后,有一年的时间,厌食症离开了我的生活。在那一年里,我悲伤于父亲的去世,有些自我苛责。厌食症最终又抓住了我,很快它让我回到饥饿的节食当中。我体重下降如此之多,以致医生告诉我不能继续跳舞了。我的生活中大部分时间都在跳舞,那是我真正热爱的事情。我不想让厌食症把这件事从我这里夺走。所以,我强迫自己开始进食。

目前我觉得自己基本上克服了厌食症,至少我的饮食习惯正常了。厌食症仍旧试图让我节食,而且这种要求,在我与同样遭受厌食症困扰的朋友们在一起时尤其强烈。但是从经验中我知道,厌食症向我保证的东西和它实际给我的东西,是完全不同的。然而,我觉得还有一部分自己还不能找回。我还在挣扎着找回我的自尊和自我价值感。厌食症告诉我,因为我肥胖,所以我毫无价值,我客嗇,我是一个糟糕的人。在我不遵守厌食症的规定时,它带给我这些惩罚。我得说,我发现自己相信它告诉我的话。你们有谁也经历过这些吗?如果是的话,你们是怎么过来的?你们是如何看透厌食症关于自己作为一个人的价值的谎言的?你们当中也有谁试图克服要变瘦的愿望,以及你的价值体现仅依赖于能控制体重的想法?如果是的话,你们是怎么做的?

厌食症是不是也把你生活的幸福感夺走,把你对成就的自豪感夺走了?你是怎么把这些拿回来的?如果有的话,朋友和家人在这当中扮演了什么角色?如果能提供任何答复,我将不胜感激。我也会试图回答任何你们向我提出的问题。

不久，理克和丹妮丝收到来自戴维·爱普斯顿的回信。他是这个社团的档案管理员。他从社团成员和他自己的信件中选录了一些资料。其中有一份他与一位女士的一次完整会谈记录。那位女士名叫丽贝卡（Rebecca），22岁。这次会谈中就她与厌食症/暴食症的斗争，有一个突破性的发现。丽贝卡把她的突破，部分归功于阅读一位14岁女孩写的反厌食症日志。显然，这个年轻女孩也是理克的来访者，是他们主动把这份日志寄给这个社团供人传阅。

丹妮丝带着极大的兴趣，阅读这次会谈的记录。丽贝卡的突破性进展，使她想起自己反厌食症过程中的一个重大转折点。下面这封理克给丹妮丝的信，记录了这个转折点，和与此相关的对反厌食症的认识：

> 在我们上次会谈时，你告诉我一些关于戴维·爱普斯顿与丽贝卡会谈记录的想法。你认识到许多与丽贝卡一样的厌食症/暴食症传递过来的信息。令人惊讶的是，你在反击厌食症/暴食症的过程中也有一个类似的转折点。似乎直到我们的这次会谈，你才想起这一点。这个转折点的来临，与你那个时候的男朋友有关，那时他在上大学一年级。你突然看到了他的本来面目，一个自私、漠不关心的人，你不想再和他在一起。几乎与这个认识同时，你回到家，开始进食。你说，那个时候你认识到，"我没必要让自己受此折磨。这没有意义，对我没有好处"。从这一天开始，厌食症再没能完全控制你，让你饿自己。你认为是什么让你当时看到了这个关系的不公平？这与你找回自己的价值感有关吗？如果是的话，你是怎么看穿厌食症的谎言和非难的？

遇到欣赏的他者的体验

在快要与丹妮丝结束工作的时候，理克去度了五周的假。一回来，他就得知丹妮丝与一位叫达斯汀的年轻人开始了一段新的关系。

丹妮丝觉得这段关系帮助她摆脱了厌食症。她高调地谈论达斯汀，描述他的正向品质。不过，当理克问道，她认为，或者猜想，达斯汀喜欢她什么时，她无法回答。丹妮丝会很轻易地内化来自他人那些批评的、苛刻的、否定的体验，当需要从（可能的）欣赏她的他人之眼来看待她自己时，她是完全不知所措的。理克建议向达斯汀写信询问，达斯汀刚去欧洲上大学。很快，丹妮丝打电话给达斯汀，请他写信给理克，详述他欣赏丹妮丝的地方。下面是几周后一封传真的摘录：

1. 丹妮丝吸引我的地方是什么？[①] 首先，我讨厌这个问题用了过去式，因为我仍旧非常受丹妮丝的吸引。

但如果你指的是当我刚开始见到她时，那么以下就是回答。我在见到丹妮丝之前和她并不认识，一个好朋友跟我说，丹妮丝是一个很"酷"的人。但是我必须承认，丹妮丝的美丽是最吸引我的地方。

2. 你在她身上看到的正向品质是什么？我在丹妮丝身上看到很多正向品质，比如：美丽、现实的态度，和坦诚直率（"酷"）；很可爱；聪明（经常有深入的愉快的交谈）；和她在一起很有趣；和她交谈和交往很轻松，因而觉得喜爱；目前为止遇到的最好的人……还有她喜欢我（好品味）。

我希望这些回答是符合你预期的，并且能帮助你了解丹妮丝尚未被探索到的意识领域。

丹妮丝对于这封信的反应很正面。信中有些东西让她有点吃惊。她没想到，达斯汀对她的感觉是一个可爱的人。这与之前关于她自己的"婊子"和"自私"的评价正好相反。同样，她从未想过自己是个很有趣的人。

理克意识到，达斯汀关于她美丽的恭维可能是压倒性的。在招募观众时，我们需要考虑到，有可能通过再造同样的文化知识，激发或支持到来访者正在与之抗争的问题。尽管丹妮丝对此有积极的反应，理克开始考虑在招募达斯汀作为一名欣赏丹妮丝的观众时另外一些可能的影响和后果。

让她通过达斯汀的眼睛去看自己，是否无意中暗示了达斯汀对她的看法比她自己或者其他女人对她的看法更有价值？这个问题是否隐含了一个期望，她应该屈从于别人的价值，特别是男人的？达斯汀提到美貌（虽然这与厌食症对于丹妮丝又胖又丑的看法相反）是否会强化厌食症（以及主流文化）评判一个女人的价值时对外表美的强调？

为了履行自己的责任，理克将这些问题提出来，与一些女权主义妇女团体的成员

---

① 理克认为，他让丹妮丝问的这个问题："你欣赏丹妮丝哪些方面？""吸引"这个词的使用，有主流文化意涵，即强调身体外貌。

讨论,也在他与丹妮丝的最后一次咨询面谈(White & Epston,1990a)时提出来讨论。为了了解丹妮丝对于达斯汀评价的看法,理克问她对于达斯汀强调美丽这一点的反应。她觉得这一点在某种程度上是反厌食症的吗?丹妮丝说,她觉得听到达斯汀说起这一点时对自己是有帮助的,因为这否认了厌食症认为如果她不减肥就不美丽以及没有吸引力的论调。她还解读达斯汀用"美丽"一词,除了身体外貌之外还有更多含义,因为之前达斯汀就很清楚地向她表达,他不在乎她的体重,并且认为她太过于注重这一点了。

使用观众的伦理考虑

以上例子,不仅揭示了治疗工作中招募观众的好处,同时也提示有潜在的一些风险。观众可能有能力欣赏或者评估我们来访者的新的和优势的叙事,对积极特质的发展有所贡献,并且引入一些替代性的或解放性的知识。另一方面,他们也有可能支持、推动或者影响到那些贫瘠和压抑的叙事和描述。我们作为治疗师、老师和咨询师,也会相互之间,或者与我们的来访者、学生和培训者做反映性循环练习。这些练习所引发的伦理挑战如何?我们努力做到将这些练习自由应用,而非在压力之下应用。在本章末,我们将某些伦理问题清晰化,即那些目前指导我们的反映和循环练习的部分。接下来举两个例子,来说明这些伦理问题,实际上是如何影响到我们与来访者工作的内容和过程的。

聚焦于现存的优势和能力

我们努力与来访者建立一种吸引他们观点和经验的关系。我们邀请人们让我们进入他们的世界,告诉我们他们的故事。我们允许自己在来访者描述其熟悉和关键特征时,被引领着穿越叙事的图景。我们带着新来者警觉和欣赏的眼睛和耳朵进入这个图景,注意并询问我们的来访者体验的方方面面,特别是那些他们到目前为止忽略、排除或忘记的部分。

我们假定来访者有知识和能力,把自己从问题的控制中解救出来。我们的重点在于识别变化的发展过程,特别是已有能力的部分。我们发现,最好回到现存的或曾经存在的优势或能力,而不是插入一个新的任务或指示,这种可能背离家庭模式可能会暗示存在不足需要修正。然而，我们可以与家庭合作，创立仪式、测试或者任务，以促进积极发展。这些发展的知识和能力，一旦被识别，可被记录下来，并与重要的他人或那些经历着同样问题的人所分享。

知情同意

我们不应该因为热衷于将来访者的发现提供给更广泛的观众传阅，从而阻碍了我们充分探索来访者任何可能的保留意见。尽管我们致力于协作和获得知情同意，来访者可能会顺从而非同意。他们可能希望取悦我们，可能会感激我们，并且想给我们回报些什么，或者他们可能会因为有异议或抵触而感到不安。

至于那些新近发展出来的练习，诸如之前我们所描述的那些，我们更有责任获得知情同意。治疗师在将来访者加入循环练习并获得他的同意之前，需要对积极的和消极的、现在的和将来的可能影响做仔细的考虑，向来访者提出一些特别的问题。为了获得充分知情后的同意，一个人需要理解该行动的意涵，并且自愿提交同意，而不是在任何微妙的压力或强迫之下。元问题是："如果你真的不想将这些信息循环分享出去，那你是否愿意把阻碍你这么做的理由告诉我？"关注的重点，在于沟通上的保留的限制，以及保留意见本身。一旦可以清楚地谈论自己的保留意见的内容，来访者与治疗师双方的创造力就可以被激发出来用于问题的解决，从而使来访者获得满意的结果。

我们希望，本章内容将鼓舞读者，帮助我们一起界定现存的练习，并创造出新的练习，为一个真正的知情同意做好准备。

个人的痛苦和社会政策：公开的伦理责任

因为深知痛苦与不公以及希望和力量的故事，治疗师能传播的东西要比来访者能发现的更多。治疗关系边界的修正与社会公义的伦理是错综缠绕的。瓦德格拉夫（Waldegrave, 1992）质疑，是否传统的临床界限"确保身体和心理问题的（社会）因素从未得以解决……在现代工业社会……助人的行业是他们社团的痛苦晴雨表"（p. 18）。因而，治疗师有一种道德和伦理的责任，"更好地知晓关于健康和疾病更广泛的经济、政治、文化和性别决定因素"（p. 18），以及公开那些引起来访者痛苦的社会和经济事件，这些信息就能被用以影响到社会政策的制定。

价值的透明

我们不提倡接受并在工作中运用这样一种相对的伦理,即无论我们的来访者呈现什么,不参与关于来访者观点和实践的价值评判。外部化/具体化技术允许我们讨论那些被我们视为道德上有问题的观点和实践,而不是内在的个人或家庭特质。

与其假装保持价值中立,我们宁愿辨认我们的价值观并保持开放。我们让来访者更充分地参与到关于价值的讨论中。我们在施加影响和对其妥协之间保持一个平衡。商讨含义的敏感过程发生于这些极点之间的空间里。这些我们与价值斗争的部分,可以是最打动人心和具有转化性的。在这个过程中,我们发现,仔细思考权力和等级的负面影响并促进价值多样性的发生,对于促进会谈是有用的。

削弱等级制度及其影响

多元等级的存在和与其等级有关的权力的运转,深刻地影响着我们的生活。正如平德休斯(Pinderhughes,1989)指出,"优势群体和隶属群体的分配,部分基于文化,由社会结构所建构和保持,决定了人们如何被看待以及如何看待自己、对资源的使用以及对于自身状况的回应"(p.9)。没有权力或只有很少权力的人们,可能会通过主流文化的视角解释他们的经历,并且接受那些掩盖或合理化他们自身压抑的意义。当人们开始挑战这些个人化的或心理分析的含义,并在人种、文化、阶级、性别和权力运转的背景下,重新检验他们的经历,他们常常会从一个自我厌恶的位置转到一个实证的和反抗的位置。

我们努力尝试发展治疗实务,以减少这种社会和文化阶层的毒性效应。当与家庭成员工作时,瓦德格拉夫告诫我们要注意以下可能:那些有最大权力的人会支配那些权力较小的人,或者使之处于从属地位,我们要觉察我们自身对该支配的参与。当我们发现支配的策略起作用时,指明,并邀请家庭成员就这些策略的影响和它们引起的伦理问题做反映(Maisel,1994)。我们也试图确保每个家庭成员有讲话、评论和被倾听的机会,同时探讨每一种可能妨碍所有家庭成员充分参与的限制条件。通过评估每位参与者和观众会说些什么,增加观点和立场的多样性。这常常会促进"两者/和"解决方案(Lipchik,1993),而非增强那些能够因自己的社会文化地位而行使权力的人们的权威。

当界定治疗师与来访者之间的权力差异时,我们试图减少因专家身份的优势而可能造成的不恰当影响的程度。我们将我们的观点更开放地置于个人经验中,置于对那些认识或一起工作的人们的经验的理解中,或者源于一个理论模型。麦迪根(1991)和怀特(1991)建议,运用反映团队工作时,应在来访者面前就治疗师的方向、解释、问题以及诸如此类的问题,向治疗师(以及反映团队成员)提问以揭示其根据。这些问题可以由一名协作治疗师、反映团队的成员或者来访者本人提出。[①] 在没有团队的治疗中,来访者可被邀请在整个治疗过程中提出类似的问题。

在考虑治疗师-来访者的等级结构时,我们必须额外考虑在治疗情境之外的等级控制经验。

例如,小阿尔奇·史密斯(Archie Smith Jr.,私人通信,1994 年 10 月)观察到,如果一位非裔美国来访者选择判断一位白人治疗师的非主流行为方式,他/她必定会感到是生活在两个不同的世界中。他引用 W. E. B. 杜波依斯(W. E. B. Dubois, 1976)"双重意识"的观点来阐明这一体验。根据史密斯的观点,非裔美国来访者"可能会向非征服性的治疗师展示一种混合的双重意识,一方面是真诚的感激,另一方面是怀疑(一种诠释学的怀疑)"。

这一双重意识的两个方面,都需要在治疗中得以发展并表达,而非一方以另一方为代价。非裔美国来访者应该不顾历史事实而相信,这种非主流的行为方式在治疗之外也会发生吗? 假如治疗师没能允许这种怀疑的表达,他/她就忽视了种族歧视的现实,并可能暗示来访者能够并应该期望在治疗情境之外,从其他有权力有地位的白人身上看到这种非主流的行为。那么,我们就尝试共同去揭示,而非掩盖社会文化对问题以及权力运行的贡献。

责任

如果我们重视社会公正,我们也必须同样关心自己的责任问题。无论我们的意图如何真诚,我们的努力如何专业,也会偶尔(并且可能比我们相信的更为经常)反应迟钝。这是不可避免的,因为我们的理解受限于自身生活经验,在社会阶层、种族、宗教、性别等等领域中的位置,以及我们自己的专业社会化知识。

当误解发生时,我们愿意站到适合的立场是有必要的。否则,我们的"领先"位置会导致一种潜在可能,那些治疗师的误解会使治疗走向殖民主义,并最终摧毁来访者(Lobovits & Freeman, 1993;Tapping, 1993)。与其避免误解,不带愧疚和防御地承

---

① 有助"解构"治疗师知识的更多关于治疗实践的完整讨论,参见怀特(White, 1991)。

认和从中学习会更容易些。站在这样一个立场,会让治疗师从"熟知内幕"的需要中放松,同时接受不仅引导来访者,也被来访者引导的必要性。

最低限度是要对我们与之工作的人们负责,需要不时地了解他们对治疗的体验,以及承认我们在一定程度上依赖于他们对引导的反馈(怀特,1991)。然而,如果少数族裔来访者是我们关于文化差异的唯一反馈来源,我们会过度依赖他们,并否认他们有不做反应的选择。例如,当本章的其中一位作者(DL)运用外部的咨询,给予他教室内的多元化问题以反馈时,非主流团体的学生会对他们没有被置于强迫要回答那些有分歧的问题的限制当中而表示感谢。该限制存在是由于,如果他们不做回答,这些问题就不大可能被提出,而如果他们做了回答,就得承担暴露自己的风险(Lobovits & Prowell,1995)。

新西兰州夏赫特的家庭中心,发展了一套责任框架来处理其治疗和行政管理中存在的文化、阶层和性别的不公现象。全体员工假定,对于不公的最好评判来自其中被长期虐待过的团体成员。当一件有关主流团体功能的事件发生时,这些非主流团体有权利召开核心会议,而主流团体的成员有责任听取该非主流团体的担忧,并去寻找一个双方都能接受的解决方案(Tamasese & Waldegrave,1994)。

尽管我们中的大多数人在建立这样一种框架性的责任体系上有很长的路要走,有一些选择是可以即刻考虑的。其一是,与我们的同事一起回顾临床工作,他们与我们的来访者有相同的种族、文化、阶层、性别、宗教或者性取向。另一个可选方案是,向治疗中的观众团体"文化顾问"寻求帮助。他们可以回顾录音带或出席临床会议,也可被邀请成为团队的观众,以另一方式直接参与治疗。

我们同样需要寻找方法,对那些曾遭受虐待的来访者团体负起责任。诸如其他曾克服虐待行为的男性观众或者女性团体,他们可以与工作的治疗师一起组织起来,致力于为曾对他人造成严重伤害的人们的生活建立一个责任框架(Jenkins,1990;Lobovits & Freeman,1993;McLean,1994;Waldegrave,1990)。

多样化的叙事

治疗中的信息通常受限于来访者问题取向的叙事,也受限于治疗师包含一个基于理论的专家诊断和观点的叙事。来访者可被暴露于多样化的叙事中,通过观众提供用以解决问题的各种故事、看法、价值和观点。

作为团队成员,我们不再尝试用一种"权威的声音"讲话。我们试图建立一个空间,在其中人们可自由评价多元的选择,并根据他们自己的个人选择做出反映。

Max、Janet 和 Jack

作者(DL's)与一个团队和家庭的工作之一是向他们阐释一些原则。我们从一个讨论开始,即反映团队面谈的程序之一。① 我们希望这个讨论能揭示一些注意事项,以帮助我们与来访者形成会谈框架。这一程序要归功于迈克尔·怀特(Michael White)和戴维·爱普斯顿(David Epston)。

下述案例说明了与所有和治疗体系相关人员会谈的过程,也介绍了循环(recursiveness)的观点。我们与来访者、练习者或学生的协作,采用了一个反映性的模型(Lobovits & Seidel, 1994; Steier, 1991)。反映性可能由将多元循环融合到一次会谈中而实现。

在这一典型案例中,有以下七个循环:

1. 咨询顾问与治疗师会谈。

2. 每个家庭成员分别接受会谈,并被询问对其他人的意见的评论。

3. 团队反映。

4. 家庭评论反映。

5. 之后,团队写一封信给这个家庭和/或一位观众。

6. 家庭对这封信做出反馈。

7. 做录像带回顾,几个月之后,家庭应邀写回信,对整个过程做反映。

这个会谈过程在家庭进入房间开始。这个家庭被详细地介绍给戴着胸牌的团队成员。团队的人数要有限制,以便这个在过程中,家庭能够了解每位参与者的优势和偏见。

下面所呈报的这个家庭,最初向代理机构寻求帮助,是因为他们的孩子 Max 在 11 岁时曾有学校问题。四年后发生了另一件事:Max 因辱骂老师被停学,而后他跑到他的祖母家。因此他们回来,寻求进一步的帮助。

Jack(继父)和 Janet(母亲)感到 Max 无法控制且不合作,并且 Max 和祖母会破坏

---

① 这一循环的会谈过程,基于一个反映性研究模型(Steier, 1991),该模型利用了人类学会谈理论(cf. Sells, Smith, Coe, Yoshioka, & Robinson, 1994)。

他们给他制定的规则。Max 觉得自己做每件事都会受到批评。他没法和继父好好谈话，总是陷入争执。尤其在家务事上，有时会升级到身体的打斗。Janet 会试图在他们之间调停，但是打斗太激烈，让她觉得是不是让 Max 住到别的地方去会更好。

在会谈程序的介绍结束后，教务长会见了治疗师（Sarah）。咨询顾问从与治疗师的会谈开始，此时家庭被置于观众的角色，报告说感到从困境中抽离了。这也给了这个家庭一个展示，即咨询会以一种合作和促进的方式，与每一个人会谈。

教务长：假如你可以为每个家庭成员的治疗许一个愿望，你会许什么愿？

治疗师：我希望 Jack 能看到，他作为一个继父，成功地影响了 Max。对于 Max，我的愿望是他能够继续以自己的方式成长，且能利用来自父母的爱和支持，并将父母作为指导者。对于 Janet，我希望她获得一些安宁，不再被迫调停 Jack 和 Max 之间的争斗。

教务长：你猜 Max 的愿望会是什么？

治疗师：他的愿望会是每个人不再总是大喊和尖叫。他能按照他自己的方式行事，并对家庭起作用。他会希望能自己思考和行事，且不会引发大骚乱。

教务长：Janet 的愿望会是什么？

治疗师：我想她的愿望会是获得安宁和和谐。让 Jack 和 Max 和睦相处。

教务长：Jack 的愿望会是什么？

治疗师：我想他的愿望会是，Max 能理解他的要求背后的逻辑和他的要求背后的爱，并且因为理解而愉快地去做他所要求的事。Jack 希望 Max 过好自己的生活。

两个月后，我们通过邮件，向这个家庭收集反馈意见，以评估这次会谈的效果。Jack 觉得 Sarah 的愿望"为希望和乐观打开了新的大门"。Max 觉得 Sarah 的愿望以一种有意义的方式，为他展示了 Jack 恪守家庭的承诺。

在这次会谈结束后，一位团队成员向咨询顾问这样评论道："通过与治疗师的会谈，你强化了她和家庭之间某种重要的东西。这表明你对家庭和治疗师之间关系的尊重。你表现出准备向治疗师学习的态度，并当着家庭成员的面。而通常的专业做法，是在他们背后进行讨论。"

治疗师做了如下评论："我想你使我注意到他们未曾体验到的——那些治疗到目

前为止所完成的东西。通过展现给他们我看到的他们的愿望，夯实了我和他们的工作，把他们牢固地和我的工作联结起来。我未曾有机会在他们面前表达我所感知到的他们，我认为这么做是可以赋予他们力量的。"

接下来的一次会谈，关键在于澄清自由这一被流转到一位外部观众手中的主题。作为 Max 和 Jack 的争斗中唯一的家庭调解员，Janet 似乎有一个性别角色。她的束缚是，当她试图就这一角色为自己设置界限时，她被视作一个拒绝的母亲。这一节会谈聚焦于性别问题，通过探索家庭中母亲的角色表达了对 Janet 的界限的尊重，并把她从束缚中解放出来。

Janet：这日日夜夜的争吵经常使我困顿。我甚至都不想回家。Jack 那天对我说，你是那个想把 Max 送走的人。我回答，可是我已经受够了，我就想这么做，我只是没法再思考了。那个时刻就是当我说："他得离开"的时候的情况。

教务长：是否这样说更贴切，如果 Jack 和 Max 不再争吵，你的愿望会是一家人在一起？

Janet：当然。

教务长：但如果争吵占据了家庭生活，那么最好还是保家里太平，让 Max 去和他祖母一起住？

Janet：对，老实说是如此。一方面我承认有时候我并不享受做 Max 的母亲。面对所有这些争吵和学校问题是很难的。但做家长是一件很挣扎的事，因为另一方面我也希望他能和我在一起。

教务长：我可以问你一些可能会对我们的谈话有益的事吗？是关于做父母的想法和感受。你被容许说受够了的这个想法是怎么来的？我们都有过妈妈们觉得自己不被允许说受够了的体验。在你现在和过去的生活当中，有什么让你体验到你确信当妈妈的可以有一个受够的时候，她们能说够了？

Janet：哦，我不知道在生活抛给你的问题和你所经受的问题上，做妈妈是否和做一个普通人一样。我第一次婚姻很艰难，投入很多。投入很多，一部分是由于我的个人特质，那么，当我到受够那个点的时候，我会自言自语并把它清理出去。

教务长：你把那种能力归于自己的生活经验，也就是你的首次婚姻，一个撞到南墙的例子？因为你有过那样的经验，所以你知道不要再那样做？

Janet：是的。

教务长：可不可以这样说，你不想让妈妈的角色成为个人的羁绊？

Janet：不想，我也是一个人，我从未只定义自己为 Max 的母亲。那能使我保留片刻宁静。我们每个人都有自己的压力，这些压力对每个人都非常重要。但是当我们回到家，却不能在家里获得安静的时候，就太难了。（哭泣）

教务长：是不是可以这样说，你的眼泪不仅为不能在家获得安宁而流，也为你梦想获得安宁而流？

Janet：对！能哭出来很放松。把防备放下了。

为将来的观众收集一个人类学的解决方案

在这次会谈开始的时候，继父 Jack 就他作为父亲和陪伴者方式的改变，提出了一些建议，以减少和 Max 在家务事上的冲突。教务长意识到 Jack 有些想法，可能在面对这种家务事上常见的争执时，能帮到其他家庭成员。教务长向 Jack 和家庭成员征得允许，将这些想法传播给其他向代理机构寻求帮助的家庭。

Jack：这次谈话得有个更积极的结果。得理清干家务的理由。比如把房子下面水龙头附近的地。我们得有排水的地方来预防火灾。我希望有更多的时间为自己解释。我习惯给出指令而不是做解释。我在想，这就是我们之间发生的事件总是升级的原因。假如我在给出限制要求的同时也给出理由，假如我在完成后给予奖励。

教务长：让我看看我是否理解对了。在这一周，你一直在想如何与 Max 更积极相处。

Jack：我也是个问题。由争执升级到暴力行为既有 Max 的缘故也有我的缘故。

教务长：是否可以说，你在承担你的那部分问题的责任？

Jack：是的。

教务长：那么，首先你走出一步，接受你在问题中的那部分责任。你观察到谈话总是以负面的、暴力的或是扩大化的基调结束。那么你找到一个改变表达信息的方法：为自己做解释而不是直接命令。你打算采取三个步骤。这个办法的第一步是给一份工作以时间限制，第二，给一个理由，第三，给一份奖励……

Jack：还有第四步。我需要了解 Max 想要的奖励，而不是给他我认为应该的奖励。

教务长：（写下来并大声说出来）"咨询 Max 并了解他觉得应该是什么奖励。" Jack，假如有其他家庭的人，受因于你所描述的类似升级的争执，来这个代理机构寻求帮助。你的建议会是什么？不是问题的一个部分，而是去解决这个问题，你会怎么做？

Jack：我自己去做要求 Max 去做的事。首先，我想给 Max 展示我能做：第二，我想对工作量有个实际的概念。我的困难在于，我和 Max 的做法有很大不同。第三，我可以寻求妻子的帮助。我几个小时几个小时地和她谈，观察到她的行为和缓了。我对自己有非常高的期望，并将它们放在 Max 身上。我是一个非常情绪化的人。

Janet：他是自找麻烦！（大家都笑了。）

教务长：就你是如何转变的说法，我听到的第一件事是，你自己去做要求孩子做的事。那样能给你这份工作有多少工作量的概念，并且孩子就知道这份你派的任务是你能做的。第二个观点是，知道你自己的做事风格，并考虑到你和孩子之间不同的做事风格。第三个观点是，咨询你的伴侣，观察她的温和的技巧，以及这些技巧是如何减少抱怨的。

Jack：实际上今天上午我刚问过她，"我做错了什么？"你必须寻求一种批评，而不仅仅否认说没有做错什么。我考虑得很多。我希望改变。

教务长：我想我们得指出首要是：希望改变。就情绪化这一点，你是不是说，你在爱上投入很多，以至于对他人有很高的期望？

Jack：是的，我对自己也有很多高的期望。

Janet 和 Max 对 Jack 的想法都做了评论。Janet 特别喜欢 Jack 这一想法，Jack 细心关注到工作效率的不同。Janet 促使 Jack 调整自己的期望，以配合 Max 的发展。Max 觉得，如果让他听取 Jack 关于任务的解释和理由，Jack 也得同样听取 Max 的理由。以下是一份教务长与 Max 就 Jack 的想法的会谈摘要：

教务长：你觉得那些解释，比如 Jack 说的关于火灾隐患和水龙头的，会减少你们之间争执的次数吗？那对你来说是一种减少争执的办法吗？

Max：不见得对，因为在下面那块地，如果发生火灾的话，我们不能在那里救火，我们得撤离上去保护房子。房子周围我觉得有必要疏通。下面那块地水压不足。应该待在上面保护房子！

教务长：所以你会仔细清洗房子四周的水龙头，因为那对你有意义？

Max：对，不是下面那块地。

教务长：假如 Jack 为一份工作给出了解释，要减少争执发生的话，这个解释得对你有意义才行。

Max：我想是这样。

在反映期间，一位团队成员做了如下评论：

我在想 Max 是怎么说的，你没办法扑灭一座小房子的一场大火，这个家庭斗争的怒火，就像他们不得不面对和准备作战的丛林怒火一样。在某种程度上，当 Max 说起需要更多的水去扑灭火灾，而整个家庭在讨论如何协作解决其中的一些问题时，这两者之间存在着一种平行。不再是每个人拿一根小水管去扑灭一场大火，他们可以把小水管合起来做一根大水管，就可以更好地熄灭那有时失控并变得暴力的愤怒的火焰。

在之后两个月的跟踪回访中，我们发现，这次反映对每个家庭成员都在继续起作用。

在这次会谈中，Jack 和 Max 对灭火的问题继续保持不同意见。除了想法上的分歧，这一隐喻的说法导向了一个大家认可的观点：争执和来自工作及学校的压力包袱，不应该被带到家里。Janet 提出，因为学校老是打来关于 Max 的电话，弄得她一接电话就觉得很有压力。一家人开玩笑地说，这些电话就像是飞来的导弹。教务长受会谈的启发，提议写一封信给学校。

招募一位怀疑的观众

每个人努力做到把压力留在远离家的地方来减少争斗，是很重要的。可是，这样也无法避免学校来电里"飞来的导弹"。写这封信的目的，是将学校的人员作为家庭获得和平的愿望的见证人，请他们来支持在家庭范围内维护和平的承诺。信件由团队起草,尽量使用这家人的语气和说法。信里邀请见证人,也就是学校,关注问题的最新发展,并与家庭的优势故事和目标保持同步。信件先寄给家庭成员检查并同意,在加入了全家人的修改意见后,寄到学校。

写成这封信并寄到学校,有一段重要的谈话,这里没有摘录。与 Max 会谈关于他和 Jack 之间就家务事打架的事,并要求他评估打架的激烈程度。他觉得以 10 分来评估的话,暑假期间的打架激烈程度大约低至 5 分,但是在上学期间激烈程度不少于 9 分。接下来的会谈是关于如何努力将打架激烈程度减少到 5 分。他描述说要避免他脑子里突然会跳出来的"咔哒"声,"咔哒"声之后,他就会失去控制并"无法思考"。教务长在与其他青少年的工作中,很熟悉这种"咔哒",他问了 Max 关于他的"咔哒"以及控制办法。Max 感到他现在有能力看到一个"咔哒"的出现,并且"咔哒"和冲突是一起来的。实际上,他试图从一个冲突的情境中"走开",并能够避免"咔哒"。

在收集到这个信息之后,教务长与 Jack 和 Janet 一起,回顾了 Max 的想法,就如他与 Max 和 Janet 回顾 Jack 关于减少冲突的想法一样。如我们之前提到过的,我们觉得处理问题等级及其在家庭内部的影响是很重要的。这样做的一个技巧就是,让家庭成员对每个人的意见负责。这个提议不是为了达成一致意见,而是确保每个人意见的有效性。Janet 的看法是,Max 关于从冲突里走开的想法只是一个权宜之计。她觉得必须回去面对冲突,并达成解决方案。

写给学校的信

我们写信给你,以分享与……家庭的工作。这封信是为了邀请你看到 Max 和他的家庭与你之前了解的所不同的地方。在过去,发脾气、争辩和吵架,是 Max 生活中主导的因素。现在,他和他的家人一起,开始逐渐走向他们所期望的家庭沟通的和平模式。

Max 决定把自己从坏脾气和它对家庭和学校生活的负面影响的控制中解放出来。他已经走出了"控制咔哒"的一步。"咔哒"是"爆发"或者"不考虑就行动"的前奏。你一定记得,这些都是导致 Max 过去问题的最大的困难因素。

Max 的第一步"控制咔哒"是从情境中"走开",以避免脾气发作。Janet,Max 的母亲,觉得这对于 Max 是走出了好的一步。然而,她觉得这只是第一步。当 Max 离开可能导致脾气发作的问题时,他需要采取第二步,以一种平静和镇定的态度,回去面对问题。

对整个家庭而言,学校问题是主要的压力和争执的来源。以10分为度,Max评估在学期间的家庭争吵程度为9到10分。而暑期,离开学校,争吵程度就降到5分。

现在,了解到这个家庭决定一起和平生活这一点很重要。如果他们不能和平共处,那么Max将去他祖母居住的地方生活和上学。所以,你可以想见,对Max来说,有一个和平、低压力的新学年是很关键的。

Janet重点指出,来自学校的关于Max及其麻烦的电话,经常会在一个漫长和充满压力的工作周之后等待着她和Jack。据我们观察,这个家庭非常容易受到学校关于Max行为的看法的影响。为了能使Max和他的家人减少逐步升级的压力水平,他们首先需要走出这些问题,然后,转而面对它们。我们觉得,为了有效应对学校问题,而不会使家庭解体,他们需要一些转身的时间。

我们所建议的调整是,假如Max在他之后可能出现的新情况下,使用两步"咔哒控制"法失效的话,学校打电话到家里告知问题,但最好不要期望一个立即的反馈,除非有医务紧急事件出现。家人可以在不早于12小时不迟于24小时的时间内给予反馈。这将为整个家庭争取一至两天的冷却期。我们希望,这个时间足够让每个人都走出离开问题的一步,并将争执程度降低到5分的水平。当这个目标达到时,他们会回去面对问题,并和学校联系给出适当的答复。当然,我们希望不必实施这个转身时间的计划,尽管如此,还是希望有最好的结果。你知道,聪明的办法是为最坏的结果做打算。

在这个与学校一起做出的努力之外,有一个重要情况是,这对父母已作出同样的承诺,以减少他们家庭生活中与工作相关的压力影响。我们希望这一策略——在他们的家庭生活中创造并保持一个和平的中心,从中他们可以平静地面对外在的压力——是一项你能全情参与的工作!

为了家庭的和平

在看过给学校的信之后,Janet说:我们发现这封信写得很好,信里表达了我们全家对于有一个积极的新学年的决心……对于我们全家来说,你们机构是一个如此强有力的支持。你们给那些需要被倾听的家庭,包括孩子和家长的支持,值得我们称赞。

在随访时,这家人继续表达了他们的愿望——"自主的努力,一种完整的温暖感觉……以及在他们和其他家庭成员之间的信赖"。他们强调拥有一份那次会谈录像带的价值，不仅是对他们咨询经历的总结，还可被用作他们愿望的提醒，以及将来进展的一个"参照"。

文化考虑

我们继续讨论跨文化联结的重要问题。在这类连接中，我们的兴趣在于避免殖民化及其带来的影响。殖民化包括一种权力强加的关系，这种关系不尊重非主流文化中的生态——例如，一种构想个人和家庭之间、男人和女人之间、个人和群体之间、人民和土地之间、宗教和非宗教之间的生态文化(Lobovits & Freeman, 1993)。

Nicole、Ray 和 Kevin

下面是一份在一对夫妇、治疗师、反映团队和咨询顾问(RM)之间的会谈纪要。在这次会谈中，一位来访者觉得有必要更正来自一位反映团队成员的误解。一对非裔美国夫妇，Nicole 和 Ray，起初为了他们六岁的儿子，Kevin，前来求助。Kevin 在日托时，差点被三个白人男孩给闷死。夫妻俩觉得课后辅导项目的人对这一事件的处理轻描淡写，只是停了三个男孩一天课，并让 Kevin 退出了这个项目。夫妻两个都相信，假如他们的孩子是白人，而袭击者是黑人，日托中心的反应会更强烈些。他们为了澄清责任而真诚努力，并试图让 Kevin 继续参加这个课后辅导项目，以重建他的安全感的做法，被一些父母曲解为试图"磨光"一把种族之斧。这使得这对夫妇处于困境：如果挑战对他们动机的归因，只会更强化人们对他们是好斗的及反对白人的看法。

这次袭击之后，Kevin 表现出一些创伤后压力的症状，因而接受了个人游戏治疗。尽管 Kevin 的症状在团队咨询时几乎完全消失了，Nicole 仍旧对如何保护她的儿子心事重重。Ray 觉得 Nicole 已经受困于孩子的健康问题，严重到无法专心或享受她的生活，并且没道理地严格限制 Kevin 的活动范围。在会谈期间，团队得知，Nicole 对于儿子的过度关注是一种自我惩罚，源自她觉得在儿子受袭击那天接孩子晚了，有罪疚感。她相信，假如她准时去接孩子的话，这件事就不可能发生。反映团队的大部分人的意见和提问，都集中在这一罪疚感对家庭所起的影响上。

团队成员（TM）1：这类人可能在我们孩子的生活中到处都有。我在想，Kevin是否能更好地学习如何对付这些不是很友好的家伙。如果他学习一些防身武术的话，可能会感觉到自己可以照顾自己。我见过那些受过这种训练的孩子，会散发出一种特质，表现出对于孩子们不会对他们做出同样的事的确信。Nicole的担心是，如果她让他离开身边，会发生糟糕的事。要是她这样说会如何："我打算帮助你学会如何照顾自己，宝贝，那么我就不必总是感到罪疚了，因为我会知道一切都会好好的。"

这个评论是不是忽略了种族和种族主义的背景？而对于这对夫妇来说，这一背景在他们孩子的受害事件中是如此显著。通过暗示所有的孩子同样易于受到这种侵犯，基于种族的特质是否就会显得有讨论的余地了呢？如果重点从社会背景转移到孩子的易受攻击和母亲的担忧上，这个问题的定义是否会显得过于心理化了？我们在写本章内容的时候，与一位文化顾问回顾了这些问题。小阿尔奇·史密斯（Archie Smith Jr.）觉得，Nicole对于儿子安全的担心，可能反映了非裔美国母亲在她们孩子的生存问题上具有的历史性不安。"母亲希望她们的儿子成为男人，比如，有攻击性且能保护自己，但是又不要太有攻击性，以免冒犯白人世界而招致惩罚或死亡（A. Smith, Jr.，私人通信，1994年10月）。"对于这一天性的考虑，一些团队成员试图重新把种族作为一个重要背景，来做出反映性反馈。

TM2：我想假如那真的起作用的话，无论他在武术方面学得如何优秀，他仍有可能成为受害者，那么罪恶还是会到来，而Nicole会说："哦，我不确定他学习得足够多了。"她是否仍旧会用罪疚感来自卫？

TM3：我想提到这一点，他们是黑人父母，我自己也是少数族裔（亚裔美国人）家长。有时很难不承担那种罪疚，以一种不同的方式去聆听那种罪疚。我觉得我真的不得不去保护我的孩子，因为这个世界对于少数族裔来说，有时是不安全的。因此就会产生一个需要平衡的问题：假如这是一个不友好的世界，教会我的黑人孩子成为一个好的、可爱的、友善的人，是一件足够正确的事吗？

TM4：（向TM3）你觉得去上学和试图让学校承担责任，Ray和Nicole就可以抵挡罪疚感吗？

TM4：我想那是一种应对罪疚感的方法。但是对我来说会困难，因为我需要其他人帮我抵抗这种罪疚,因为太容易有这种感觉了。

　　TM1:这种罪疚会在少数族裔身上加倍出现。

　　TM5:并且当你试图将责任回归到应属的地方,而他们并不接受的时候,你就得独自承担全部责任。

　　以上展示的2分钟反映过程片段,是从20分钟的反映团队环节摘录的。就从这简短的交流中,我们可以看到之前概述过的一些伦理考虑的呈现。按照我们对社会公正的担忧,我们认为就算这对夫妇没有将种族和种族主义作为他们所抗争的问题的一个方面来提出,我们也会提出这个问题。学校,按照这些家长的说法,拒绝接受这一问题中应承担的责任。Nicole责备自己没有预防这些事件。这导致她是一个不成功和疏忽大意的母亲的说法,模糊了权力和种族主义及其影响的作用。

　　为来访者提供多样化的角度,特别是那些在某些方面是相互矛盾的,能确实预防任何一种反映的潜在主导影响。团队成员1作出的反映,可能无意中反映甚至强化了这位母亲对于自己孩子受害的责任感。通过提出这一观点,并给予其他反映团队成员以反馈和就其含义辩论的机会,Nicole接触到其他可能的新的观点。没有必要审查可能无意中维护了问题取向说法的观点,除非反映者注意到所反映部分的潜在影响并能自由地提问,或者反对其他团队成员做出的反映。如果无法允许围绕这一问题所表达观点的多样化,我们认为Ray不大可能会感到足够安全,而最终分享他对这个想法的反应,即他的儿子可以通过学习一种人际交往的艺术来获得安全。

　　治疗师接着邀请这对夫妻评估这些反映是有帮助的还是没有帮助。Nicole和Ray都给出了正面的答复。团队不愿将这个一面倒的反应作为全部故事来接受。在会谈期间,Nicole和Ray告诉团队,他们的儿子是如何被一群白人男孩围攻,处于劣势、被压倒且几乎被闷死的,而这个报告又是如何被学校忽视当没听见的。团队不想重复这个动力,所以坚持邀请他们加入对这些意见的评论:

　　团队打来的电话:我们团队想再了解一下,是否有什么你们觉得不合适的地方,因为我们确实想从你们那里了解什么是有帮助的,什么是没有帮助的。所以假如你们有任何建设性或非建设性的批评或者反馈,我们非常有兴趣听到。

　　Ray:那我就这么说吧,不要误解了,一个少数族裔的家庭试图养育一个少数族裔的儿子,因此导致这件事发生在我们身上——我的意思是,在这个小组,听我们说话的人当中没有非裔美国人。因此就算这个房间的每一个人都可能受过教育，并且真正知道自己在讨论什么，我也相信还是没有一个来自我们文化的人能真正理解到我们的想法。人和人就是不同的。我只是想，在某种程度上，可能事实的某个方面被遗漏了，今天没有足够的少数族裔代表在听我们说。这是可以接受的。到处都是这样的。一个女的说让他学一门武术可能会帮他找到某种防御方法，那是对的，但是同样的情况还是会发生。当三个人对一个人的时候，空手道是没什么用的。学点自我防御术，知道怎么踢人的下巴，在有三个男孩——三个白人男孩跳到你身上想闷死你的时候是没用的。在六岁的年纪就知道种族主义是一件可怕的事。

Nicole：他还不知道种族主义。

Ray：可能你认为他不知道，但是我们没法真正确定他是不是真不了解。从我的角度来看，我觉得他知道了。

治疗师：所以你觉得，假如有非裔美国代表的话，大家可能会更理解到你们？

Ray：是的，这只是我一个很笼统的感觉。

由于团队缺乏一个非裔美国人来提供一个外部的解释，Ray 可能被置于唯一提出文化差异的反馈的位置上（参看讨论 p. 238 - 239）。这样，不做回应的选择被限制了，Ray 背负了暴露的风险。可能是来自团队鼓励，允许评估那些可能没有帮助的反映，使得 Ray 觉得这个暴露的风险小一点。当种族主义和代表名额的不足被允许讨论，对于提出种族主义的问题，Ray 和 Nicole 没有再次体验到像学校一样消极的被排斥感。

来自团队的电话（由治疗师播放）：Ray，团队想让你知道，他们都同意你。很不巧团队里没有一个非裔美国代表，但他们很感谢你能足够坦然地和他们分享这一点。我们也想向你表达对你失去祖母的哀悼（在向反映团队做反馈时，Ray 还提到最近祖母去世了），大家还想鼓励你继续和每个人，也和我一起谈论今天提出的很多问题。

Ray：是的，我想我们的会谈很重要，因此你们可以和我们交换意见……什么都行。

治疗师：那么我们未来继续保持联系。

在治疗师转达的这条信息之后，团队认识到，他们没有表达作为一个代理机构来处理 Ray 提出的问题的意图。人员多样化的问题，实际上是一直被讨论的话题，也是该代理机构一直试图解决的问题。事实上，课外辅导老师起初对这对夫妇的担忧是表示同情的，但是后来没有支持学校采取具体行动。团队觉得有必要强调其解决非裔美国代表缺失的意图。

来自团队的电话（由治疗师播放）：团队想让你知道，Ray，他们真的在努力解决这个问题，在中心有更多的少数族裔，特别是非裔美国代表，所以我们不只是嘴上说说而已，因为我们清楚那是个问题。

Ray：那很好……

Nicole：嗯，他的感受和我不同。他有点好斗。

Ray：（被 Nicole 的描述激怒了）看，那就是我不想你误解我的原因。这和好斗或者亲黑人没有关系，你必须理智。人与人是不同的，你知道，大部分黑人养育孩子的方式和大部分白人是不同的。本来就是这样。没有好或者坏，对或者错。本来就是这样。所以一个屋子里满满围坐着八个白人，告诉我们……

治疗师：唔，唔。

Ray：我的意思是，就像我说的，我完全尊重每一个人。我完全尊重他们的观点，我完全尊重他们的才智。但是同时，所有我们读的书，都不会给我们更多的文化洞察。你得在那儿长大，你知道，你走在街上，被一个警察截住然后说……我就被一个警察在家附近截住过，他们说："唔，你很像我们手里的一个嫌疑犯，他刚刚抢劫了一所房子。"我那时在回家路上，才 13 岁！

Nicole：（明显对 Ray 关于自己种族歧视经历的说法感到不舒服）好吧！

Ray：我的意思是，我只是说，这跟好斗没关系，这就是事实（停顿）。我在想，今天真好多了。能听到所有这些观点真好。

尽管起初在这对夫妇之间好像有点冲突，这段对话可能反映了之前提到过的"双重意识"的现实。Ray 清楚地表达了他在治疗之外的日常体验的现实，而 Nicole 清楚地表达了治疗当中她的当下体验。史密斯（私人通信，1994 年 10 月）观察到，这些立场可能是互补的，而非冲突的："实际上，Ray 比 Nicole 更多讲述了文化的两难，而 Nicole 阻止他讲得过多。在他们两人之间有一种平衡。"史密斯将这些相互影响解读为互补的而非冲突的,可能就是南希·博伊德-富兰克林(Nancy Boyd-Franklin,1989)介绍的"正面看待和认可黑人家庭的应对技能"的一个例子。只有在 Ray 坚持试图使治疗可用来解读他作为一个非裔美国男性的经历之后,才使这个讨论浮现出来。我们相信,Ray 的坚持是在寻求信任,治疗师和团队乐于被纠正和知情,并不会以一种防御和不合格的方式对他作答。在对他的意见做总结时,他明显放松了,结束时的话也显示,他感觉到所有人对于努力听取和尊重他的经历的诚意。

结论

在反映中,我们发现观众的使用加强了我们在社会相关性上的聚焦。当我们得到更为广泛的信息和社会支持来做改变时,可能会发现意料之外的问题解决方法。我们不再背负这样的感受,就像我们是来访者唯一的支持和知识来源。我们更加意识到,我们何其幸运和来访者相互影响,并见证他们的改变历程。我们从相当丰富的创造性观点以及充满痛苦和希望的故事中受益,被告知并与别的来访者分享。

有一句非洲谚语说,养育一个孩子需要全村之力。同样的,解决一个问题需要一个观众。一群经历了同样问题的观众,将包含所需的东西。因此,让我们播下饱含痛苦和希望的故事的种子,收获解放。

致谢

我们要感谢以下朋友的贡献:维多利亚·迪克森,戴维·爱普斯顿(David Epston),安·爱普斯顿(Ann Epston),迈克尔·西尔(Michael Searle),小阿尔奇·史密斯(Archie Smith Jr.),苏珊·斯特林(Susan Sterling),查尔斯·瓦德格拉夫(Charles Waldegrave),桑索斯(Xanthos)治疗师和反映团队:萨拉·菲斯克(Sarah Fisk),普里西拉·卡普托(Priscilla Caputo),约翰·卡尔(John Karr),凯伦·穆尔(Karen Moore),芭芭拉·伊斯特林(Barbara Easterlin),咪咪·纳什(Mimi Naish),斯蒂文·克鲁茨恩斯基(Steven Kruszynski),艾米莉·塞德尔(Emily Seidel),凡妮莎·安德森(Vanessa Anderson);以及雷德伍德中心治疗师和反映团队(the Redwood Center):安德鲁·史密斯(Andrew Smith),弗兰·达扬(Fran Dayan),安·八武崎(Ann Yabusaki),迈克尔·默兹(Michael Murtz),和苏珊·布雷西(Susan Bressee)

参考文献

Boyd-Franklin, N. (1989). *Black families in therapy: A multisystems approach*. New York: Guilford Press.

Bruner, J. (1986). *Actual minds, possible worlds*. Cambridge, MA: Harvard University Press.

Dubois, W. E. B. (1976). *Sonls of black folk*. Mattituk, NY: Ameron.

Epston, D. (1989). *Collected papers*. Adelaide, Australia: Dulwich Centre Publications.

Epston, D. , Morris, F. , & Maisel, R. (1995). A narrative approach to so-called anorexia/ bulimia. *Journal of Feminist Family Therapy*, 7(1/2), 69 - 95.

Freeman, J. C. , & Lobovits, D. (1993). The turtle with wings. In S. Friedman (Ed.), *The new language of change: Constructive collaboration in psychotherapy*. New York: Guilford Press.

Gergen, K. J. , & Gergen, M. M. (1991). Toward reflexive methodologies. In F. Steier (Ed.), *Research and reflexivity*. London: Sage.

Goffman, E. (1959). *The presentation of self in everyday life*. New York: Doubleday/Anchor Books.

Goffman, E. (1961). *Asylums*. Garden City, NY: Anchor Books.

Jenkins, A. (1990). *Invitations to responsibility: The therapeutic engagement of men who are violent and abusive*. Adelaide, Australia: Dulwich Centre Publications.

Lipchik, E. (1993). "Both/and" solutions. In S. Friedman (Ed.), *The new language of change: Constructive collaboration in psychotherapy*. New York: Guilford Press.

Lobovits, D. , & Freeman, J. C. (1993). Toward collaboration and accountability: Alternatives to the dominant discourse for understanding sexual exploitation by professionals. *Dulwich Centre Newsletter*, pp. 33 - 44.

Lobovits, D. , & Prowell, J. (1995, March 3). *Unexpected journey: Invitations to diversity*. Paper presented at the Narrative Ideas and Therapeutic Practice Conference. Vancouver, British Columbia.

Lobovits, D. , & Seidel, E. (1994, April 1). *Relational co-researth in narrative training and supervision*. Paper presented at the Narrative Ideas and Therapeutic Practice Conference. Vancouver, British Columbia.

Madigan, S. (1991). Discursive restraints in therapist practice: Situating therapist questions in the presence of the family. *Dulwich Centre Newsletter*, pp. 13 - 20.

Maisel, R. (1994, April 2). *Engaging men in a reevaluation of practices and definitions of masculinity* Paper presented at the Narrative Ideas and Therapeutic Practice Conference. Vancouver, British Columbia.

McLean, C. (1994). A conversation about accountability with Michael White. *Dulwich Centre Newsletter*, pp. 68 - 79.

McLean, C., White, C., & Hall, R. (Eds). (1994). Accountability: New directions for working in partnership [Special issue]. *Dulwich Centre Newsletter*.

Pinderhughes, E. (1989). *Understanding race, ethnicity, and power: The key to efficacy in clinical practice*. New York: Free Press.

Sells, S. P., Smith, T. E., Coe, M. J., Yoshioka, M., & Robbins, J. (1994). An ethnography of couple and therapist experiences in reflecting practice. *Journal of Marital and Family Therapy*, *20*(3),247 - 266.

Steier, F. (1991). *Research and reflexivity*. London: Sage.

Tamasese, K., & Waldegrave, C. (1994). Cultural and gender accountability in the "just therapy" approach. *Journal of Feminist Family Therapy*, *5*(2),29 - 45.

Tapping, C. (1993). Other wisdoms, other worlds: Colonisation & family therapy. *Dulwilh Centre Newsletter*, pp. 3 - 37.

Waldegrave, C. (1990). Just therapy. *Dulwich Centre Newsletter*, pp. 6 - 46.

Waldegrave, C. (1991). *Weaving threads of meaning and distinguishing preferable patterns*. Lower Hutt, New Zealand: Author.

Waldegrave, C. (1992, October). Psychology, politics and the loss of the welfare state. *New Zealand Psychological Society Bulletin*, *74*,14 - 21.

White, M. (1989). The externalizing of the problem and the re-authoring of lives and relationships. In M. White (Ed.), *Selected papers*. Adelaide, Australia: Dulwich Centre Publications.

White, M. (1991). Deconstruction and therapy. *Dulwich Centre Neivsletter*, pp. 21 - 40.

White, M., & Epston, D. (1990a). Consulting your consultants: The documentation of alternative knowledges. *Dulwich Centre Newsletter*, pp. 25 - 35.

White, M. & Epston, D. (1990b). *Narrative means to therapeutic ends*. New York: Norton.

第十二章 从"侦探—精神病式凝视"到关怀群体

从专家的独白到对话

作者：Stephen Madigan 和 David Epston　翻译：郑燕

> 一种语言，在词典中的标准定义，确保了它们有共同的特征，并保证了所有讲一种特定语言的人彼此能理解，但是在生动的交谈中使用的词语，总是个人化和有上下文语境的。
>
> ——巴赫金（1986，p. 88）

治疗，就像政治，总是基于社会现实的建构和维护之上。直到不久前，治疗师的实践都依据一套持久或者特定的"事实"。不幸的是，这些"事实"会按照对和错、正常和异常的判断，来隐藏或支持我们独断的野心，以掌控信息。本章的目的在于讨论"备选知识"（Foucault，1980），源于那些相对被排除在权力之外的人们（例如来访者、犯人和居民）。我们的意图，是通过使用来访者知识，来扩展某些治疗传统的框架，并提高使用这些知识的可能性。

本章提出"关怀团体"，作为一种修正前来寻求帮助的人们与我们之间关系的方法。我们用这些团体取代排他性的专业他者，以及与之相关的贬低性实践。就我们的观点，反映团队实践（Andersen，1987；Lax，1991；Madigan，1992a；White，1995）是这类关怀团体的典范。本章中，我们希望扩展这一反映团队观点至（合作）研究和政治活动的领域。

本章特别描述了对于传播来访者知识的实践，其方式有社团的建设、写信比赛和合作研究等活动。

观察镜的历史

18世纪早期,人类关怀的深层问题,被认为是一系列健康专家的专属话题。治疗实践通过公认的结构化、暂存的和思想体系的原则进行。治疗原则指导着治疗如何进行,谁是被卷入的、什么信息是相关的、治疗会进行多久、什么构成了"治愈",诸如此类。治疗的原则经过学术、专业和政府层面的激烈争论所获得。原则通过政策方针来调整,指导适当的实践过程。自18世纪以来,原则没有多少变化。应该说什么,以怎样的权威去说,是不会放在被排除在外的他者讲述故事的图景当中(Law & Madigan,1994)。问题是如何被定义的,谁会参与问题的解决,需要花多长时间来发生改变,被认为是专业人员的特权。

传统上,专业实践的思想体系把来访者/病人视为在自己生活中缺乏专门的知识技能(Foucault,1982)。一个问题的存在,经常被当作此类断言的支持证据。健康专家们把自己视为拥有"专业知识"的人,并和同事公开讨论这种知识,而非和来访者。该专家知识标志着健康专家是观察者,并把他/她与"他者"区分开来。事实上,支撑着专家知识的实证主义方法论,需要观察者从非观察的他人区分开来,就此琼·坎贝尔(Joan Campbell)称之为"看的人 watcher 和被看的人 the watched"(私人通信,奥克兰,1994年7月)。

来访者观察,长期以来是一项精神病学、心理学和家庭治疗的实践。从单面镜后的观察开始,家庭治疗之"眼"扩大到一个4×6英尺的视域范围。这为家庭治疗师提供了一个新的高度,他们希望这能使自己以观察镜背后的英雄/女英雄的身份,在心理健康领域当中享有卓越地位。隐蔽且经常是匿名的幕后团队通过电话或纸面报告,提供独特的猜想和干预措施。

心理研究院(MRI)和米兰派"团队"的工作表明,他们的意见通常是阐释性和策略性的。

许多家庭对于这些"凝视"实践的负面反应常常被忽视,因为负面反应通常被解释为扰动的迹象,有些被明确视为改变的预兆。然而,在之前以及随后的反映团队实践中,提出了治疗性构架的凝视惯例受益者是谁这样的问题(Madigan,1991b,出版中),也表达了对"一些以不同方式审核与使用单边镜引起的临床、政治和伦理的困境"的疑虑(Young,1989,p.5)。

就如社会科学中普遍的情况一样，后现代主义、女权主义和社会建构主义呼吁我们重新考虑结构主义和功能主义的传统。随着这个讨论，"他者"开始发言了。安娜·伊特曼（Anna Yeatman）（1994）建议：

> 许多且可能是大多数评论者同意，后现代主义代表了西方认知主体的权威危机，这一危机的提出，来自拒绝静默地站在一边的，那些被主体视为他者的人：当地人、殖民者、妇女，和所有被置于来访者关系中专家和专业权威地位的人。通过成为主体、坚持他们自己的声音和位置，这些现代西方知识中昔日的客体破坏了铭刻在现代西方知识之中的主导性认知秩序。（p. 27）

家庭治疗的专业领域，开始回顾那些长期在我们所理解的家庭治疗过程中起指导作用的原则。治疗观念和治疗实践开始了从被视为有资格的事实到社会结构的痛苦的转换（Shotter & Gergen，1989）。那些构成自我的，治疗性客观、结构和谈话的状态得以修正，并被共同创作（Epston & White，1990）、主体的去中心化（Elliott，1994；Madigan，1991a；Sampson，1989）、问题延续的文化影响（White，1995；Waldegrave，1990）以及治疗师的透明度（Epston & White，1990）所替换。

通过反映团队的介绍，治疗师开始迫使自己把自己的观点变成可见并可听，同时，可解释并可争辩。从单边镜的安全距离中解放的反映团队成员，加入了他们原本观察的家庭，并坐在观察他们自身评论的位子上。在忠实拥护了伟大的"事实"传统之后，他们感到被赋予了提出自主观点而非正确解释的权利。

他们提出这样的观点，"不是僵硬的解释，而是尝试性的想法"（Lax，1991 p. 133）。来访者有机会就治疗师的想法做出反驳、质询、提问，并反映给治疗师他们的想法。在这样循环的对话过程中，来访者处于一种不同的状态，一种包容和平等的状态。

就在这儿，福柯所提及的专业独白，被对话的群体所取代——一个交谈的过程，而非被谈话。

> 在心理疾病的平静世界里，现代人不再和疯子交流：一方面，理智的人把医生委托给疯子，从而通过疾病抽象的普遍性授予一种联系；另一方面，一个疯狂的人与社会交流，仅通过一种同等抽象的理性为中介，理性包括秩序、物质或道德约束、团体的匿名压力、一致的需要。至于一种共同的语言，再也没有这回事了：疯狂作

为一种心理疾病,在 18 世纪末,其构成提供了一种破碎的对话的证据,假定了早已被影响的分离并被遗忘,所有那些不完整的、不完美的词语,没有固定的语法在疯狂和理性之间形成交流。精神病学的语言,即理性关于疯狂的独白,在此寂静之上建立起来。（pp. xii－xiii）

通过反映团队,来访者作为合作者参与到对话中,共同建构治疗特有的术语和语言,从而得到一个直接参与改变语言共建的机会。Epston 和 White（1990）发现Myerhoff（1982）"明确的仪式"贴切地描述了这些关怀团体的方式,他们以此提供了知识,并完成了自己作为人、家庭成员和治疗师的再描述。他们视反映团队的表现为"再定义的庆典",突出并强调了之前受限的解决方案。

诸如社团、写信比赛和合作研究项目等活动的确立,其目的包含了将围绕着问题的"内部知识"向那些未出席者的进一步传播,并且能显著扩大起作用的范围。这些关怀团体可被视为"虚拟社区"。

来访者与其家庭的声音,在这些关怀团体中被优先听取,作为治疗结束的方法。这些团体可以很好地从关怀活动延伸到更有组织性的合作研究,代表成员及他人从反厌食症/反暴食症社团延伸到公开的政治活动。

叙事的理念和实践

社团、写信比赛和合作研究基于这样一种叙事理念,即"好像"真的是：问题就是问题,人并不是问题（Epston ＆ White,1990；Madigan,1992b；Roth ＆ Epston5 in press；White,1995）。这些实践活动挑战了治疗师和来访者,去修正他们对于问题相应的界定和信念、所知及未知。简言之,叙事的理念基于这样一种治疗情境：

1. 以个人的生存经验为优先。
2. 鼓励这样一种洞察：改变总是可能的,总是随着时间通过联结的生活经验而发生。
3. 鼓励多元视角,并解构"专家知识"。
4. 通过重构和反复回忆可选择的故事,鼓励畅想可能的将来。
5. 允许一个灵活的姿态,并要求治疗师为自己的治疗立场负责。
6. 承认故事是合作创作的,并尽力使来访者成为他们自己经历的特权作者。

7. 相信人是多层次的。

社团

在 20 世纪 80 年代早期,我的合著者(DE)开始把他来访者的知识,在其他仍旧陷于特定问题生活的人们当中传播传阅。他把来访者的智慧收集在一份他所谓的档案中。这份档案包含一批录像带、信件和艺术作品,代表着对于一批长期存在的问题的详实解决方案,诸如情绪控制、黑夜恐惧、拒学、哮喘,当然还有厌食和暴食。他把来访者的知识重新定义为专家知识。

他拼接出一个来访者网络,目标是咨询、信息和多元化支持。他把这些来访者网络称为社团。随着社团的成长,他意识到自己已获取了一大批咨询顾问。他的来访者成为他的同事。这份档案现在是一笔巨额"捐款",被 David 在全世界分享。

社团聚集了这样一群人,他们有愿望反抗一种特定问题对人的生活带来的影响。社团成员通常主要由来访者组成,混有一批治疗师、家庭成员、朋友、老师、记者和社区积极分子。他们也加入类似的许多其他草根政治组织,诸如年轻人反暴力协会,或是和平医生团体。一个共同的目标是聚焦在反抗一种特定的问题(如焦虑和抑郁)以及支持该问题的结构。

社团允许将来访者知识从一个人传播到另一个人。另外,他们经常向那些辅助解决问题的文化和专业机构发出强烈的反对声音。一项团体托管的任务,是消除目前在治疗师和来访者之间由于差异、距离和身份造成的分歧。

反厌食症/暴食症社团

反厌食症/暴食症社团鼓励一种不同的自主式的疗愈方式,并鼓励人们找回并反思那些隐藏在他们的想象下面的东西。社团的成员认识到,他们的想法代表了未开发的治疗方法的冰山一角。为了帮助本章的读者了解,David 汇集了一系列关于社团历史和成员资格的相关问题。温哥华社团成员 Jennifer 和 Lisa 自愿合作研究,并提出了反厌食症/暴食症社团的想法。

Lisa 的合作研究

David：你认为专家们是如何看待厌食症/暴食症问题的？

Lisa：我想，通常，专家们认为厌食症/暴食症是那些折磨人的问题的一个部分。

David：你觉得他们认为谁会有这个问题？

Lisa：他们认为问题在于人，而不是"饮食障碍"！

David：问题的原因在哪里？

Lisa：在听取社团意见之前，我被灌输了强烈的信念，厌食症是我自身根源很深的一个部分，如果没有它，我可能会失去部分的自我。

David：回忆一下，在你接受"治疗"的过程中第一次得知这个社团的情况。

Lisa：哦，天哪！当我第一次听说这个社团的时候，我正在医院上年轻人讲习班。让我们这么说吧，那时，听到社团员工给我的一种相当有偏见的观点时，我确实不大喜欢它的信念。

David：你的印象随着时间改变了吗？

Lisa：是的，随着时间过去，我的印象改变了，而且持续在变化。我经常认为，我的印象是依据我如何感受我自己而变化的。当我觉得自己很有力量时，我对社团的反厌食症活动的信念也非常坚定，认为每件事都会得以解决。当我感觉脆弱时，厌食症的声音说："理论上听起来不错，但实际上它是错误的。"我想人们互相支持是一个好主意，和其他人一起按照反厌食症社团的信念生活，要比独自一个人做起来要更容易。作为社团的一部分，看到它联合起来，对我来说是一个很大的帮助，也有机会去帮助很多别的人。

David：与你曾接受过或者正在接受其他形式的"治疗"相比，社团提供给你的东西是不同的吗？

Lisa：那是一定的！社团提供了治疗所不能提供的现实。在治疗中，你经常被视为问题本身，比如某些东西不得不被修复，你的过去有个错误，你得克服这个或者那个。社团对于问题有不同的看法，那是个暂时打扰你的东西，你的生活不需要它。在过去，特别是年轻人讲习班团体里，我会被要求"检查我的问题"，但是没有采取或者提供什么能缓解厌食症的行动。社团就不同，它说好吧，这就是它的样子，这就是厌食症要从你那里拿走的东西，这些是我们社会亲厌食症的部分。我们不会驻扎在恐怖故事里，我们只是从这儿出发，采取反抗厌食症的行动。我想对我来说，获得自由的唯一方法，就是采取行动反抗厌食症问题以及那些支持它存在的东西。我觉得采取行动是唯一与饮食障碍斗争的方法，社团就在以各种方法做这件事。

David：你是否意识到，这有点不同于传统的、普通的支持团体？

Lisa：社团和你说的普通的支持性团体及12步骤计划之间的不同在于，其他这些团体倾向于做很多对比，讲故事，好像就是这些糟得不能再糟的故事把人留在那里，让人觉得无望和恐怖。

那些减掉最多重量的人，是最可怜和最受嫉妒的！支持性团体经常只给厌食症输送一些支持性的观点，比如特别和完美。然而，反厌食症/暴食症社团支持病人采取的非厌食、非暴食行为。这确实很重要，并且非常不同。社团的思考方式需要其他"专家"和支持性团体更多的关注。同样，社团在政治活动的领域内变化，也做些不只在社团内部，同时也在社会范围内改变社会的事。当我们的反厌食症媒体活动真正落地的时候，我想有可能会来一场反厌食/反暴食革命——我真的这么认为！

David：你觉得是什么时候开始，你在生命和死亡问题上发出"声音"的？

Lisa：最近我开始和我自己的声音接触，而不是厌食症的声音。长久以来，我相信厌食症说的就是我，厌食只是告诉我要做的——其他人也这么相信并且帮厌食症的忙。现在我能停下来，对厌食症说不。我觉得有力量和真正的愿望说不——这个声音说的不是我，我想要有自己的生活，并且我会有的！

David：你觉得你是什么时候开始明确并被认真对待的？

Lisa：我想，只有当一个人开始采取反厌食的步骤了，他才开始被认真对待。我的意思是，一个在支持性团体里的人会告诉你他们做得很好，但是你会看到他们不是。只有当他们开始反击，他们才会被认真对待，因为所有遭受厌食和暴食的人都擅长说一件反厌食的事并且同时做另一件厌食的事。当你真正开始收回你说的话时，一切就改变了。

David：在你所参加的协会组织的体验中，社团有什么独特之处吗？

Lisa：我想，温哥华的社团令人兴奋的地方，以及对于一个团队或俱乐部或一个家庭而言显得不同之处，在于它有如此之多的支持。有社团建设的一面，有设定目标为社团做些什么的方面，还有不责怪人的一方面。不过我最喜欢社团的地方在于，不仅有可能帮助人们打破厌食和暴食获得自由，还有可能对社会做出一点改变,就一点。社团帮助妇女发出声音:"不,这是不能接受的。"比如,我们制定的用于媒体的广告标准,媒体所认为的"正常"是不被社团认可的。我们的社会支持厌食的行为,对妇女及其身体付诸暴力,而社团里的我们不会接受。当人们开始注意到我们的旗帜、通讯、T恤和贴纸时,变化就会发生,我们会造成一点影响。

Jennifer 的合作研究

David:你觉得专家们是怎么看待厌食/暴食问题的?

Jennifer:我相信专家们把厌食和暴食看成一种疾病。

David:问题出在哪里呢?

Jennifer:我想如果专家要在我身上指出一个厌食和暴食出问题的地方的话,那就是我的脑子……他们会说问题就出在我思考的方式上。当然,我会回答说也不可能免除历史、社会和政治环境的影响。

David:回忆一下,在你接受"治疗"的过程中第一次得知这个社团的情况。

Jennifer:我起初对社团的印象有点负面。

David:你的印象随着时间改变了吗?

Jennifer:慢慢的,我开始盼望社团的会议,我觉得自己在会上有自己的声音,并且被人听到。同样我也感到一种强烈的从"罪疚"中的释放,那是一直以来我所背负的。我开始认识到暴食不仅是医疗模式所提出的内容(如,扭曲的身体形象,对变瘦的不懈追求)。我开始意识到暴食和厌食在让我确信我无法反抗。

David:与你曾接受过或者正在接受其他形式的"治疗"相比,社团提供给你的东西是不同的吗?

Jennifer:社团和普通的支持性团体不同之处在于,呼吁所谓的病人成为专家。社团成员自己教会家人反抗厌食和暴食的方法。个人被允许和鼓励不再成为被动的牺牲品或者病人。另外,通过把问题外化,社团号召所有成员考虑自己的价值,并批判性地检验根植其中的社会。

David:假如有人问,这不就是另一种形式的匿名戒酒会吗?另一种形式的12步复原运动吗?你会怎么回答?

Jennifer:一个反厌食/暴食社团和12步复原计划是完全不同的。当然我完全认可和尊重那些通过12步计划获得一种"健康"感觉的人,但它不适合我。对我而言,12步骤是关于"放手"——放下控制和找到安宁。哲理上是不同的,反厌食/暴食社团允许个人把问题外化。厌食和暴食被作为一种独立于他们自身的存在而提出,是个体反击的对象。社团的视角不仅要求来自社会、社区和直接情境的责任,也要求个人自有资源负起责任。社团承认和尊重个人的力量。它向问题发起反击。

社团利用一种"反-语言",来解释他们的哲学和思想观念的立场(例如,抗抑郁和抗焦虑社团)。在这样做的时候,社团成员采取行动外化之前被内化的问题话语。例如,反厌食/暴食社团利用这样一种反语言:

1. 建立一个语境,在其中,被厌食/暴食掌控的女性认识到自己是独立于这个问题之外的。

2. 不把人的身体和与他人的关系作为问题来看待;问题就是问题(与贴标签、归为病态和定死的描述相反)。

3. 让大家能合作起来,打败问题带来的影响。

4. 考虑到文化活动惯于把厌食/暴食客体化,而非将暴食的女性视为正在经历厌食/暴食的客体。

5. 外化和客体化问题,挑战了科学分类的个体化技术,并在一个更宽泛的语境中,看到更完整的问题描述。

6. 实现问题的外化,通过提出问题,鼓励得了厌食/暴食的个人描绘出问题在他们生活和关系上的灾难性影响。

7. 重构病人归为病态的"具体化"和客体化,挑战社会认可的规范,将问题外化。

8. 外化问题,允许多元描述的可能,创造其他关于个人过去、现在和将来的故事版本。

目前,温哥华反厌食/暴食社团协同新西兰社团一起,通过咨询住在澳大利亚、美国和加拿大的来访者、家庭及治疗师,建立为数众多的反厌食/暴食活动网络。在加入社团之前,成员们通常参加各种反厌食/暴食治疗活动,比如叙事角度的个人、团体以及多种家庭团体治疗。

社团的目标,是跨越传统的心理治疗领域中存在的有问题的思想体系和财政赤字。社团提倡独立和自给自足的观念。其活动领域是两个部分:(1)通过电话给予专家和社会责任的预防性教育,以及(2)为那些陷于医院和社区精神医学之间的女性提供其他的非传统式的支持系统。

通过有规律的会面,社团成员、家庭、爱人和朋友经常采取一种直接行动的方式来对付厌食和暴食问题。例如,通过成立一个媒体监督社,可以做到:写信给各种杂志、报纸和企业老总,公开声讨针对女性身体的"亲厌食/暴食"活动。这使得社团有可能通过反厌食/暴食监督,直接回应专家、教育和消费系统。

学校行动委员会为中小学生发展出一种反厌食/暴食计划;不过,他们最终发现,节食和对体形的关注,现在成为小到四岁学步幼儿的话题了。

去年热卖的一款社团T恤衫背后印着"你不仅是一副躯壳"字样,身前印着社团名和logo。

社团要赢得专家和消费者在女性身体上的认识的斗争。通过从厌食和暴食手里夺回生命的过程,社团成员拒绝接受普遍的错误观念,即他们独自承担所谓饮食障碍的责任。社团成员开始了从团体治疗病人到社区活动分子和咨询顾问的重要身份转换。他们在社区层面帮助其他女性和家庭,相应地,也帮助到他们自己。

假如要从一位社团成员和另一位治疗师中为反厌食/暴食反映团队做一个选择的话,只要可能,我(SM)宁愿选社团成员。来访者通常震惊于社团成员的同情心和直接的反映。付费给前来访者和社团成员,请他们担当训练中的治疗师的咨询顾问以及反映团队成员,这对于我们而言现在已经是很常见的做法了。

下面是一段录像的摘要,一位社团成员出于明确的目的,将她的观点在受训的治疗师中传阅,他们在与厌食及暴食问题的人工作时可能需要了解相关信息。

SM:当与得厌食和暴食症的人工作时,治疗师需要了解什么?

Lorraine:在治愈过程中有些要点,一位支持的人/治疗师的话语和行动,对于与厌食和暴食的斗争会非常有帮助。厌食/暴食依靠反逻辑策略紧抓住一个人。给你讲一个更具体点的例子:一个人刚刚和朋友们享受了三天的野营,期间,她感到从厌食症施虐和控制的声音中解脱了,然而野营回来后,她陷入一场与健康的激烈战斗中,对抗厌食症试图摧毁她的阴谋诡计。这个时候,她感到自己像个失败者,好像之前三天的自由消失了,并且她再也无法扭转这条毁灭自己的道路。对一位支持者/治疗师而言,此刻最关键的,是倾听这份痛苦,作为对厌食症/暴食症传递的恶毒信息的回应,并标识这些恶毒信息。当一个人感到被厌食吞噬时,真是极度的孤独。一旦厌食症的声音被听出来了,并且这份痛苦得以分享和确认，那么谈话会回归到她三天的自由是怎样的，以及她可以怎么再去做到。可能发生的最危险和无助的事情是，痛苦被忽略和没有被听到，因为这样会刺激到厌食症并证实它能够多么残忍，从而把一个人进一步推向它的魔掌。

SM：什么时候一个治疗师可能被认为是亲厌食症的？

Lorraine：很多时候都会，不过我就给你举两个例子，证明治疗师和医院可能会亲厌食症。在来访者与治疗师的关系当中，可能有些会是非常没有帮助的，那就是权力差别的存在和维护。传统上，会假定并接受来访者与治疗师之间有一个权力差别，但是假如一位治疗师是有用和支持性的时候，反抗厌食症的斗争是在平等的地位上进行，对于双方来讲就都是有益的。因为医生和病人经常被权力、视角和背景的鸿沟所分隔，进入这个不熟悉的平等的领域富有挑战性，甚至更令人吃惊的是，可能真正的专家不是那些曾做过研究的，而是曾有过此类体验的人。厌食/暴食对于一个人通过控制起作用，当治疗师采取这种权力控制的位置的时候，即便最好的助人愿望，实际都会起到与厌食症共谋而非反抗的作用。

我对目前关注体重和身体脂肪的做法是持警觉态度的，许多康复计划中都有每周的体重称量和皮下脂肪厚度测量。在我的经验中，这类检测的作用就像一把双刃剑，负面作用似乎远超过正面的。甚至于，关注体重和皮下脂肪厚度的作用就像一个媒介，再次强化和助推了关于完美、比较和不合格的观念。

SM：什么时候一位治疗师会被认为是反厌食症的？

Lorraine：关注那些从厌食/暴食摆脱出来的时刻，并且庆祝健康。传递给那些遭受厌食/暴食影响的人们的一个非常危险的信息是，他/她还没病到要接受帮助的程度，这样也会促使厌食症去证明它的存在。重要的是认识到厌食症和暴食症是连续不断起作用的，对体形的监视和过分关注体重只是开端。

因为厌食/暴食有赖于它的受害者确信，他们是无力的，将来是无望的，他们不值得和自己及他人有一份和谐的关系，所以我们需要做大量的工作来认识并反驳这些厌食症和暴食症所说的谎言，并创造可能的新版本。在厌食症/暴食症被一个反抗厌食/暴食的行动或者思想挑战的时候，很有可能厌食症/暴食症会对人攻击，以确保他们反对尝试任何自由和享受的时刻。在通往自由的道路上有点反逻辑，这就是我觉得专家和其他支持性的人需要明白的地方，这样他们就能在这场战斗中起到帮助作用。

关注力量、个体和独特性，在反抗厌食症/暴食症的战斗中非常有帮助，并且我相信，这些问题对于我们西方文化背景中的许多人来说都是普遍的。

在厌食症/暴食症的研究和治疗当中，厌食症/暴食症的社会文化因素经常是被忽略的。离开将个人/自我视同为问题这个关注点，并将注意放回到问题最初产生的地方，使我不可思议地得到解脱。一旦从责难当中得以解脱，就没有如此多能量可被用于建构一个人的新故事情节了。厌食症/暴食症预期了一个以死亡和失望为结局的故事。我，作为我的故事作者，有创造一个有无限可能性、充满有趣角色和令人兴奋结局的故事的自由。一位治疗师能协助来访者创作这两种故事，但那对于来访者和治疗师双方而言，都是很大的挑战。来访者必须收回自己的力量，而治疗师也必须让渡一些自己的力量。在我的经验中，这是治疗师/助人专家/支持者能做的最有帮助的事。

SM：你愿意对社团发表一些看法吗？

Lorraine：当然！社团是一件很棒的事，因为它采用了这些观点，并且把它们付诸实践。因为这是过去从未做过的，也是一直在发展的概念和团体。目前，这个团体的焦点在于把受苦于厌食症/暴食症的人们、他们的家人、朋友以及所有其他支持者聚在一起，使集体对抗厌食症和暴食症的力量生效。我们工作的焦点在于，通过提供谈话、教育和行动，提出我们文化中本有的因素。

社团的另一个目标是，体验到健康、能力和声音的好处，并与厌食症/暴食症的诱惑战斗。一个类似《联合出版》、《不死族》的媒体，不受广告法规等约束，为经常不被听取的声音提供了发声和被听取的机会，并且会推动和进一步传播这些观点。

当观看社团的视频《关于厌食症和暴食症——每个治疗师必须知道，但害怕去问的问题》的时候，屋子里爆发出雷鸣般的掌声、兴趣和眼泪，这不令人惊奇吗？我（SM）请精神科医师艾略特·戈德纳博士（Dr. Elliot Goldner），温哥华圣保罗医院饮食障碍项目的负责人，在读过"社团进行中的合作研究项目摘要"之后给予反馈。戈德纳博士写道：

Lisa、Jennifer 和 Lorraine 所写的，强调了一个潜在的事实——与厌食症和暴食症斗争的人，拥有一种不可忽视的智慧和知识。他们的研究抽取自经验的每一个细节，并不限于一天八个小时的学术节奏和政治或金融推动。忽视他们的洞见会是愚蠢的。然而,精神病学和治疗实践也经常漠视此类仔细和辛苦的研究,并且青睐来自技术和科学的快速和令人兴奋的解决方案。

当我反过来听取 Lisa、Jennifer 和 Lorraine 的谈话时,下面这些是我听到的:

1. 在与厌食症/暴食症斗争时,协作是有帮助的,诸如反厌食症/反暴食症团体可提供此类协作。

2. 反厌食症/暴食症行动有助于个人和社会与饮食障碍战斗,相反,无为(某些"疗法"或"支持力量"的特点)是没有帮助的。

3. 赋权那些与厌食症和暴食症斗争的人,在与饮食障碍作战当中是有帮助的,尊重及将人与问题分开,是对此赋权的支持。

4. 厌食症和暴食症会与有虐待倾向的伴侣一起牢牢抓住一个人,隐秘和羞愧会像胶水一样,把这些问题粘在人身上。

5. 他人(包括有些"助人的专业人士")可能使问题恶化,这在人们授予某人某些特定知识,并且限制他的身份和自我时经常发生。

当在一个公共论坛展示团体的观点时,不断有人告诉我们,他们在治疗的可能方案上的社会影响。正是来自这些合作研究项目的智慧,使得治疗师们被推到一个有弹性的责任位置。我们强调,治疗责任的重担将被曾边缘化的知识承担并得以调解,而非通过一种专业化的谈话来承担。

写信比赛

写信比赛能帮助来访者再次回忆生活独特的方面,这些方面现在被问题限制了。就好像在来访者活着的时候,为自己写一份悼词或讣告。家庭成员和朋友被请求协助这个再回忆的过程,他们把记得的与来访者的关系写下来,以分离来访者与问题的关系。这些记录着其他版本故事的信抵消了问题版本的故事的不良影响,有着重新叙述个人生活的巨大潜力。

奈杰尔的故事

一家当地教学医院的精神病学部门问我(SM)是否想见下奈杰尔,一个 60 岁的老人。奈杰尔被描述为"很有自杀倾向及情绪低落",因此在过去几年中接受了 40 多次电击疗法"治疗"。我被告知,奈杰尔有很高的放弃自己生命的风险,对"谈话"疗法毫无反应,他们已做了所有能为他做的工作。

奈杰尔和他的妻子罗斯,在四个月的治疗时间里与我会面八次(其中三次会面有一个反映团队的参与)。我从奈杰尔那里得知,他很难回忆起很多生活事件。他的问题,他提到是"抑郁",控制了他的日常生活,使他夜不能寐。罗斯认为 ECT 让奈杰尔越来越不相信他一生中有任何成就。不过,她很快就告诉我,奈杰尔在五个孩子和社区中很受尊重,社区位于温哥华北部 300 英里处。

我对此的想法是,让奈杰尔再参与到因"抑郁"和"自杀念头"将他与之分开的社区当中。出于这个考虑,奈杰尔、罗斯和我达成一致意见,"抑郁是一个强大的敌人",我们需要招募一个"反抑郁团队"。我们合写了一封信给可能的招募者,罗斯说很乐意把信送到他们手中。

亲爱的奈杰尔和罗斯的朋友:

我的名字是史蒂芬·麦迪根,是一位陪伴奈杰尔和罗斯的家庭治疗师。你们可能知道,奈杰尔不幸得了抑郁症,严重到有几次差点放弃自己的生命。

抑郁症告诉奈杰尔,他是"一个没有价值的人","从未做过什么有价值的事","没有人喜欢他"。抑郁症试图让奈杰尔对自己的所有品质视而不见,希望他离开所有爱护和关心他的人。我们写这封信,是邀请你写信支持奈杰尔来反对抑郁症对他的说辞。就此谢谢你的相助。

你的反抗抑郁症的

奈杰尔,罗斯和史蒂芬

在两周内,奈杰尔快被邮件淹没了。奈杰尔所在病房的一位医护人员说,她觉得奈杰尔应该有自己的特别邮递员。他收到了 100 多封信和卡片。起初,奈杰尔把那些抗抑郁便条谨慎地塞进医院的床头柜里,但是不久就觉得可以在屋里到处展示了。接着,他开始给病房里感兴趣的员工和病人发表"抗抑郁"咨询知识,给他们读信和就抗抑郁观念做演说。

奈杰尔现在从抑郁中解脱了,不时和我们为治疗师的培训提供参考意见,讲述"我如何从抑郁中解脱"。

奥斯卡的故事

一位同事向我(SM)推荐了70岁的奥斯卡和他妻子玛克辛。奥斯卡告诉我,他一年前被卡车撞倒。本来不指望能活下来的,但是他做到了;本来也没想到他能从长达三个月的昏迷当中苏醒,但是他做到了;本来以为他再也不能走路了,但是他做到了,等等。我没花太长时间,就明白自己正坐在一位很了不起的人面前。然而,似乎奥斯卡为自己的复活付出了高昂的代价,因为现在他对自己失去了信心,并且如果玛克辛不是24小时在陪的话就会痛苦。玛克辛花了一年时间,为奥斯卡复杂的医护工作做好安排,此时盼望能回去做自己的生意。不幸的是,她的兴趣被焦虑所取代了。

这份焦虑是奥斯卡的事故带来的,使他相信"我只是半个人了",而且"玛克辛会离开我到另一个男人那里……她计划把我放到一个老人之家去"。他还有一个奇怪的扭曲想法是"我不值得过好的生活",并且"我会杀了我自己"。焦虑使他忘记了他所过的生活是优先于事故的,就像奈杰尔一样,他变得越来越孤独和抑郁。

奥斯卡和玛克辛十年前从英国移居到加拿大。我们都认为,焦虑逼迫着奥斯卡,形势让人绝望。带着这样的想法,我们商定规划一次国际性的抗焦虑写信比赛。下面就是我们在第三次会谈的最后五分钟里共同起草的信。因为奥斯卡担心他的朋友们可能认为这封信是"一个疯狂的主意",他坚持以我的名义书写,以使之可信。

  亲爱的奥斯卡的朋友们:

  我叫史蒂芬·麦迪根,是家庭治疗博士。你们的朋友奥斯卡和玛克辛请我写信给你们,以征求帮助。可能你们已经知道,奥斯卡14个月前遭遇了一场可怕的事故,奇迹般地死而复生。你们可能不知道,这次事故之后,给奥斯卡带来的是焦虑症,现在把他玩弄于股掌之间。我们想你们能帮助奥斯卡战胜这场可怕的焦虑。你们可能不相信,但是焦虑症带给奥斯卡的一个信息是,"他一无是处","他是个没用的人",并且"或早或晚他所有的朋友都会像焦虑症认为的那样看待他"。因为焦虑症的影响,奥斯卡开始放弃自己,所以我们请求你们的帮助,把奥斯卡从焦虑症的魔掌中救出来。

  我们希望回信不是过分的要求,并且希望你们知道,如果能获得你们的支持我们将不胜感激。

  此致

敬礼

史蒂芬·麦迪根博士

奥斯卡的抗焦虑顾问

在接下来的几周,奥斯卡会把来信带到我(SM)的办公室,请求我大声地把信读给他听。我愉快地这么做了,随着我的诵读,奥斯卡又哭又笑,告诉我他的运气太好了。你看,奥斯卡影响过许多许多人的生活,所以并不令人吃惊,他们很高兴有这个机会写信给他作为回报。他的抗焦虑支持团队,从全球各地写来信,包括欧洲,英国,北美。

奥斯卡最近写信给我,他由玛克辛陪同,前往法国进行期待已久的抗焦虑之旅,这封信标志着"抵达我的健康"。他告诉我,他独自坐着,喝着浓缩咖啡,玛克辛出门购物了。他写道,"我要感谢我的幸运星们,我不再是焦虑的囚徒"。他现在唯一的问题是,要回复所有来信,至于这个问题,他很乐意承担全部责任。

没有这次关怀团队的招募,奈杰尔和奥斯卡可能永远无法重新振作起来,再次回忆起此生的所作所为以及所有的个人品质和贡献,而这些,是他们的问题曾坚持让他们忽略并不去回忆的。

写信比赛被视为试图对抗这种错误信息,告诉来访者/家庭及他们的社团,该人的"故事"与问题定位的故事是不一致的。写信比赛不仅被视为重新定义的仪式(怀特White,1995),也被视为对问题情境主导的故事的抗争和解构。

在与奈杰尔生活有关的环境中,有一个主导的专业故事需要去颠覆,该故事在不经意中支持了抑郁的"生活"。在回到他的家庭社团时,负责所有的 ECT 治疗的精神病医师与奈杰尔联系要继续治疗。那之后不久,奈杰尔打电话给我(SM)告知"我刚给了我的精神病医师解聘书"。随后是一封简短的信件,宣布他已经告别抑郁。

参考文献

Andersen，T. (1987). The reflecting team: Dialogue and meta-dialogue in clinical work. *Family Process*，*26*(4)，415 – 428.

Bakhtin，M. M. (1986). *Speech genres and other late essays* (V. McGee，Trans.). Austin: University of Texas Press.

Elliott，H. (1994). *Decentering the subject*. Paper presented at the 2nd annual Narrative Ideas and Therapeutic Practice Conference，Vancouver，British Columbia.

Epston, D. , & White, M. (1990, Winter). Consulting your consultants: The documentation of alternative knowledges. *Dulwich Centre Newsletter*, p. 4.

Foucault, M. (1979). *Discipline and punish: The birth of the prison*. Middlesex, England: Peregrine Books.

Foucault, M. (1980). *Power/knowledge: Selected interviews and other writings*. New York: Pantheon.

Foucault, M. (1982). The subject and power. In H. Dreyfus & P. Rabinow (Eds.), *Michel Foucault: Beyond*. Chicago: Universiry of Chicago Press.

Foucault, M. (1984). *The history of sexuality*. New York: Pantheon.

Law, I. , & S. Madigan. (1994, Winter). Power and politics in practice. *Dulwich Centre Newsletter*, pp. 3 – 7.

Lax, W. (1991). The reflecting team and initial consultation. In T. Andersen (Ed.), *The reflecting team: Dialogues and dialogues about the dialogues*. (pp. 127 – 142). New York: Norton.

Madigan, S. (1991a). *Voices of demystification: Questions as performative texts in therapeutic discourse and practice; a post-structural analysis*. Unpublished dissertation.

Madigan, S. (1991b, Fall). Discursive restraints in therapist practice [Special issue]. *Dulwich Centre Newsletter*.

Madigan, S. (1992a). Questions about questions: Situating the therapist's curiosity in front of the family. In S. Gilligan & P. Reese (Eds.), *Therapeutic conversations*. New York: Norton.

Madigan, S. (1992b). The application of Michel Foucault's philosophy in the problem externalizing discourse of Michael White. *Journal of Family Therapy*, *14*(3), 265 – 279.

Madigan, S. (in press). Undermining the problem in the privatization of problems in persons: Considering the socio-political and Cultural context in the externalizing of internalized problem conversations. *Journal of SystemicTherapies*.

Myerhoff, B. (1982). Life history among the elderly: performance, visibility and remembering. In J. Ruby (Ed.), *A crack in the mirror: Reflexive perspectives in anthropology*. Philadelphia: University of Pennsylvania Press.

Roth, S. , & Epston, D. (in press). Developing externalizing conversations: An introductory exercise. *Journal of Systemic Therapies*.

Sampson, E. (1989). The deconstruction of the self. In J. Shotter & K. Gergen, (Eds.), *Texts of identity* (pp. 3 – 11). Newbury Park, CA: Sage.

Shotter, J. , & Gergen, K. (1989). *Texts of identity*. Newbury Park, CA: Sage.

Shotter, J. (1990). The social construction of remembering and forgetting. In D. Middleton & D. Edwards (Eds.), *Collective remembering*. London: Sage.

Waldegrave, C. (1990, Winter). Just therapy. *Dulwich Centre Newsletter*, pp. 6 – 46.

White, M. (1995). *Re-authoring lives: Interviews and essays*. Adelaide: Dulwich.

White, M. , & Epston, D. (1990). *Narrative means to therapeutic ends*. New York: Norton.

Yeatman, A. (1994). *Postmodern revisionings of the political*. New York: Routledge.

Young, J. (1989, Summer). A critical look at the one way screen. *Dulwich Centre Newsletter*, pp. 5 - 11.

第十三章　咨询你的咨询顾问们

共同建构替代认知的手段

作者：David Epston、Michael White 和"Ben"　　翻译：董建中

心理治疗的传统模式及隐喻有许多局限性。其中之一是对"终止即丧失"（termination as loss）的强调，这个立场不可避免地把"治疗中止"体验为痛苦地放弃一个"患者已经变得依赖"的治疗关系。虽然我们承认：从"患者状态"（patienthood）向完全"人格状态"（personhood）的转变，实际上是一个重要转变，但我们相信：治疗师对于"丧失隐喻"的沉迷，会微妙地增强"寻求协助者"对治疗师的"专家认识"的依赖。更重要的是，我们相信：当来访者令自己摆脱那"当初导致其接受治疗的、充满困扰"的认同，这个优势隐喻并不认可这个人自身在其中的角色。不同于"终止即丧失"隐喻所提供的那些实践，我们将把一种"治疗的最终阶段"的模型，描述为一种从一个身份地位转向另一个的"通过仪式"（rite of passage）。重要的是，这种"通过"，是围绕这个人在"一个熟识社会生活"中与别人的一种联结，并且鼓励别人参与，对"来访者达成一个理想的人生目的或人生定位"的庆祝及确认。受到这些实际做法影响的那些治疗，被我们称为"包含治疗"（therapy of inclusion）。[1]

在本章中，我们将描述这样的一种治疗实践：它鼓励来访者记录下自己是如何抵抗及克服自身生活的"优势故事"，而对这些故事的组织，是围绕他们的困扰、症状、社会认为的"病理"（White & Epston，1990）展开的。在描述我们的治疗实践时，我们发现有帮助的是：把"认识的概念"视为一个复数名词，并且构想出询问策略，引导受治疗者得出关于"在治疗中被恢复及/或生成的、他们的生活及人际关系"的"解决方案知识"及"替代认识"。从而，有必要做出调整的人以及为了个人成长而做咨询的人，会更

---

[1] 在《忏悔：对宗教中的偏离行为的研究》（*Confession：Studies in Deviance in Religion*）中，特纳及赫普沃斯（Turner and Hepworth，1982）区别开两个主要的仪式类别：把人"包含于"以及"排除出"社会团体的仪式。

方便地利用这些认识。

我们首先回顾占优势的"终止即丧失"隐喻的某些局限性,然后提出另一种"通过仪式"类比,它为我们自己的工作提供了一个组织化的概念架构。把这个转变置于"来访者的世界"的更广阔语境系统之中,我们就为"把来访者确立为'针对他们自己及针对他人'的咨询顾问"描绘出一个草案。在如此做时,我们经由一个临床咨询会谈而呈现出一系列问题,它们帮助那些人去组织"他们的替代认识"的经验,使得它们更易于供将来之用。

"终止即丧失"隐喻

所谓"治疗"就是一个"转化"(transformative)过程,它的所有步骤中最缺少全面理解的是结束阶段。我们相信,这是因为:"终止即丧失"隐喻,主导了关于这个治疗阶段的研究,使得治疗师们忽略了更有成效的"看待及促进该终止过程"的方式。

"终止即丧失"隐喻的优势是以一种特别的取向,对治疗加以引导。这种取向,使得"治疗性微观世界"高于其他一切。① 它把治疗的最后阶段表征为:受支配于"这个微观世界及其'至关重要'关系"的丧失,以及受支配于"调整'以便独自做到'的需要"。

我们相信:这种治疗取向——它为那些人的生活建构出一个私人的阶段——反过来构成某些文化理念及实践的预设前提。这些包括在西方文化中占优势的个体化的"人格状态"的构思、"人是全部意味的来源"的观念以及该"学科"所常见的"使得'人格'及其肉体客观化"的现代实践(Foucault,1973)。吉尔兹(Geertz,1976)在评论这种个体化构思时说:"西方人把'人格状态'构思为一个被界定的独特的认知宇宙,'觉知、情绪、判断、行动''被组织为一个与众不同的整体'的动力中心,这个构思,无论在我们看来似乎是多么无可救药,都是世界文化概念中一个相当独特的观念"(p.225)。"受到这些文化构思及实践影响"的治疗,因把自体分离于社会语境而被我们称为隔离治疗。由于这种高度个体化的构思,难免会发生治疗关系的终止加深人的隔离之感

---

① 当挑战该治疗性微观世界的这种特权时,我们并不是提议在某种公众领域中处理全部的治疗方面。我们相信:来访者应当拥有一个私人天地,在其中,他们能够感到稳妥且安全、他们对保密的欲望得到尊重。然而我们认为:"把这个世界置于全部其他世界之上"是不适宜的,并且我们相信:"在治疗中浮现出的被某些人偏爱"的全部认识,应当能够传播到更广阔的人群中。我们更喜欢把治疗的结束阶段解释为:有关于新的开始。

觉,这种终止也加强他/她的丧失之感觉。

一个另类的隐喻：作为通过仪式的终止

我们相信：如果把基耐普（Gennep，1960）所谈及的仪式归类为"通过仪式"，则这个归类，作为对治疗过程的一个隐喻，会带来重大贡献。范·基耐普本质上认为：通过仪式是一种普遍性现象，在社会生活中它被用于促进从一个身份及/或认同向另一个的转变。他提出这种仪式的一个过程模式，包括"分离"、"阈限"（liminality）、"重新结合"。在传统文化中，这些阶段的每个启动，都有仪式作为其标志。

在"分离"阶段，来访者被所熟悉的角色、地位、场所而分离，并进入一个不熟悉的社会，在其中，大多数被认为理所当然的生活方式被暂停——一个"阈限"（liminal）空间。构成一个通过仪式的第二阶段的这个阈限空间，是"介于"各个已知世界之间的，并且具有以下特征：紊乱及混乱体验、一种探险精神以及一种被增强的可能性之感觉。"重新结合"的第三个阶段带来"仪式性通过"的结束，并帮助来访者在自己所熟悉的社会秩序中重新定位自身——一种新的定位。这个相异定位，特征性地伴随着新的角色、责任、自由。在传统上，会借助于一些做法来加强它，这些做法包括：断言并宣布该人已经成功地实现一个转变，然后让集体来认可它。

通过仪式与治疗

我们已经发现：这个"通过仪式"隐喻，为治疗师熟悉治疗过程、为帮助那些在"从有困扰状况向无困扰状况的转变"中寻求治疗的人，提供一种有用的规划（Epston，1985，1987）。

我们对这个隐喻的阐释，建构出一种治疗方法，它鼓励个人应对这种"从新手向老手、从来访者向咨询顾问"的"通过"。这种治疗，不是形成一种对治疗师及其他权威所带来的"专家认识"的依赖，而是使得来访者能够求助于"自己在治疗期间已经恢复及/或生成"的解放性的替代及"特别"的认识。

在治疗中，治疗师经由一系列干预，包括鼓励来访者借助将自身困扰"外部化"的讲述，而把自身区别于自身困扰，从而能够进入"分离"阶段（White & Epston，1990）。换句话说，治疗使得他们能够把自己的困扰（例如抑郁、遗尿，或厌食）视为自身之外的某种"能够被抵抗、而非自身的本质特点"的东西。这就令来访者去除某些"困扰被认为理所当然"的观念,并去除"引导其生活、占优势"的内化性(及自责性)的话语。这将开启阈限体验。

在这个阈限空间中,新可能性显露出来、还能够恢复及/或生成其他认识。在这个阈限空间中,个人的经验世界被"虚拟化",即被视为假设性及可被改变的,而不被视为现实、固定的。特纳(Turner, 1986)认为"阈限阶段主要存在于'文化的虚拟心境、不置可否心境、或许可能、仿佛、假定、幻想、推测、欲望'之中——决定于认知、情感意动哪一个在该情境下占优势"(p. 42)。对困扰的治疗性概念重建的"仿佛"本性,使得人们能够开始展望一种替代的自我身份认同,或另类的人生故事。

治疗师,通过评估自己在何种程度上失去时间感及无法估计治疗时长,以及评估自己在何种程度上体验到与寻求治疗者的"交融"(communitas)感觉,能够最好地判断"自己参与该阶段"的程度。以这种方式工作的个体、家庭、团体治疗师及来访者,类似于特纳(Turner, 1967)所描述的传统的阈限团体,这种团体的工作就"如同一个同伴社区,缺少一个有分层地位安排的结构。这种同伴关系超越等级、年龄、亲族、地位的差异,而在某些狂热的团体中甚至超越'性别'差异"(p. 100)。

"重新结合"是把治疗引向结束的最后阶段。经由重新结合,在治疗中被恢复及/或生成的替代认识,经与其他一些认识的对比而被证实。经由重新结合融入更大的家族及社区体系,有可能实现焕然一新的身份认同。

克服障碍,抵达重新结合

然而,尽管重新结合隐喻带来了新的可能性,它仍令人想到治疗实践中存在的某些障碍。例如,科巴克与沃特斯(Kobak and Waters, 1984)注意到把微观治疗世界联系于宏观世界时的实际困难:

> 当要对来访者造成持久的次级变化,相对于他的更"原发性"的对应部分,家庭治疗师处于不利地位。最明显的不利是:家庭治疗师不拥有与"家庭群体及群体规范"的联系,而一旦参与者返回平常生活,这种联系会增强"在通过仪式期间所发生"的变化……在该变化过程中参与团体,是为了使得"发生在阈限仪式期间的次级变化"稳定下来。家庭治疗师如果在工作时并不知道群体规范,则所造成

的阈限变化可能在重新团聚（reaggregation）[①]阶段中无法维持。(p. 99)

以一种发展性的观点来对待家庭困扰可能有助于治疗师，然而治疗师与家庭团体的相对隔离仍然是一个难题。对这个两难困境的潜在解决方案已经出现在以下形式之中：牵涉家庭"网络"，或较小程度地动用家族体系。"通过仪式"类比使人想到：应当对这种努力做进一步的探索。

多年来，我们一直尝试以各种方式来克服上述这类障碍。从这些尝试中所得到的反馈已经使得我们相信：(1)"通过仪式"隐喻很贴切，把治疗的结束阶段视为重新结合很适当；(2)在这个治疗阶段大力强调"终止即丧失"隐喻是不适宜的。

因为我们偏向于把治疗的结束阶段解释为重新结合，使得我们有理由祝贺而非同情寻求治疗者。我们已经能够挑战治疗的如此想法：作为一种具有排斥性且私密的社会空间或个体阶段必须受到"隐私及排除"的刻板规则的束缚。

我们已经帮助来访者去探索各种方式及手段，借助它们去对抗受这类想法影响的实践——抗议对这种隐私的限制。我们已经与他们一起，宣传及传播这些"在治疗中恢复及/或生成、替代及偏向"的认识。我们已经参与他们，试图找出并请来观众，让这些观众关注"这些替代认识在他们的日常生活中的表现"。并且我们已经参与他们的努力，要以通俗的话语及形式记录这些认识。

当回顾我们对"重新结合"的实践的探索，我们把"被来访者发现是有助益"的各种手段进行了分类。这些手段包括：为证实及正当化替代认识而招募观众。这些仪式手段包括：(1)庆典、给予奖品、奖金，请重要的人士，包括可能不曾参与治疗的人士到场(White，1986)；(2)有意图的"新闻发布"，这是向各种意义重大人士及机构提供关于"那人达到一个新状态"的相关信息；(3)个人宣言及推荐信；(4)正式地向那些人进行咨询——关于"使得他们解放自己的人生"的"解决方案"，以及"关于他们的人生及人际关系"的那些替代及偏向的认识。

在《叙事治疗的力量》(*Narrative means to therapeutic ends*)中，我们采用了在此提及的前三种手段(White & Epston，1990)。在本章中，我们的讨论限于这些手段的第三种，为我们所称的"咨询你的咨询顾问们"(consulting your consultants)提供一个

[①] 在范·基耐普(van Gennep，1960)原文的英译文中，我们偏向于使用术语"reincorporation"(重新结合)而非术语"reaggregation"(重新团聚)。

草案。

咨询你的咨询顾问们

当来访者被确认"相对于自己、他人、治疗师"而言都是咨询顾问,他们就能把自己体验为有关"他们的人生、自身困扰、对这些困扰的解决方案"的权威。这个权威表现为被记录于一种媒介的某种认识和技能,使得它可被咨询顾问、治疗师、潜在他人得到。

贯穿于本章的主题,是要纠正"作为帮助者的治疗师"与"作为被帮助者的来访者"的相对不平等。"治疗技能"受到"顾问技能"的平衡。我们认为,当要减小"蒙恩状态"的风险并代之以一种公平交换感觉,这种"互惠"(reciprocity)具有高度的重要性。莫斯(Mauss,1954)在《天赋》(*The Gift*)中注意到这种不平等所固有的危险,他指出:"接受而不回报或偿还,就是面临隶属、就是变为顾客及辅助。接受某种东西是危险的,不仅因为这种做法不正当,而且因为它是道德上、肉体上、精神上屈尊于某人。"(p.22)从而,我们把从治疗结束之际的通过仪式,视为如此一个时刻:"返还某物"给治疗师、治疗团体以及"或许未来寻求协助治疗相似困扰"者。

为替代认识编写记录

我们通过这样的方式结束治疗:邀请来访者参与与治疗师的一次特别会见,使得已经在治疗中被恢复及/或生成的认识能够被记录。这些认识将包括那些关于自己、别人、人际关系的替代及偏向的认识,以及那些令来访者能够解放自身生活的"困扰解决"认识。它们包括:个人或家庭对其"力量、资源、有助益沟通模式"——这些允许他们超越或抵抗自身"困扰"的破坏性影响——的诠释,并开始在自己的人生叙事中,书写一个新的充满希望的章节。

当治疗师预期将终止咨询会谈,他就会告诉来访者:特别注意他们是如何获得这些有用认识、以及他们是如何"使得这些认识对自己起作用的"。这种预告,令来访者注意到:自己将被邀请提供某些经验的分享——关于"与自身困扰"的斗争、关于"使得他们有可能解放自己人生"的发现。这类注意是强调:这些认识是意义重大的、值得被记录和保存下来。

要具体化并记录下这些认识,可以使用各种手段。来访者可以选择多种形式,包括录像、自传记述、日记、访谈记录等等。如果担心自己可能难于回顾相关细节,则可以向他们提供向导性(orienting)问题的一个示例。这个示例,通常有助于他们为"咨询你的咨询顾问们"会谈做准备。

当召集相应会面时,治疗师有一些准备方法,进一步使来访者熟悉该目的。在这个准备期间,治疗师会引导来访者预想并且明确提供未来的观众(例如其他治疗师及有相似经历或困扰的他人)。然后治疗师邀请来访者报告自己的"从一种有问题状态向一种问题被解决状态"的转变,并询问问题,鼓励他们按时间顺序确定出意义重大事件及步骤。治疗师也可以提供自己对这个转变的陈述,并且邀请来访者评论这个陈述及进一步发挥,做出自己的反思,为该陈述注入生命。

在以下内容中,我们提供"有助于鼓励来访者口头表达这些认识"的问题的示例。读者们会注意到:对这些问题的构想是"动因原则"而非"被动及决定论"原则。在响应这些问题时,来访者获得一种"个人动因"感觉。即在"塑造自身生活"中,来访者能够扮演一个主动角色、"对自身生活的发展"产生重要影响。

鼓励来访者"以一种动因措辞"响应那些问题——或如同道格拉斯(Douglas,1982)的说法:以"主动表达"方式——有效地对抗他们的"把解决方案的出现仅仅归功于治疗师的工作"之倾向,并且是自我认识的本质成分。如同哈瑞(Harré, 1983)所说:"自我认识要求'动因性自我'及'认识性自我'都是在理性状态下开展的工作。从而,这种自我认识是——或至少使得有可能是——自传体的。"(p. 26)

记录文本的拥有权及使用

我们认为,尽管治疗的效果是双方合作的结果,但来访者起到了主要作用。从而,关于这个来访者的咨询所产生的任何记录(包括录像磁带)的使用,他们拥有否决权。

来访者被告知:被我们称为"档案"的这些文件,是"因特定目的在特定期间"被出借给治疗师,并且可在任何时间收回。尽管这样,许多人希望把这些档案出让给治疗师,供治疗师自行使用。

治疗师可能建议:来访者在某些时机,查看自己的记录中所表达的那些认识;或请求把这些文件慎重地用于有相同困扰的他人或用于教学目的,并且理解到别人的响应会被记录下来,并可被利用。

教学语境(例如研讨会、训练项目、讲习班)有明晰的目标:向作为那些文件来源的来访者提供反馈,而对这种语境中的参与者反馈的记录,鼓励参与这些训练活动的人更充分地评价及重视"文件来源者的特权定位"的本性。在这个定位中,参与者暗中参与"愿意为'治疗认识'的发展做贡献的那些来访者"的生活及人际关系。通过对记录的反馈,更充分地调动参与者去理解那些来访者的体验,并且减弱"教学语境中的参与者很易于出现的因处境超然而导致"的那些响应。

来访者几乎总是极感兴趣于获得别人的"关于自己的治疗结果"的反馈。有时,"在这些来访者与有相似困扰的别人之间",或在这些来访者与讲习班参与者之间——当这些参与者就他们的评论进行讨论——这种反馈激起持续且富有成效的联系。

David 向"Ben"请教

以下是一个典型的"咨询你的咨询顾问们"会谈,虽然它是我(DE)第二次见到"本"(Ben)、他的父母"玛吉"(Maggie)及"吉姆"(Jim)。第一次会谈是在美国的一个精神病医院进行的一次紧急咨询。咨询的参加者包括 Ben、Ben 的父母、护理医生、"Ben"住院期间有关的 8 位医院职员。应"Ben"的请求而安排的这次会见,是在约二个月之后在他家附近的一个家庭机构中举行。读者应当意识到:在这期间,"Ben"仍然处于医院人员的护理之下。

这种"咨询你的咨询顾问们"被定位于(参见图 13.1)一种"认识"谱系中。它展示:"Ben"、我自己(DE)、他的父母,是在何程度上依靠这种认识并贡献于它。例如,这次会见的录像磁带被返回蒂姆(Tim)及艾(Al)手中,征求他们关于"Ben"是否能获得"不完美证书"的资格的意见,8 个月之后,在我们的首次聚会前夕,录像带被转交给罗(Ron)及其家人。这种"认识"是经由"治疗师-档案保管员"的中介而在该同盟的各会员之间往返传递。"同盟",我称之为"关心团体",这个概念更多是虚拟而非现实的。这种团体是围绕共同关心的以及从中浮现出的那些"认识"而形成的。在此所讨论的那个同盟已经自称为"反习惯同盟"。那"困扰"本身向来访者及其家人提供联盟的权力以及相关的特权。然而我们自己在经由"治疗师-档案保管员"而利用这些特权之前,要详尽讨论许可条件及法冉·莫里斯(Epston, Morris, & Maisel, 1995)所称的"尊重性保密"。凭借成员的知情同意,信件(Epston, 1994;White & Epston, 1990)、录像磁带、录音磁带、故事等均成为同盟自身的共同财产。对于摘录信件、交换视频等等,"治疗师-档案保管员"可被授予自行决断权,虽然各个成员可能希望对这种使用附加特定条件(例如,只透露自己的名字,或在每次"出借"时提前联系他们以寻求准许)。我已经发现:人们实际上是非常慷慨的,而我所说的大量的治疗师自行决断,都是关于保护成员的。我所主要担心的,应该是如此可能性:陷入苦恼的新成员会针对自己的原始资料提出过分要求。由于这个原因,全部资料的交换都需要经过"治疗师-档案保管员"的中介。如果遇到巨大风险或失望的情况,我就安排面对面协商。有一个例子(参见图 13.1)牵涉到 Bryce 和 Jerry。大学一年级学生 Bryce(19 岁),因为自己未能做到事事完美,特别是梳头——每天达 4 小时,而逐渐听从于"完美观念的诅咒"的要求。他向 Jerry(17 岁)"请教",后者刚高中毕业,但未能获得全优成绩(有一个 A - 成绩)。Jerry 一直妥善地对待自己的生活及父母,极度关心自己的幸福。我们在这次咨询之前见面,以便向 Bryce 提出的适当问题从而进行合作。我们还同意:如果出现任何唐突的讨论,我应当为了维护 Bryce 而进行干涉。在这种情况下,Bryce 拒绝了我的担心。这是反习惯同盟成员唯一的一次有目的聚会,虽然这种聚会无疑值得考虑。在面对面咨询中,我的实际做法是把我的咨询费与我的咨询顾问对半分。被咨询的来访者必须同意这个安排。因为如果我们重视这种"认识",就必须向他们付费。

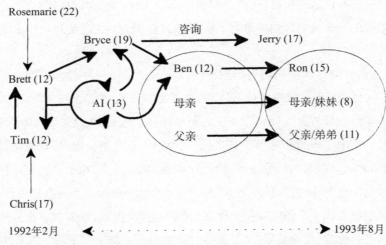

图 13.1 一个关联团体。粗箭头表示档案材料的交换;细箭头表示治疗师已经
阅读信件或提供对治疗的回忆。

图 13.1 中绘制了这个同盟的"谱系",包括总体时间(1992 年 2 月至 1993 年 8 月)、人与人的、家庭与家庭的关系。粗箭头表示档案材料(例如信件、录像磁带、录音磁带、故事、绘画、口号)的交换,而细箭头表示治疗师、摘录及阅读信件、其他治疗回忆

（例如，"Bryce 正在体验的困扰是被人骂，例如……你的困扰是否有任何相似之处？或是否有什么新的问题？"）。借助于详细询问和对"认识"的相互参照等方法，来访者很快就能认识自己，在对自己有很深的认识之前，并不需要通过会面的人与自身的问题有过多接触。

"Ben"的想法及回忆（1994 年 12 月）

"在 1992 年 10 月，我被确诊有强迫症（强迫性障碍）。自从我记事起，我就有强迫症状，但它们变得非常严重。抑郁也使得情况严重。我的症状是反复地触摸或做事情，查数，以及重复某些话语。总之，我感到需要把事情做到有'完美'感受为止。我还有关于我妹妹的消极强迫性意念，感到被迫挑衅地对待她，这使我们难于生活在同一个家中。在 1993 年 2 月，情况变得非常坏，我不得不在一个精神病医院住院治疗。住院期间，情况加重了。医生尝试对我使用合适的药物，而我因为长时间呆在禁闭式病房中更加痛苦。在大约 3 月中旬，发生两个非常重要的事情：第一个是：药物治疗开始有帮助；第二个是：我遇到了 David Epston。在这次见面中，David 教给我一个新的方式去应付我的强迫症。我不应该被强迫症摆布。虽然我一直都知道它，但我不知道应如何利用它。David 实际上帮我转变了强迫症的程度，使得它几乎不影响我。当然，许多地方仍然有困扰，但我更容易处理它们。感谢药物、极好的医院职员，包括医生们，以及我的家人及朋友的支持，特别是 David，让我的人生从可怕变为美好。对于 David 的帮助我非常感激。"

与 Ben、Maggie、Jim 的会谈

David：我们正在为这个历史性事件录制磁带，成员有 Ben，Maggie，还有 Jim。我还认为艾及 Tim（二者都曾有该困扰，现在任职咨询顾问，是新西兰反习惯同盟的主席及副主席）会有兴趣听到你的说法。他们知道你。但这些人不了解的是，我们相遇是在……Ben，那是多久之前？（注释：接下来的对话见第 233 页）

在长达 10 个月期间（1992 年 12 月至 1993 年 10 月）的 8 个场合中，我遇见 12 岁的 Tim 以及他的母亲 Donna。当我最初遇到 Tim，他是对于对污物、动物、灰尘、电视情色内容有强迫洗手行为。如果有人观看电视上的亲吻桥段，他会变得狂怒不已，直

到观看者用坐垫盖住自己的脸，如同他自己做的。他患有头痛已经 8 年，并且在上学途中总是会呕吐。他描述自己为"多疑"。他感到自己不能交友，因为他们会开玩笑，并且他只被允许有"极少数的朋友"。他全神贯注于自己的功课，在第一次治疗时段中，他描述自己为"接近于神经失常"。

以下"故事"是在第二次会面之后写下、在第三次会面时交给我的：

> 我曾经受到罪疚感的困扰。我的心理强迫我做一系列仪式行为，例如洗手。我的人生就如同一碗"在风中被吹散"的尘土。我几乎不参加任何活动或集会。我的生活通常以学校功课为中心。我没有任何朋友，而如果我有朋友，通常我会因为他们的快乐而与他们争论，或与他们翻脸。我的生活变得非常糟糕。然后在某天——在那天"自由"终于进入我心理的"黑暗"区域——我母亲在看到我经历一次痛苦及罪疚之后，决定带我去看大卫·艾普斯顿。仅仅一次就诊之后，一直覆盖我的那罪疚之壳崩溃了，我重新得到"自由"。我开始交新朋友、试着恢复一度失去的原有关系。这样，在长时间的恐惧之后，我重新有序地生活。

五个月当中（1992 年 7 月至 1992 年 12 月）有四次，在不同场合，我遇见 13 岁的艾以及他的母亲及父亲。他的困扰开始于 5 年前，当时他的家庭从首都搬到了一个乡村小镇。艾因为受到严重取笑而做了一系列难于忍受的痛苦噩梦。在这之后，逐渐出现一系列我们所称的"习惯"。在当时他受困扰于病菌、并且恐惧于自己有艾滋病之类的致命疾病。他的学习成绩下降，拒绝接触别人，而当别人接触到他，他必须再触摸对方，以便归还那些"病菌"。

这个故事，是在第三次会见后写出、在第四次时提供：

> 我的噩梦使得恐惧开始接管我的人生。在搬到小城镇后，我感到不安全，那导致了恐惧的出现。我的恐惧包括：恐惧黑暗、恐惧疾病、以及不必要的忧虑。我似乎是从别人那里染上忧虑，并且偶然地使用自己的想象力去吓唬我自己。在那小城镇中，我发现难于交朋友并且很容易沮丧。当我快 9 岁时，全家搬回奥克兰市（Auckland）。在那里我较为快乐，但我的习惯仍没有离开。到那里后，我感到更安全，所以开始尝试摆脱我的习惯。尝试得不够好，但确实有帮助。随着一个习惯消失，会出现另一个。我的习惯包括：清嗓子、向东西眨眼、洗手、剩饭、上

楼梯时踏空顶部及底部台阶，以及触摸我途中路过的每个东西。我最坏的习惯是：我感到别人传给我病菌，所以如果别人接触了我，我就必须再接触他们、返还那些病菌。

最后这个习惯使得我母亲要寻求帮助，因为她认识到：这些习惯不会自行消失。在打听之后，母亲发现了大卫·艾普斯顿，于是她约见他。当我第一次去时，我不知道会遇到什么。我们提前到达，紧张地进入会谈室就坐。但他告诉我：有别人也有相同的困扰，并且有最好的办法可以摆脱它。

从那时起，我在他那就诊三次。我的习惯都消失了，并且没有出现新的。事实是，大多数已经消失，其他的正在变得不重要中。由于减少了烦恼，我的学业成绩及心态都好转了。我很高兴自己不再害怕。

治疗师对场景的设定，是借助于宣称它是一个"历史事件"、而非一个现世的治疗事件，并具体指定可能的观众而实现的。在这个实例中，有三类可能的观众：Tim、艾、反习惯同盟、前来参加在坎布里奇的家庭协会举行的这个训练的治疗师们，以及劳勃维兹、梅塞尔、弗里曼（第 11 章，这个卷本）所称的"被介绍来的观众"——那些年轻人、他们的家人以及可能"他们正对付相似困扰的治疗师"，他们可能找到一种缓解措施、希望、想法，或激发自己在查看这样一个"替代认识"的"档案"时的创造性。在此的"这些人"，是 35 位职业治疗师观众。

Ben：大约二个月之前。

Maggie：圣帕特里克节（St Patrick's Day）……3 月 17 日。

David：你从瑞典发给我一个传真。我是否可以读出它？

Ben：读吧。

David：首先，我很高兴听到迈克（Mike）的消息。他过得如何？

（迈克是一位患有严重脑瘫的年轻人，他行走时需要人照顾，并且患失语症。在我初次见到 Ben 之前，我所得到的信息一直是：Ben 的说话方式就是迈克的那种几乎无法听懂的语言。这使得我极难与 Ben 交流。几句对话后，对于我的问题："Ben 是否只说'喂！'或是否那是迈克的说法？"Ben 回答说："Ben 的说法！""我喜欢与 Ben 说话。你是否介意继续当作 Ben，我会当作 David？"果然，接下来的一个小时中我们继续这样，当作 Ben 及 David。当我第二次见到 Ben，我询问迈克的情况。我从 Ben 的父母那里听到：在我初次见到 Ben 之后，Ben 与迈克的关系变化了。虽然 Ben 在先前曾经显得不安于自己强迫性地模仿迈克、曾经在我们的会见之后做出某些弥补姿态，Ben 开始非常真诚地对待这个男孩，后者是这个病区中唯一有身体残疾及明显发育迟缓的孩子。）

Ben：他做得很好！哦，我们在医院的同一个病区时，一些孩子会取笑他。而当我开始感到好转，我非常同情他。并且我与他一起做事情。我了解到他很伟大，因为他向我表达了爱，表示他非常感激。

David：在你看来，那是否很令人惊奇？

Ben：是，当时是……但那恰好更证明他是一个伟大的人。我很高兴他状况很好。

David：你与他保持联系吗？

Ben：没有，但我的医生说他会尝试得到迈克的住址或电话号码。

David：你是否认为，如果不是由于你，迈克在自己的新的领养家庭中不会生活得那么快乐？

Ben：我不曾想到那个。

David：如果你想到它，你会怎样想？

Ben：我想我对他有所影响。我见过他的养母。

David：是吗？是否你给她了什么建议？

Ben：我只是告诉她他是个很好的孩子。而她很和蔼、很有同情心。我想他会仍然快乐，但不是同样快乐。

David：你知道，这世界上有许多人因种种原因而无法表达爱。你是如何让他表达出爱？

Ben：借助于给他爱，使得他感到自己被爱。哦，释放开被堵塞在他内心中的爱！

David：看到他的爱摆脱了原先的束缚，你是否有所感触？

Ben：非常……

David：它是很快发生的还是逐渐发生的？

Ben：它是逐渐发生的，需要时间。

（这一系列询问，除了我感兴趣于了解迈克的情况，还意图让"Ben"认识自身的动因——他能够为迈克的释放自己的"被堵塞"的爱及健康，而做出贡献，尽管迈克有身体残疾并因此而耻辱。在此我希望更明确,于是询问:你是否知道'给予爱'的做法,于是对方能够从你与(他妹妹)尤莉亚的兄妹关系里感到自己被爱?或只是在医院学到它?你是从哪里学习这种给予爱的做法?")

David:那是你的住院时期的精彩部分?

(无疑存在"Ben"在住院期间的"逊色部分"及暗淡时光,但我在此是要询问"精彩部分"。)

Ben:那是其中之一。

David:你还有其他什么精彩部分?

Ben:我与你的见面。

David:为何是那时?因为打乒乓球你赢了我?

Ben:不是因为那个,虽然我也喜欢。像是我感到有人真正知道我正经历什么,几乎像是你感受到我正在感受的那种痛苦,并且能够向我显示:我如何能够最好地对付它。

David:是否你有点感觉到:我完全不喜欢像 O 先生那样闯入你的人生?①

(对于我来说,外部化交谈的最有趣优势之一是:它允许你跳出"客观观察者"或"假冒中立性"的立场。由于我的"临床经验",我完全可以公开宣称我对这种困扰的反对立场。这是源自"相对影响询问"(relative influence questioning),即以一种人类学(ethnographic)方式,而非仅仅心理方式提出的那些问题,"这个困扰对你的人生及你人生中哪些人的人生有何影响?"我可以补充说:那是一个非常复杂的问题,对它的最好讨论,是提出无数问题。借助于联合全部相关各方来对抗那困扰,我对那困扰的厌恶,就不会被"同时站在所有人那边"之类的任何要求所掩盖。我是在所有人那边对抗那困扰的影响。并且,所谓"强迫性障碍"之类的困扰,可以是非常强迫性的:要找到完美回答。在此,这个问题的意图,是回顾Ben 对我所声称的"对抗那困扰"的立场的记忆。在第一次会见中,我可能是询问了:"对于我的关于'这困扰已经侵入你的心理、内心、灵魂'的想法,你有何想法?对于我对'见证到你这样一个可爱的普通孩子遇到这种事情'的感受,你有何想法?")

---

① Ben、Ben 的家人、医院职员想出"O 先生"之名称,用于代表"困扰",这使得他们能够关于它进行外部化交谈。

Ben：哦，你无法真正阻止那困扰，因为它是在你背后悄悄产生的。但我认为你的想法是："有个困扰存在，那么让我们尽力对付它。"

（对于我来说，这个评论具有深刻的重要性，此后我一直在研究它，另外，它是对困扰的空间化。这又是一种贴近体验式"认识"，是借助于人种学的精确询问、"拆解"对"Ben 对这个困扰的体验"的这类隐喻而艰难地获得的。而在至今我的研究中——其中部分是回顾，这个困扰似乎是在那来访者的背后，而当来访者把那困扰重新定位至自己面前时，其解决方案似乎就会浮现出来。这会令我想到以下过程性询问："现在那困扰是在何处？在你背后、在你侧面、在你上方？在你下方，或在你面前，或在其他某处？"如果一位来访者回答："在我侧面"，我会进一步询问："你看，上次我们见面时，你向我表示它是在你背后。当时，是否你以某种方式把那困扰置于你侧面？或是否你命令它从你背后出来、而站到你侧面？或者，是否它能够从你背后向后拉你，并与你并排站立？或者，如果它是在你侧面，是否它能够从背后向后拉你？是否你能够更好地注视它？等等。"）

David：我不是要求你进行判断或什么，但帮助你对付其他困扰的其他人是什么情况？关于这些困扰，是否他们有不同的想法？

（这类问题，借助于让"我们所会见的人"评估我们的帮助性尝试，有助于作为专业人士的我们经常反思自己的实践做法，因为我们都知道：地狱之路是由"意外后果的美好意图"所铺设。）

Ben：重要的不是他们做错什么，而是他们做对了多少。就像我父母真正支持我，但他们对这些事情的认识不如你的认识。他们尽力而为，但像你这样"有理解并且能够提供帮助"的人知道……

David：但你不认为在这一点上你过分信任我了？因为我会见你才只有一个小时不到的时间，并且在我得到你的传真之前，我还不知道你的方法。是否你确信在此你不是给了我太多信任？

（在此重要的是质疑 Ben 的"愿意完全信任我"，因为我担心这会使他很可能不重视并且忽视自己的所有努力、"认识"、天赋，以及他的家人、治疗师、朋友等等的那些。这个做法本身所关注的，是形成"关心团体"、而非治疗师崇拜。另一方面，我不是主张虚假谦虚、也不是认为治疗师无法扮演重要角色，我只是把那个角色视为近似于开启一个门，Ben 必须通过那门，然后从那里找到自己的道路。）

Ben：不是。（摇头，咧嘴笑着）

David：哦，你说得很好，特别是在大家面前那样说。

Ben：但要记得后来你欠我十块钱。（众人大笑）

David：Ben，我们是在我们自己中间谈论这个男孩。他所说的是：他认为自己有个小困扰，然后发现它是个巨大困扰，正是那个发现使得他做出决定。你知道，当我见到你时，你母亲在传真中说：你认为你就像一粒面包屑大小，而你的困扰则是帝国大厦大小。

（在传真中，在某个时间，"当我进入医院时"，Ben曾经隐喻地描述自己与那困扰的关系（面包屑与帝国大厦），这使得他有可能在随后的问题系列中修改那个关系。）

Ben：是，当我进入那医院，我感到像是，自己只是一粒很小的面包屑。这个家伙，O先生，高大如帝国大厦，但当随着时间推移，我长大他缩小了。而现在我自豪地说：我比他更高大。

David：你是多高？约五英尺？

Ben：约4英尺11英寸，而他是约……我的长尾鹦鹉的大脑的尺寸。（众人大笑）

David：哦，你已经转变了局面！让我们对它表达一些尊重吧，它是如何偷偷接近你、你会如何告诫别人……？

Ben：我没预期它的到来。

David：从你现在的理解看，它"偷偷接近一个年轻人、并接管年轻人的人生"的方式及手段，如同它对你所做的，是什么？对于其他年轻人，你有什么警告？

（这些"警告"问题只能够向"饱受那困扰折磨的人"询问，并且是代表"别人"而询问。）

Ben：哦，我想我只能够说：如果发生某种坏事情，那就思考它。并且确保这个困扰不会过分，因为你会遇到许多困扰。

David：你会如何警告别人说：这个困扰正偷偷接近他们、变得比他们更大？是否有任何迹象或线索可以预先警告别人？

Ben：有大量压力正在积累……

David：你那样说意味着什么？

（重要的是，对于这样一个通俗的心理学术语，要有某种经双方同意的意味，因为对于我来说极重要的是去理解Ben由此所理解的东西、而非我由此所理解的东西。）

　　Ben：学校里那些常有的事情……我几乎感到它变得更大，因为我不明白它。

　　David：稍等，是否你说，因为对那困扰的认识使得你看透它？或者你不明白它？

　　（在此，我注意到"因为我不明白它"，于是我会极感兴趣地打断他，为了探索他的评论的可能意义。有时，你必须迅速行动。）

　　Ben：哦，我会知道我被迫做事情，但不知道为何。我父母说："哦，你有轻微的强迫症"，但它变得很糟糕，我在畏缩、O先生则变得更大。

　　David：我猜测我们都在疑惑的问题是："你是如何把它变小的？""是否你把它变小、让自己变大，或同时做到这两件事情？"

　　（我不是询问"它是如何把你变小？"，而是返回上述说法（4英尺11英寸与鹦鹉大脑的尺寸），并且把Ben的隐喻转变为一个问题，从而再次搅动他与困扰间的关系。相比于说出一个直接面向解决方案的问题，例如"你是如何做到那个"，这是一个更丰富的问题。）

　　Ben：哦，有几个事情，一个事情是，药物治疗起作用了。另一个是大家的支持，那使得我感到更强大。

　　David：什么样的支持使得你感到更强大？什么样的支持会使你虚弱？是否存在一种差异？

　　（我再次邀请Ben拆解一个在专业及外行话语中都被认为相当理所当然的字词——"支持"——的意味，这是借助于询问各种支持对他的可能影响而实现的。）

　　Ben：哦，使得我感到更强大的支持，是人们让我知道我是个好人，虽然似乎我不是，并且让我知道他们是站在我一边。在某种意义上，这并不是你在做，在当时，在你内部有某种东西，是你无法控制的。

　　David：是否在当时你曾认为O先生就是你？他拥有你的心理？

　　Ben：是的，因为他确实拥有我的想法。

　　（我的猜测是，Ben有时必然感到：别人及自己默许了在身体上伤害他妹妹的行为。外部化交谈向他提供了语言资源，去重新思考这个，而他确实要求我们"谴责那恶行"而非谴责他。然而不可以把这理解为一种"取消责任"，而是要理解为鼓励受到他的"关心团体"支持的、他的负责任的行为。）

　　David：当你是一粒面包屑时，他拥有多大比率的你的意念？

Ben：基本上是一切。我还有点基本常识。我仍然知道如何行走。（众人大笑）

David：哦，这很令我吃惊，因为当我见到你时，我认为你是相当正常的，不是吗？是否你记得那天——3月17日？在那天，你确实是在O先生前面？

（这是试图要恢复一种历史的"独特结果"。我对在医院与Ben见面的回忆，使我相信：在当时，他是个相当机智、可爱、有勇气的年轻人。如果让我判断，在那个场合中他的心理无疑是他自己的。）

Ben：是因为那些支持。我是坐在一个房间中。有十二个人，我知道他们都站在我一边、都关心我。那就给我许多越来越强的力量。从而在那次会面中，我比O先生稍高些。

David：我是这样认为，是否你认为O先生有任何方式及手段令人脱离支持？令你对抗人们、或令人们对抗你？

（这是一个人类学问题，寻找关于那困扰的"实际做法"的信息。）

Ben：哦，我认为，在正常人看来，如果某人做坏事而实际上是O先生……那么他们会认为是这人做了坏事。最好的看法是，考虑帮助"他"，并把O先生抹掉。

（Ben的叙述恰当地描述了他在这个外部化谈话中的"定位"——支持来访者、反对困扰。）

David：好吧，你在传真中感谢了Tim及艾。这些人不知道Tim及艾是自己摆脱了O先生的新西兰人。他们写了些信给你，是吗？

（我不记得我把反习惯同盟的什么档案资料寄给了Ben及其家人，但第232页上的Tim及艾所写的两个"故事"经常被分发给来访者，并且我认为，相比于我所知道的其他东西，它们更好地"讲述"了这个工作。）

Ben：你的信中，有关于它们的某些内容。

David：并且你说："谢谢你们，Tim及艾。O先生是个经不起失败的人。你的战略有效！"

Ben：它是有效。

David：在此、在美国，你使用了他们的什么策略？

（在此你能想象我的好奇吗？我无论如何不知道：Ben是从那档案资料中挑选出了什么用于他的实践，并称之为战略，并且更重要的是：发现它有效，但我确实希望详细探究这点。我随即认识到："给他一个"具有极度重要性。关于对"完美观念的诅咒"的外部化，我希望借助如下这类询问，来加以回顾："你所说的破坏完美，就是这个？是否你会把这视为对它的一点复仇？当你不听从完美的指令，它会如何反应？你是否取笑完美？完美是否期待被严肃对待？等等。"）

Ben：因为如果我变得真正强大，并且不断打击 O 先生，他就会倒地喘息。我就会站在拳击场中，说："我第一！"而他会从背后上来，抓住我的腿或什么，因为他是个经不起失败的人，所以我学会了狠狠打击他，但同时留有余地，使得他不会感到必须再次悄悄靠近我。甚至更糟糕的是你知道困扰就在那里，因为他会突然袭击你。

David：是否你变得更警惕、更提防 O 先生？你是否曾经不理会他？

Ben：是的，我曾经不理会他。在最初，当我开始恢复时……

David：当时你必须面对？

（在此我所使用的实际做法是对"现场认识"(local knowledge)的共同建构，它把一位来访者的经验交叉参照于另一位的，并邀请后者评论它（参见 Madigan Epston，第 12 章，本卷）。这要求治疗师在"自己的思维/实践的最前线"维持一个可用的经验清单。如果你期待一个年轻或年老来访者不经多少准备就开口说出一个"现场认识"，你就是在等待一个极罕见怪事。在这个阶段，治疗师的贡献是值得考虑的。这当然不是一个休息时间。）

Ben：（在长时间沉思后）是的。

David：那很滑稽，因为 Tim 的说法是：他不得不把 O 先生置于自己前面，并让 O 先生在那里呆相当长时间。他说："然后 O 先生在第一回合中提出挑战……"

Ben：真相就是那样。

（Ben 的反应是典型的，并且经常伴随用力点头、释然地微笑，等等。治疗师应当留意这些。）

David：时间不算长。然后他说："不久之后他会返回，但搏斗不算激烈。它更像是口角。我用一根手指就能赶走它。"关于下一个回合，是否你感到，你是处于 Tim 的境况中？

（这是"匹配"问题，试图扩充 Tim 的"认识"。我非常喜欢肯尼思及玛丽·格根(Kenneth and Mary Gergen, Mary Gergen)(1991)描述这个过程的"分层"隐喻,而不喜欢"还原"。相比于理论生成的实证主义认识,这个认识有非常不同的建构方式。)

Ben:是,是的,我有感受,但我还知道:不要太自信,因为他会从背后攻击我。

David:那么,你如何令自己保持警觉及留心?

Ben:我不知道,因为,我猜测,它已经几乎变为一种本能……

David:第二天性。

Ben:因为我感到像是,只要我认为O先生是一个经不起失败的人,我就知道我偶尔能够打败他。如果我只是不断想到我能够打败O先生,"我是最好的",他就会抓住你的腿并放倒你。

("留有余地"被进一步演绎为"容忍他"。Ben就是以这种非常独特的方式,主动抵抗"完美观念的诅咒"。它是一个值得赞赏的幻想,我要在未来,自己针对这种困扰的工作中,探索及演绎它。我可以询问:"如果O先生是一个经不起失败的人,如同你所说,是否那意味着你必须是一个经得起失败的人,以便对付他?是否你会把自己在此的策略形容为'借助于故意失败而胜利'?这如何不同于O先生的策略?")

David:你告诉我你一直努力要赢得你的"不纯美"(Impurfection)证书……

Ben:应当说成"不完美"(Imperfection)。……(众人大笑)

David:是否你认为,你愿意申请新西兰的不纯美证书?是否时机已到?或是否你认为自己需要更多的不纯美训练?

(这个仪式过程中的各步骤:(1)准备申请(2)申请过程自身(3)申请中的奖励/无奖励,被非常严肃地对待,虽然我怀疑读到本文的某些人可能视之为一个玩笑。这个实际做法就是对"通过仪式"类比的一个应用。)

Ben:我只需要再做一件事。我必须说出来。我"准备就绪"!(模仿我的新西兰口音;众人大笑)

David:你已经准备就绪!我可以检查吗?我知道,谈到这里,就可能过度自信。(对父母说)是否你们认为他已经准备好提交自己的新西兰不纯美证书申请?

Jim:是的。

David:你说呢,Maggie?

Maggie:嗯,噢!

David:这要由艾及Tim确定,因为他们是目前的主席及副主席。我们要写个申请给他们吗？你母亲及父亲可以做你的介绍人？

Ben：确实。在某种意义上，Tim及艾是我的导师，他们也通过了证书申请，他们知道该做什么、不该做什么，并把那种认识传授给我。因此我感激他们。

David：我可以把这句话写给他们吗？

Ben：当然。

David：（写道）"Tim及艾，我觉得你们一直是我的导师"。你们还说过什么？我认为你们的说法是有趣的。

Ben：我那样说，是因为他们已经经历我正在经历的，他们能够告诉我要做什么、不要做什么，并把那种认识传递给我。David，是否你拼错了一个单词？

David：是啊，看看那个……看看d及j？哦，我把它们放一起了。（众人大笑）这些人不知道：不纯美的检验之一，是故意拼写错误。现在，我认为Tim及艾可能有兴趣于听到你从他们身上发现什么有用的东西。是否有什么事情，是你想为之感谢他们？任何观念或实际做法……

（录制这个磁带也是要给艾及Tim，我希望给他们一份。我只能够猜测，艾及Tim听后会怎样评论。在这个阶段，我极喜欢"说感谢"的询问。弗曼及阿哈罗（Furman and Ahola, 1992）已经发展出一个相似的做法。）

Ben：他们不必告诉我全部。他们不必要牺牲自己的时间来帮助我。但事实是，他们做到了，我几乎感到他们是真正站在我一边、与我在一起。

David：我认为，他们会很高兴听到你这么说。你有什么证据支持你对不纯美证书的申请？

Ben：因为我知道、并且觉知到"完美的诅咒"。

David：这里的人可能不确实知道那是什么，虽然他们可以猜测。是否你能够向他们介绍一下？

Ben：（沮丧地摇头）完美的诅咒。几乎像是，你尝试于太完美，而某个东西肯定会出错。

（"Ben"提供自己的"证据"、我支持他就"作为困扰的证据意义"详尽阐述那证据，在这些之中，Ben的父母及我遇到过许多惊奇之事，而通常就是这种情况。）

David：你应当告诉Tim及艾什么别的事情，使得他们能够相信你准备就绪？是否有什么好例子，你想要讲给他们听？

Ben：哦，一个小故事。在我进医院之前，我有个强迫冲动：最后一次投篮一定要命中。我需要完美地结束。而大约一个星期之前,我与一位医生约见。我们随便投篮,有一次我没有投中。他问:"是否你能够不投那最后一个就离开?"我说:"是的,我能够!"

David:你做到了? 那很难吗?

Ben:(自豪地微笑着)不。

David:那么在过去,当你不曾觉知到"完美"及其对你人生的影响,你会被迫那样做吗?

(这些是重要的"分歧性问题"(Karl Tomm,私人交流,1991),它们使得来访者比较在二个时间点位上的自己与困扰的关系,以便做出区别(例如"一周前"相对于"在过去")。还要注意到对动词时态的谨慎使用,以便为那"过去"增加相当大的"过去性"。)

Ben:我必须要完成最后的投中任务。如果单手上篮没有投中,就必须投中为止。

David:如果有人阻止你,会发生什么?

Ben:在那时,那就是不可思议的。我感到自己无法制止自己的这个冲动,几乎快垮掉了。

David:是否 O 先生关于某些事情对你撒谎,如同它对 Tim 及艾所做的?

(这是一个人格化的例子,在处理强迫性障碍、厌食症/暴食症、危及生命的哮喘或精神病发作之类的"极端"或"致命"困扰时,这是典型做法(参见 White,1995)。在此,人格化使得"困扰"的内涵更丰富了,允许它有一个"声音"、战术、策略、人格特征。实际上有它自己的病理(例如,"你认为你的困扰有什么样的问题?对于有这样'一种本性'的一个困扰,你有何诊断结论?"[①])。)

Ben:你那样说,是什么意思?

David:那就是告诉他:如果他不那么做的话,今后人生就不会有任何快乐。他或者是废物。或者会崩溃。

Ben:是的……是的。

David:新西兰的 O 先生与美国的 O 先生,是否有相似的说法?

Ben:非常相似。

---

① 在 1992 年的一个圣塔·罗萨(Santa Rosa)讲习班上,里克·梅塞尔(Rick Maisel)向我建议这些问题。

David：没有任何文化差异吗？

（这不只是一个笑话。这个问题使得困扰变得非"私人化"、而是全球化为"全球范围……跨国的"。它仍然只是走向"文化"的一步，例如"是否你曾经疑惑于：在法属玻利尼西亚或第三世界中，O 先生是否与在西方资本主义国家中同样盛行"。）

Ben：不……没有口音……它像是一种感受，即感到如果不做这个，我就什么也不是。

David：如果你不做，是否它会骂你？

Ben：不，更像是我自己的意念。然后我认识到：如果我被一个坏力量控制，则我就什么也不是。

David：哦，我很高兴你变成了你自己的来访者、而非 O 先生的来访者。Tim 及艾是知情人，所以他们会知道你是在谈论什么……还有什么能够令他们相信：你已经为这个证书准备就绪，因为现在你能够帮助别人？

（在该过程中的这个阶段，会大量提及"被引入的观众"，这也帮助把 Ben 的新立场标记为"经验丰富者"，例如，"现在你能够帮助别人"。）

Ben：我有一些策略，其中一个是思考，例如我有一个投中最后一次篮的冲动，于是我尝试逆转它，说："我应当有个冲动，要让最后的投篮失误。"

David：噢，是吗！这是"反冲动"或是什么？一个对抗冲动的冲动。

（我想，在我多年来阅读过的专业书籍中，我会很难找到一个比这更好的观念/策略。在我看来，这是一个天才之作，Ben 显然拥有杰出的心智。但我想向你保证：当以这种方式、带着这种期待与年轻人交谈时，他们会经常"冒出"这种观念/实际做法。这里的情况是，年轻人很少考虑到告知自己的父母，虽然我想到：Maggie 及 Jim 会很高兴知道它。）

Ben：那是最成功的事。不是每次都成功的。

David：噢，那很不错，你不想完美。

Ben：（双手捂脸）不，我不想要那样。（众人大笑）

David：那个办法……是否是你的办法、你母亲或父亲或医院的办法……是来自何处？

Ben：它只是来自我自己。

David：是否你认为那是个好办法？是否你会把它推荐给其他年轻人？

（这些问题，可以识别出这个实际做法的"系统"（genealogy）、以及支持它的观念。为了让他评估它，治疗师也询问其他问题，这既是为了他自己的使用、也是为了传播给别人。这种询问，是这个工作的核心。）

Ben：我认为，如果它对我起作用，并不必然对别人也起作用。

David：给我一个例子……让我想到艾。当艾下楼梯踏空最后一阶，他是受强迫的……

（在时间中向后参照他的"认识"，就容许他从它身边后退、并描述它的展开。这样做，就使得这个实际做法更易于被他使用——如果他需要的话。）

Ben：（假设）我曾经有那个想法！我那个想法的时间不很长。有时会有。

David：别的什么……噢，他曾感到自己必须触摸人们。

Ben：我也曾感到我不得不那样去做。

David：这些想法是国际性的。这是一个多国籍的 O 先生。

（在此再次：许多治疗师可能被诱惑而走上一个病理学歧途。相反地，我再次返回"文化"参照架构。）

Ben：世界范围的。

David：所以说艾有那个想法。O 先生强迫他踏空最后一步，如果他遵从那个特别的策略，你会建议他怎么做？

（这个问题，鼓励 Ben 去完善及演绎这个策略，同时宣传它。）

Ben：踏空最后二步。

David：那就对了！是否那就像恶作剧？有点不顺从 O 先生？

Ben：如果那样，我猜是的。

（这些问题再次鼓励 Ben 把这个策略与一个与 O 先生的被改变的关系相关联——在其中，他当然不再是 O 先生的傀儡。反而是，"恶作剧"及"不顺从"，可能吸引和"Ben"一样年龄及活力的年轻人。）

David：是否你有类似的其他办法？（对父母）是否你们知道这些办法？

Maggie：不知道。

David：那是个好主意，不是吗？为何你保守那些秘密？你不认为值得提及吗？

Ben：不，并不是……只是从不曾真正谈到它们。

David：我认为值得认识到它，所以我谈到它，你是否高兴？

Ben：人人都应当认识到它。

David：你看，我遇到克里斯(Chris)。大约 17 岁,他感到被迫持续几小时地淋浴洗澡。他反抗的第一个方式,是照常淋浴,但会留下膝部后面的一点地方不清洗,作为对那强迫性冲动的反击。

Ben：并且从那里开始你的方法。

David：有趣……事实是当他能够那样做,它就一夜间消失了。是否你偶然发现,一旦你面对它,它几乎就会退却?

Ben：我确实曾害怕。我是说……

David：它是如何令你害怕的?

Ben：哦,它几乎就像一个大恶霸,向你走来,确实是够大。它真的让人害怕……

（这是"拆解"一个隐喻的另一个机会,另外,也将之添加至我的"围绕这种困扰"的咨询师认识储备中(例如,"是否你发现：这个困扰有点像一个恶霸?")。借助于增加"有点像",而非强行获得"是-不是"式的回答,来增强被会见的来访者的响应性。当鼓励来访者依据隐喻关系回顾自己的人际关系,这是关键性的(例如,有关他/她的"目标"来访者的一个恶霸)。例如,"为何你那样说? 你自己是否曾有被欺侮的经历? 或是否你阅读过关于恶霸的内容? 或在电视或电影中见过他们? 等等"。)

David：当时你害怕吗?

Ben：他是害怕的……你们双方彼此害怕。但我认为他不会害怕,因为他是个大家伙。所以我把我的午餐给他,但如果某天我说："不,我不会给你我的午餐",他会说："好吧,我很遗憾。"(众人大笑)

（在我看来,这又是一个揭示,也是我在研究这类困扰时所想要追求的东西,例如,"我知道这会显得怪诞,如果不是 Ben 告诉我：他说'我们彼此害怕',我甚至不会想到就它向你询问。你猜测在那里他要得到什么"。)

David：这很离奇。Tim 也说那困扰就如同一个大恶霸。他说："我认识到它外部坚硬但有一个柔软的核心。"

（在此是相互参照及"分层"陈述/用语/隐喻的另一个例子。)

Ben：确实如此!

David：它戴着一个面具。那面具背后有一个受到惊吓的东西。

（我遗憾于自己不曾继续进行这个询问路线："Ben，如果你不曾那样地看待它，你认为今天你会有何处境——面包屑般，或一个力量渐增的年轻人？""是否可以说，那个想法铺设了'最近大约一个月中你一直在实践'的改善之路？"）

Ben：你完全就是不那样想它。

David：你能坦白吗？在一段时间中，O先生确实恐吓你？

Ben：是的……有段时间，他要求我帮他做家庭作业、帮他背书包……

David：是否你感到被奴役？

Ben：是的。

David：是在何时你感到自己获得自身的自由？

（"奴役"隐喻"自然地"带来下个问题："在何时你感到自己获得自身的自由？"又是，这样一个动因问题远远更可取——相比于较少动因的问题，例如："在何时你获得自由？何人让你自由？是否你的时间到了？"相比于诊断结论之类的精神病学/心理学隐喻，这类隐喻自身中远有更多的可能性。我总是发现：诊断性描述会限制来访者表达自身体验——包括对痛苦及自由的体验——的能力。）

Ben：它不是一夜间的事，真正是逐渐发生的。我要说，当我住院时，作为一个患者呆了一个半月多时间，作为门诊病人又呆了一个月。想想我住院的四个星期，就是在那时，事情开始转变。

David：我知道有挣扎，但当你比它更强时，对于你来说，是否那是一个非常清晰的体验？当它发生时，你是否知道？或仅仅是在回顾时，你才那样地体验到它？

Ben：是的，我想我是说自己知道，但……

David：是否你曾告诉别人？你母亲或父亲？

Ben：我告诉他们我感觉好些。

David：（对父母）你们二位是否确切想到那是在何时？你们能否确定它的日期？

（这是试图确定这个事件的发生时间，使得能够仪式性地标志它、在未来岁月中回忆它。在此，我认为你会同意庆祝，即使那困扰仍然在背景中存在着。）

Jim：2月1日他变得完全不堪重负。2月22日他住进医院。

Maggie：3月17日David见到他。我要说，当时我们只看到很轻微的迹象，但4月份开始简直难以置信。每天他都非常糟糕。

Ben：还有 3 月下旬。

Jim：超过约 6 个星期的一段时间。

David：如果今天你要庆贺自由，你能否为它指定一个日期？

Ben：不……

David：那么甚至武断地做呢？甚至在那期间的某天，使得你能够承认它。明年那个时间我就可以寄给你一个明信片。

Jim：Ben 离开医院后的第一天能够与家人去一个社交场合，是玛格丽特的生日——4 月 28 日。那是 12 月以来我们四人首次能够在一起。

David：对于你来说，是否那是个特别日子？你认为，尤莉亚会如何想它……她高兴吗？

Ben：它几乎也像是我的生日。我不确切知道尤莉亚的感受，但我认为，她如果感到一个四口之家能够外出就餐、美好地交谈、在同一个屋顶下入睡，会极为快乐。

（这次会见又进行了半个小时，我向 Maggie 及 Jim，就他们的支持 Ben 申请成员资格的理由，进行详细询问。他们补充了大量的信息来证明 Ben 的"认识"是如此有爱，并且关心父母、以及见证者。我对于没能一一记录这些信息而感到很遗憾。）

在观看了 Ben 及其家人的录像之后，艾及 Tim 分别给我写了信：

亲爱的 David：

感谢你的关于 Ben 的信件及磁带。我观看了那磁带，能够理解他的困扰，虽然它们比我的更糟糕。他一定是经历了真正的努力才克服它们。我认为他已经出色地赢得了新西兰的不纯美证书。我作为新西兰协会的副会长，建议把该奖励授予 Ben，尽管我有点惊讶于我被选为副会长，但仍然感到荣幸。

我的习惯现在得到很好的控制，虽然偶尔它们还尝试重现。但这种情况正变得越来越少见。自从上次见到你以来，我一直很忙碌。在 5 月的假期中，我用了一周时间骑自行车旅行，没有那些习惯的累赘，我能够骑得更远更快。在 8 月的假期中，我又去了我叔叔的农场，确实玩得很高兴。我不再害怕泥土！我还加入了一个年轻人教会团体，部分因为教会对自行车旅游的支持，也因为我想交新朋友。现在我们已经修建好养禽场，并且有了 4 只成年虎皮鹦鹉及 2 只成年鹌鹑，现在我们又有了一只新近孵出的幼小鹌鹑。

下次你写信给 Ben 时,请代表我祝贺他击败了 O 先生。顺便提及,我母亲与他母亲有相同生日。感谢你帮助我理顺我的人生。请保持联系。

谨上(并非习惯),

艾

亲爱的 David:

我对于 Ben 与 O 先生的战斗,印象非常深刻。当我在你的信上读到他在住院之前的情况,然后在录像上看到他,我注意到他的巨大变化。他确实改变了。我相信他确实已经努力,足以接受新西兰不纯美证书。目前,我的人生是美好的。我在三年级的最好班级中,刚满 14 岁。唯一的坏事情是不久前我祖母去世,我刚刚从中起来。至于完美,我的边界已经对他关闭。你们所称的 O 先生此后不曾拜访我。

美好祝愿,Tim

这些信件连同一个证书被寄给了 Ben。

8 个月后,我正在会见 Smith 家人以及一个"小组",其成员正参加一个为期一周的强化训练。Smith 家人参加这个训练周——他们的治疗师正在其中,他邀请他们加入。连续三天、每天二小时,我们与他们见面。在倒数第二天,我见到 15 岁的罗(Ron),参加的男人们会见 Ron 的父亲 Jim 以及他的弟弟 12 岁的巴里(Barry),而女人们则会见 Ron 的母亲丹尼斯(Denise)、以及他的妹妹 10 岁的卡丽(Carrie)。以下是传真给 Ben、Maggie、Jim 的信件,它首先介绍 Smith 的绝望状况,然后是针对 Ben、Maggie、Jim 的问题。

亲爱的 Maggie、Jim、Ben:

我及一个小组会见了 Denise、Jim・Smith,以及他们的孩子:15 岁的 Ron、12 岁的 Barry、10 岁的 Carrie。他们是从奥克兰市南方 400 英里处的一个新西兰小城镇开车来的。在过去四年中,Ron 似乎变得越来越被他所称的"它"所影响(他就是这样称呼我们所称的 O 先生)。顺便提及,Ron 是很独特的人。他被"它"要求保持完美的洁净,这意味着很大部分时间是在浴室中度过。他担心"它"正在使自己疯掉。Denise 及 Jim 几乎有同样担心。实际上直到最近,我仍怀疑他们比他更清楚 Ron 无知地步入的那个陷阱。他的弟弟及妹妹沮丧于"它"就要夺走自己的哥哥。在当时，他们能够关心他的唯一方式，是成为"它"的兼职奴隶，为Ron做开门、开电视之类的事，因为"它""告诉"他疯狂的事情，例如如果他自己开门或开电视机就会被玷污。你是否相信，"它"甚至已经把他训练得用自己的脚及脚趾开电视？

Maggie、Jim、Ben，我猜想对于你们来说，以上这些都不是新鲜事。Ben，你说过，O先生（"它"）是"世界范围"的并且"甚至没有口音"。他在来到奥克兰市之前，观看了你的录像磁带，并且毫不意外地，人人都对你的家人对O先生（"它"）的抵抗印象深刻。如果你有时间及精力，我们都很高兴向你进行一次咨询。我遗憾没有时间先发传真给你并请求你允许，但Smith的情况已经达到危险期。如果你不方便，我们当然都会理解，然而如果你能够协助我们，我们会感激不尽。

Ron给Ben的问题

1. 是否你认为最好的做法，是在最初时放弃你人生的少部分、而收回你人生的大部分？是否有点像是驯服一个野兽，你不时地扔给它一点肉，而它逐渐变得驯服？

2. 此刻，你拥有你的心理占多大比例、O先生拥有你的心理有多大比例？这个问题纠缠我已经四年，但在1992年末真正开始恶化。我想到一个90％（我）-10％（"它"）的比例，是否你认为那是好的开始方式？

3. 你是如何避开"被认为达不到O先生所要求你达到的那种'完美'的别人"的态度的？

4. 我认为它像是一个完美综合征，因为它想让你完美。它像是尝试使每个事物完美。你是如何开始反抗的？是从小的还是大的事情开始？我困惑于自己应如何开始。

Denise及Carrie给Maggie的问题

1. Maggie，在Ben开始从O先生赢回自己的人生之前，你是如何应对的？

2. 你的更好地应对，是当你屈从于"Ben"的强迫性冲动之时、还是当你抵抗它们之时？

3. 你的家人做得更好之时，是为了平静而屈服，还是立场坚定地不顾Ben的苦恼或暴怒时？

Ron及Barry给Jim的问题

1. 是否O先生带来的困扰仅仅对Ben有坏影响？还是也影响到家庭中的别

人？如果是这样，对别人有什么影响？

2. 你的家人是如何帮助 Ben 增加他控制困扰的时间、而非困扰控制他的时间？

3. 家人是如何帮助 Ben 正面对抗那困扰、而非规避它的影响？

4. 是否你发现那困扰有一个"它自己的逻辑"？是否你曾经成功地尝试劝说 Ben 摆脱 O 先生的"逻辑"？

5. 当 Ben 取得对 O 先生的控制，是否这导致 Ben 做出"O 先生控制他之前他经常从事"的行为？

6. O 先生是使用什么诡计，令 Ben 相信 O 先生没有控制他？是否 O 先生有任何诡计去说服 Ben，使得你无法帮助他对抗 O 先生？

期待中，非常感谢。写得简短请原谅。时间太紧，匆匆写出。

真诚的，
David、Ron、Denise
Jim、Carrie、Barry

这里一份回信摘录。由于篇幅所限，我删除了 Jim 及 Maggie 的回信。

亲爱的 Smith：

听到你的状况，我很难过。我相信对于家庭中的每个人来说，这肯定都是一个艰难时间。Denise、Jim，看到你们的儿子被"它"摆布，一定令人心碎。儿子受到"它"的摆布，作为父母，肯定想让你儿子完全控制"它"。我从经验中知道，"它"就如同一个暴君，目标是控制人们的生活。

你很幸运，有大卫·艾普斯顿及其他人向你提供帮助。凭借大卫·艾普斯顿的帮助、认知-行为治疗、药物，我能够摧毁我所称的 O 先生及你所称的"它"。要击败 O 先生并不容易，有时"它"尝试复仇，但"它"虚弱，我强大。

Barry 及 Carrie，得知你哥哥正经历艰难时期，是令人难过的。作为他的同胞兄妹，就要全力支持他、表现出对"它"的彻底蔑视。这会使得你们哥哥更强大、也会使得你们的生活更轻松。在那全然黑暗之下，有你们的哥哥，一个很好的人。试着尽力推开那黑暗，找到你们的纯净、自然的哥哥。

Ben 对 Ron 询问的问题的回答

1. 是的，在许多方面，向那困扰做点让步，而你夺回自己的人生，是好的做法。在一次旅程中携带一个大负担，太艰难了。携带小负担的多次旅程，你就可以完成任务。

2. 现在，我控制约82％、O先生控制约18％。O先生所拥有的那18％我的人生，是我最不重视的——业余时间。但必须做重要事情时，O先生就会跑开并隐藏。认为自己比"它"高哪怕一点，都是个很好的想法。你有如此巨大的自信，这非常好，但不要高达90％以上，否则你会变得过分自信，从而你会易受"它"的伤害；在开始时，80％—90％是最好的。它是一个好迹象：你如此精确地知晓状况。这表明你控制着自己的基本思维。你能非常好地对付这样一个可憎的敌人。

3. 当O先生控制着我，要指示我做到完美，它使得"完美"成为我心理上的大事情，而令我注意到别人的不完美。然后我想到：至少他们不会不自由地受到O先生摆布。我曾经与O先生搏斗，我更易于同情"正在克服大困扰"的别人。

4. 一个好的开始，是相信你能够打败"它"。一旦你内心有那个观念，你就准备好了要开始。从小事情开始就很好，但随着时间流逝，就可以慢慢地把那些小事情变为大事情。如果你想登上有12个阶梯的梯子，一下子跳过6阶总会是费力的。每次一阶，而当你上得更高，你就可以缓慢但敏捷地把"它"赶至绝境。

祝你好运，要记得O先生是渣滓；我会很高兴听到你的消息、听到事情的进展。

你的对抗O先生的队友，

Ben

结论

在本章中，我们描述了一个"被我们称为一种治疗的考古"的过程。在这个过程中，在治疗语境中被恢复及/或生成的解决方案认识以及使得这些认识的产物成为可能的治疗史或条件，变得为人所知。借助于使用"治疗终止标志"的通过仪式，去注意及记录来之不易的技术秘诀——这些秘诀帮助来访者摆脱束缚、直面自己的困扰——他们变为认识的生产者，而认识的生产者变得能够认识。不仅在治疗师面前，而且在其他相关联的当前及未来观众面前，他们的认识形成能力及他们的认识能力都得到证实。

与Ben及其父母的"咨询你的咨询顾问们"的会谈，是这种做法的延伸，因为这种认识能力的存在及进一步发展，都是借助于同盟成员。在这里，这个同盟自称为"新西兰反习惯同盟"，并且仅仅是许多这种同盟之一（参见 Madigan Epston，第 12 章，本卷本）。我们已经把这种认识视为近似于傅科（Foucault，1973）所称的"现场认识"，它经常不被看到，或缺乏足够可信度而不被说出或听到。而这种认识可能不仅有益于它的成员，而且变为"对主流认识的一种有效评判"（Whit & Epston，1990，p. 26）。探索了多种手段，归档这类"认识"及在同盟内分发它们。同盟不仅使得这些"认识"合法化，而且识别出空白。这类空白变为进一步合作研究项目的促进因素，服务于合作研究参与者的利益及总体同盟的利益。

　　本章介绍的实操方法，鼓励来访者更有意识地调动自己的认识、增强他们在自身事宜中的权威、减少他们对专家认识的依赖。我们相信：相对于被导入的"专家"认识——它太经常地使得受帮助者丧失能力、诱使他们进入一种麻木的"患者状态"——这种解决方案更加可行、持久、有效力。在这种视野下，通过对治疗询问的巧妙使用，能够帮助我们把"治疗终止过程"从"仅仅是丧失及减损"转变为提供真正有裨益的前景以及"自身人生故事"的完整作者资格。

鸣谢

　　本章的部分内容最初见于《达威奇中心通讯》（*Dulwich Centre Newsletter*，1990），第 4 号，经准许转载。

参考文献

Douglas M. (1982). *In the active voice*. London: Routledge & Kegan Paul.

Epston, D. (1985). An interview with David Epston. *Family Therapy Association of South Australia Newsletter*, pp. 11 - 14. [Reprinted in Epston, D. (1989). *Collected papers*. Adelaide, Australia: Dulwich Centre Publications.]

Epston, D. (1987, Summer). A reflexion. *Dulwich Centre Newsletter*, pp. 16 - 17. [Reprinted in Epston, D. (1989). *Collected papers*. Adelaide, Australia: Dulwich Centre Publications.]

Epston, D. (1994, November/December). Extending the conversation. *Family Therapy Networker*, pp. 31 - 37, 62 - 63.

Epston, D., Morris, F., & Maisel, R. (1995). A narrative approach to so-called anorexia/bulimia. *Journal of Feminist Family Therapy*, 7(1/2), 69 - 95.

Foucault, M. (1973). *The birth of the clinic: An archaeology of medical perception*. London:

Tavistock.

Furman, b. , & Ahola, T. (1992). *Solution talk: Hosting therapeutic conversations*. New York: Norton.

Geertz, C. (1976). From the native's point of view: On the nature of anthropological understanding. In K. Basso & H. Shelby (Eds.), *Meaning in anthropology*. Albuquerque: University of New Mexico Press.

Gergen, K. J. , & Gergen, M. M. (1991). Toward reflexive methodologies. In F. Steir (Ed.), *Reflexivity and research* (pp. 77 – 95). London: Sage.

Harré, R. (1983). *Personal being: A theory for individual psychology*. Oxford: Blackwell.

Hewson, D. (1990). *From laboratory to therapy room*. Unpublished manuscript.

Kobak, R. , & Waters, D. (1984). Family therapy as a rite of passage: The play's the thing. *Family Process*, *23*(1), 89 – 100.

Mauss, M. (1954). *The gift: Forms and function in archaic societies*. London: Cohen & West.

Turner, B. , & Hepworth, M. (1982). *Confession: Studies in deviance in religion*. London: Routledge.

Turner, V. (1967). *The forest of symbols: Aspects of Ndembu ritual*. Ithaca, NY: Cornell University Press.

Turner, V. (1986). Dewey, Dilthy, and drama. In V. Turner & E. Bruner (Eds.), *The anthropology of experience*. Chicago: University of Illinois Press.

van Gennep, A. (1960). *The rite of passage*. Chicago: Chicago University Press. (Originally published 1908).

White M. (1986, May). Awards and their contribution to change. *Dulwich Centre Newsletter*, pp. 15 – 16.

White, M. (1988a, Winter) The process of questioning: A therapy of literary merit. *Dulwich Centre Newsletter*, pp. 8 – 14. [Reprinted in White, M. (1989). *Selected papers*. Adelaide, Australia: Dulwich Centre Publications.]

White, M. (1988b, Spring) Saying hullo again: The incorporation of the lost relationship in the resolution of grief. *Dulwich Centre Newsletter*, pp. 7 – 11. [Reprinted in White, M. (1989). *Selected papers*. Adelaide, Australia: Dulwich Centre Publications.]

White, M. (1989, Summer) The externalizing of the problem and the re-authoring of lives and relationships. *Dulwich Centre Newsletter*, pp. 3 – 21. [Reprinted in White, M. (1989). *Selected papers*. Adelaide, Australia: Dulwich Centre Publications.]

White, M. (1995). *Re-authoring lives: Interviews and essays*. Adelaide, Australia: Dulwich Centre Publications.

White, M. , & Epston, D. (1985). Consulting your consultant's consultants. In B. A. Chable, R. A. Fawns, & T. R. Paterson (Eds.), *Proceedings of the Sixth Australian Family Therapy Conference*. Melbourne, Australia.

White, M. , & Epston, D. (1990). *Narrative means to therapeutic ends*. New York: Norton.

第十四章　家庭重聚仪式

社区庆祝的新选择

作者：Timothy Nichols 和 Cheryl Jacques　　翻译：陈菲菲

犹太教的故事中充满了友情，反复传述这些故事的同时，也是在传递其中蕴含的希望。聆听着这些犹太的传说，你便会明白究竟是什么伤害了你的朋友们。充分理解便能获得其中的宝贵知识和经验。但是谁能教会现代人如何倾听呢？倾听意味着不孤傲自负，而孤傲自负恰是当今人们的问题所在。

——埃利·维瑟尔[①]（Abrahamson，1985）

Kimberly 当时 12 岁，Donna 31 岁。尽管她们尚且有一屋檐可遮风避雨，但实际上，她们等于是无家可归的——她们始终在对彼此的肉体和精神进行双重摧残，归根到底，这可怕的阴影源于无休止的药物滥用和家庭暴力。Kimberly 六岁以前，她的母亲受静脉注射毒品成瘾的折磨，这使得年幼的她生活在水深火热之中。在过去的 12 年里，大量的毒品一次又一次摧残着她们原本便不堪一击的生活。Kimberly 和 Donna 这对母女对生活早已丧失信心，原本千疮百孔的家庭使得暴力和毒品一次又一次乘虚而入，侵蚀她们的生活。两人之间极端紧张的关系导致她们之间很容易剑拔弩张，暴力相向。Kimberly 曾接受过精神病院的住院治疗，也遵照医嘱服用抗精神病药物，她的问题也已找到症结所在，得到了专业的解释（包括：“对立违抗性障碍”和“冲动型人格障碍”），可即便如此，她们两人之间的斗争并未得到缓解。

后来，Donna 在药物成瘾戒除团体同伴的支持帮助下，7 年没有再接触毒品。Kimberly 和 Donna 开始关爱彼此，与此同时，她们也在寻求各种社会和文化方面的进

---

① Elie Wiesel，男，1928 年出生在克尔巴阡山区的一个名叫锡格盖特（Sighet）的犹太人聚集区，从事写作，其写作主题是关于大屠杀的记忆，于 1986 年度获诺贝尔和平奖。

修和学习的机会,能让她们逐渐摆脱"药物滥用家庭"的标签。她们不再需要社区或政府部门对她们的监管,也害怕遭受质疑和价值评判,但她们非常渴望得到各方的协助和支持。她们希望从社会团体、社会大家庭中得到积极的鼓励,帮助她们来修复、重建她们之间的关系。而后,她们开始期望重新树立积极的生活信念,学着热爱并享受生活。本章节中,Kimberly 和 Donna 的叙述可以帮助我们呈现这个由当事人(包括其他同样遭受苦难的人们)一同参与创造出的干预治疗方案。

像 Kimberly 和 Donna 母女这样类似的许多家庭参与到了"比尔街计划"中来,共同参与设计了包括:尊重当事人感受、与当事人的生活社区合作等重要观点,并身体力行投入实践。我们的目标是帮助关系疏离的家庭获得凝聚力,同时也能得到社区的支持和尊重。一切的手段措施都围绕着"重建家庭"这一目标制定,并力求精益求精。这个项目或可用于替代传统上对缺乏看管的社区问题青少年进行的"住院治疗"项目。比尔街计划的基本原则是:充分开发当事人家庭的优势特长,为当事人家庭提供在社区内处理各类现实问题的机会,同时,社区要尽可能减少对他们的束缚,而采取宽容的方式。最终,我们要将这些家庭的成长与改变的新故事通过鼓舞人心的宣传方式传递给更多社区的人们。

在本项目中所使用的"通过仪式"(Durrant,1993;Epston & White,1992;van Gennep,1908)是叙事疗法的一种形式,旨在帮助家庭获得成长。在这个项目的治疗开始前,我们需要同这些家庭沟通并确立:首先,我们需要共同为之努力的目标是,要让家庭成员重新团结在一起;另外,我们也需要帮助当事人理解:治疗过程中,任何遇到的关键事件都需要与大家分享交流。这样一来,我们所有的谈话、各方的愿景、不同阶段的决策都会围绕"家庭重聚"这个核心展开,这同时也为这些家庭所处的社区确立了一个很好的交流的主题。实际上,这样一种叙事方式和主题的确立,将使得这个社区中的其他人、人与人之间乃至群体与群体之间的沟通在无形中也得到更多正向激励。

在这样的条件下,我们就可以有机会去解构那些问题重重的叙事案例,并尝试在此基础上以更积极健康的内容来逐渐取代"问题"。在治疗设置中,有规范的语言和文化背景支持,当事人的生活关系也有助于发现生命的意义,在叙述自己的故事中也能更好地理解自己——因此,那些潜在压迫性的"现实困难"可以在治疗中逐步被化解。这个过程,为这些家庭重新谱写新故事提供了可能性。一个家庭的重塑案例,可以推广到社区文化中去,引起人们更多的共鸣,人们也会在不觉间融入其中,共同继续谱写、演绎这个故事。

整个"通过仪式"的过程，最终以文档记录、象征性物品、录音、录像等方式被保存记录下来，作为这个家庭的成长档案。

治疗方案背后的机构支持

正因为有了相关机构的支持，比尔街计划的治疗过程才最终定下了明确的目标。在进行过程中，该项目一直受到了许多因素的影响：因实践的创新性而缺乏经验性的指导、当时的财务状况、合作机制、当事人的父母教育文化背景等等，但幸运的是，许许多多的机构都在项目开展中为我们提供了有力支持——要知道，在1990年项目启动之初，我们只有一个很简单的目标：在尽可能短的时间内，项目就能发挥作用，去帮助那些家庭情感疏离的青少年和他们的家人之间能安全、稳定地重新凝聚到一起。

当时，这个项目的启动，恰逢美国的医疗制度改革——有关部门提出：要调整和削减在社区危机青少年干预的开支。这就要求地方部门在社区层面给这些问题青少年更多的关怀帮助，而不要过分依赖医疗机构进行临床住院治疗。也就是说，要么尽可能缩短这些危机青少年的住院治疗时间，或者，用短期的寄宿式的治疗来取代长程或反反复复的住院治疗。①

此外，比尔街计划也几乎没有受到过去传统"住院治疗"项目所面临的许多压力，这得益于我们此次和教育部门之间的合作，因为这样一来，整个项目董事会的背景就截然不同了。因为这个项目的开展，尤其重视同教育系统间的密切合作，所以没有受到多少美国过去传统"住院治疗"中必须达到某些治疗结果的目的性的约束。而且，这个项目董事会中的成员，正是来自周边八个城镇的教育部门主要官员——可能就是因为这些董事会成员主要集中于教育领域，所以，这个项目中创造性的治疗手段几乎没

---

① 尽管没有完整的数据支持，但是据不完全估计，在其他"住院治疗"项目中，类似状况的当事人住院平均时间在18—24个月，而参与比尔街项目的青少年平均住宿时间为7.2个月。因此，这一计划可以说大大节省了治疗的时间和开支。

后来，因为我们的当事人被允许进入当地教育系统内的学校就读，不再需要政府划拨额外开支来支付他们的个人辅导课程，开支又进一步得到缩减。而且，很多当事人几年内还曾在私立的治疗机构接受治疗。尽管相比大多数的住院治疗而言，我们项目中的当事人平均住宿的时间还是很长，但每天的开支大约只有普通住院治疗的15%。综上，此项目的实施一方面简化了医院在此过程中的职能，另一方面也缩短了住宿治疗的时间。所以，我们有理由相信，比尔街计划在财政和政策两方面来说都是一个应对社区危机青少年问题的高效方法。

有遭受"用什么方法治疗"这类争议的困扰。董事会的成员们更关心的是如何安全有效地让这些青少年回归家庭,而不是怎样对他们进行临床的治疗。

其他一些社区机构也非常积极地予以支持。例如我们项目的住宿场地就是由当地的一家大型房产公司提供租赁的;一家州政府下属的财务机构为这幢大楼的建筑提供财务相关的服务;州政府社会服务部门在当地的办事处也把"为这些家庭提供必要帮助"列为了他们的重要职责。地方法院也竭力支持这个项目的开展,希望这样可以减少关押青少年——显然过多监禁对他们来说也是沉重的负担。私人保险公司也积极支持我们的项目,因为也许这样他们可以节省更为高昂的住院治疗服务费用。此外,许许多多身陷困扰的家庭,因为曾尝试过各种办法却屡屡失败,他们也希望这个项目能让他们获得一线生机。各种原因使得多方人士伸出援手,支持我们的项目,帮助这些家庭完成重建的目标。

治疗方法的综述研究

为了能设计出更有效的治疗方案来达成家庭重建的目标,我们对相关的文献做了综述研究。这项研究说明了传统的标准化住院治疗程序有碍于我们目标的实现,因此需要调整;另外,我们也需要发展出一些替代性的做法,来帮助完成家庭的重新统一。

许多住院治疗项目所在机构过去都曾是用来长期关押儿童的,而且受到精神分析思想、行为矫治理论的影响,治疗伦理中的保护政策都支持将那些在社区生活中行为不端或可能存在生命危机的未成年人与他们的父母隔离,以帮助他们完成转变的任务。尽管眼下的机构们纷纷将新目标锚定为让孩子回归家庭模式,然而过去那些机构的政策和程序背后的固有偏见却很难完全克服。过去政策的遗留问题包括:项目与家长和社区的脱节;同时还假定那些寻求治疗的家长是"坏家长"或是"疯了",而且机构也没有给予工作人员足够的支持,帮助他们面见这些家庭中的成员去进一步了解(Gutterman & Blythe, 1986)。

相关文献表明,那些在治疗过程中将父母加入作为重要合作者的实践,打破传统治疗设置的界限的做法,对安全的家庭重建很有助益(Gilliland-Mallo & Judd, 1986; Lewis, 1984; Nichols, 1989; Taylor & Alpert, 1973)。因此,我们承诺要邀请当事人的父母作为居住治疗的过程中重要的顾问,同时也让项目中的工作人员也积极参与到当事人的家庭和社区生活中去。

改变的基础

我们的治疗过程的设计充分考虑了州政府的期望,即家长能够保护自己孩子的安全,并尽可能缩小家庭成员和专业治疗人员之间的影响力上的差异,同时,在治疗中也将回归家庭设定为最终的目标。我们的治疗方法在设计时总会征询家属的意见,并让整个治疗过程都对家庭成员保持透明公开。家庭工作者们在行为训练中使用的策略,须是家长在家中可以去模仿操作的,并且,他们要避免使用过分专业的术语,因为那样容易导致这个家庭无法自如地进行交流谈话。以下是我们如何将这些理念付诸实践的一个实例:

— 治疗初始会晤中,这对父母对于治疗项目的承诺以及真诚邀请他们参与到治疗中来的举动十分感激——在我们的治疗中,他们是重要的顾问;这和以往对他们的设定似乎是相反的,过去他们往往被视为是没有能力照顾好"坏孩子"的不称职父母。

— 这个家庭被告知:这个项目并不会花费许多时间在诊断和评估上,它只是提供一个安全的场所,让家庭成员们有机会创造出家庭生活中的新故事。可以明确的是,这个项目不评判,也不为治疗设立既定的治疗日程计划。

— 父母被告知在这个居住治疗项目中没有"访客时间",这是因为,作为家属,他们不是"访客",他们随时随地可以参与其中。

— 父母期待能够参与到治疗团队中来,这使得治疗进展更为顺利了。这些父母作为对他们的孩子具有特殊照料作用的治疗顾问,他们答应协助参与这个项目的运行,我们要向他们咨询每天日常生活的基本信息。这样一来,父母就被置于重要的帮助者的角色之中,而不只是像个客人一样,等着别人教他们该怎么做。

— 治疗的空间场所被界定为是有弹性的、没有围墙阻隔的,它的空间只取决于家庭成员生活和工作的范围。家庭自己的居所和其所处的各特定社区被我们视作为是这个家庭一同谱写其家庭故事的最佳场所。而夜晚住宿的楼宇只是为了安顿那些在社区中一个人住着不太安全的青少年的。

— 在社区活动中,这些家庭发展出了业余乃至职业兴趣,这可以促进当事人家庭生活方式发生改变。工作的地理位置决定了崭新的叙事故事是来自环境支持系统的。

— 在由专业人员支持的治疗环境下，行为改变与否并不那么重要，然而，社区中是否有关于安全生活的新故事是我们尤为关注的。

— 项目中的每日日程安排和行为管理体系在制定的时候，都注意考虑便于在社区中模仿应用推广，这促进了家庭的积极实践策略，而不是依赖专业机构。

— 本次项目的物资和人力使用上（例如，资金、正面行为的奖励物品，或是负责执行特定行为的人）反映了家长以往所给予他们孩子的那些。这不是最有效的控制行为的策略，但这样保证了这个项目中当事人的生活和过去他和父母生活在一起的家一样，也还保留着和以往相同的危险、困难。保持同等的物资供应，让项目中的家庭工作者能按照这些家庭成员的示意来运用相应"工具"，去面对和他们一样的生活挑战，进而更强烈和更真切地与他们感同身受。

家庭的重聚

为了在当事人的成长过程中提供治疗的同时也能给予他们希望，我们采用了"通过仪式"这一方法，帮助他们实现从"依赖他人的少年"成为"可担当的成人"的转变。"通过仪式"由三个治疗阶段组成：分离阶段，阈限阶段，整合阶段。这三个阶段完成后，我们会举办一场家庭重聚的仪式，见证他们在社区生活中获得了新角色。

分离阶段指的是将这个家庭从问题情境中分离出来。这样做可以使家长、孩子，以及家庭工作者能够组成一个团队，共同应对已确定好的治疗中须解决的困难。有了社区的支持，问题得以显现出来（White & Epston, 1990），帮助分离取得更好的效果。

阈限阶段，或称之为"转变阶段"，则更着重治疗。这个阶段，我们需要对当事人的叙事中的显性内容进行解构，并将选择性知识加入其中。在个体治疗、家庭治疗中，或是在治疗住宿环境、该家庭自住的房屋内以及社区环境中，我们会积极挖掘并记录关于个人、家庭或社区的受人喜爱的故事。通常在这个阶段，当事人都缺乏信心又很焦虑：他们担心自己的自我形象、日后的人际关系如何，以及社区会不会喜欢他们新的故事等等。当这个被喜爱的故事成为了新的叙事显性内容时，就可以支持家庭成员在社区内安全地进行互动交流，整合阶段继而开始，住宿地就可以搬到当事人自己的家中了。

整合阶段，指的是这个家庭在当前社区其他成员们的见证下，能够去成功实践这个被喜爱的叙事故事。我们在实践中发现，治疗过程中需要在有所转变的时候成立一个纪念仪式——我们认为，在治疗过程中如若治疗关系疏离，那么治疗就等于"停止"了，因为这和改变过程中所使用的"通过仪式"的内涵相悖了。因而，我们就需要在家庭重聚的过程中标示出关键性时刻，这样做可以使治疗过程中的客观秩序和主观思想上能维持前后一致。在一次交流会议①中，David Epston 和其他与会的项目成员们认为：家庭重聚仪式的意义在于肯定和庆祝治疗中发生的这一转变。当我们在实践中运用这一方法后，我们发现家庭重聚的规划能帮助治疗过程中对目标更加聚焦。庆祝重聚就让这个被喜爱的叙事故事更能被理解，支持系统也可以得到强化。

在重聚仪式中会有各式各样的人前来参加。治疗师加入到家庭的生活中去，主要是为了协助他们一起谱写出一个可用来替换原先叙事的故事，也因此，到了目前阶段，他们自然就可以退出这个家庭的核心成员位置了。当然，治疗师在重聚阶段仍需要做的是，将之前和当前阶段的叙事故事资料记录好。来自社区和治疗核心团队的人员（聘请的工作人员和家庭顾问）都会作为替换的叙事中新的社会支持系统成员，前来参与这次的重聚仪式。随着参与群众规模的增大，每个分享者谈论他们的家庭、社会的维护，越来越多的新的叙事内容也能有更多的背景素材来源了——这是因为每个参与分享交流的人，都可能会谈论到各自的话题：家庭、社会、经济、文化和种族观念等等。这样一来，就会有更多人去认识和接纳他们过去的显性叙事故事和这个新诞生的积极故事。

家庭重聚仪式的一项标志性内容，就是重新和社区环境相融合，发出邀请函，准备好食物和音乐，追忆过去、畅想未来，和旧日好友相见、重拾友谊，一同玩些游戏，准备些礼品，拍照、录像。这个过程是为了充分运用社区的力量，来谱写一个基于相同"事实"但更有说服力的故事。每个家庭故事都会被自然地整合到社区的故事中去，社区成员也就成为了参与续写故事的重要作者和听众。

重聚的对话内容，通常有助于创造和传播可让所有参与者运用的新词汇，这样的话，就可以去证实那些之前没有被关注到的或者是没有被宣告的叙事内容。社区用语就比专业术语更有特权了。人们将问题分解，然后就能齐心协力解决问题。

通过参与者的全面感受，这个好故事就会深入这个家庭和社区家家户户的心中，

---

① 这次会议于 1993 年 6 月 18 日在马萨诸塞州 Watertown 剑桥市的家庭研究中心举行，名为"与 David Epston 进行的案例交流会"。

成为大家的共同回忆。当耳畔回荡着大家熟悉的音乐，主人公所准备的食物正在唇齿间，空气中弥漫香气，熟悉家具的触感，家里的装潢布置……在这其中，重要的治疗信息也在悄然传递。就如同听到和婚礼有关的音乐，吃到食物后会联想到某次洗礼，这些特定的感官经验与"一个孩子成功回归家庭"这一事件关联到了一起。这些精心计划的感人时刻和计划外的惊喜，构成了这次改变庆祝仪式的美妙回忆，而这段回忆也值得这一家人时时回味。

重聚仪式中有演讲，在演讲中会列举一些治疗过程中的一些事例，来证明当事人所取得的进步。这些用语一般都是从治疗对话记录的逐字稿中寻找出来的。这些庆祝活动的目的，是重新命名以前那些有问题的故事，并意识到新发现的故事的价值和亮点。

每一次重聚仪式中最重要的环节，就是前来参加的每位宾客都发表他们对这个家庭和社区的看法。这些发言为这个好故事勾画出了行动和意识的轮廓。（Bruner，1986；White，1991）。行动轮廓反映的是随着时间的推移故事是怎样发展的；意识轮廓呈现的是当事人对这个故事的解释，以及读者试图站在当事人立场上去体会时的看法。意识轮廓包括观察、推测、领悟，以及关于期望、能力、动机、信念的推论。参加家庭重聚仪式的诸多人士一同分享交流，有助于描绘出好故事的这些轮廓，进而推动当事人将这个故事转变为可持续的生活方式的决心。

Kimberly 和 Donna 的家庭重聚

在比尔街计划前期的进入阶段时，Kimberly 和 Donna 母女就和项目组成员达成协议：为两人最终能够在他们共同居住的家中实现家庭重聚而努力。她们把实现重聚所要面临的困难都一一列出，而她们家庭本身的优势也作了引述。她们的优势包括：Kimberly 和 Donna 对彼此的承诺以及重聚这个共同目标，愿意去交流当前的境况，坚定的意志，以及药物成瘾戒除团体、亲朋好友的支持，等等。而她们所面临的障碍有：目前她们无家可归这一现实情况，某个暴力倾向的男人还在她们生活中扮演着重要角色，毒品的诱惑仍然潜伏在她们生活周围，而且肢体暴力冲突早已是他们家解决争端的惯用手段了。在他们家参与这个项目的六个月的进程中，Kimberly 和 Donna 逐渐学会了运用她们的优势，去克服她们所面临的困难。在此期间，Donna 根据安排，居住在过去也曾无家可归过的一个家庭中，而 Kimberly 则居住在我们项目的居住点。那时起，她们就开始筹划起一场重聚仪式了，她们讨论的细节包括宾客名单、请柬、食物和音乐等等。

比尔街项目进行六个月后，Kimberly 和 Donna 一同搬进了一套两居室的公寓，她们就开始着手庆祝仪式开始前的准备工作了。家人、朋友和家庭工作者帮助她们一起搬家、拆行李、打扫公寓。宾客们主动提出要带些食物、饮料来。请柬发出后收到了热情的响应。

某天的午后，在她们热闹的公寓里，重聚仪式拉开帷幕。大约 30 人到场参与。宾客中有当时正在参与和以前参与过比尔街项目的人们，家庭工作者们，曾帮助过她们并想在未来为她们继续提供支持的治疗师们，亲戚——其中包括 Donna 两年未见的母亲，Kimberly 学校的教学辅导员，以及过去六个月内 Donna 所居住的女主人和她的孩子们，州政府分派服务这个个案的社工，还有她们自己的朋友。在她们地下室的公寓客厅内，餐桌上有自助的糖果、饮料。大人们接连提出想要点咖啡，孩子们又想要找点饼干吃。播放的说唱音乐一会儿被少年们调高音量，一会儿又被大人们调低音量。有些人在拍照片，还有人在为这个家庭的活动拍摄录像。庆祝仪式融进了各种不同的感官元素，这整个场景也成为了这个家庭未来生活中的一段鲜活的记忆。

待宾客们寒暄了一会儿后，主持人做了简单的介绍，说明了每一位现场的人士都有机会发表观点或演讲。参与比尔街项目的另一个女孩 Beth 率先发言。当她们刚加入比尔街项目之初，Kimberly 为某项限制的设定而大发雷霆，在墙上踹出了一个洞。为了修复这个破损，修补的时候破洞的部分就被从墙上锯了下来。Beth 把这个锯掉的洞展示出来作为 Kimberly 过去行为的一个幽默的象征，相比之下，现在的 Kimberly 似乎不会再做出这样的举动了。这个年轻姑娘在列举这个洞的时候说"这是 Kimberly 在比尔街的墙上踹出的洞，它早已修缮复原，所以在我们住的地方你已不会再看到了它了，但希望 Kimberly 能留着它，提醒她记起过去的生活是如何的"。

以下是家庭治疗师用 Kimberly 和 Donna 的话写一段声明，由另一个女孩来宣读：

这份文件是为了证明 Kimberly 和 Donna 母女成功达成了她们家庭重聚的目标。在过去的 7 个月中，她们两人都戴上了"大耳朵"——她们用"大耳朵"努力练习更耐心地倾听彼此，并且用更加积极、有效的方式与对方相处。她们站在诸位面前，面对这个社区的人们，在今天宣布她们重新团聚到了一起，这个 13 岁的女孩试着学做一个普通的 13 岁女孩，而她的母亲，也能学着怎样做一个包容、耐心的少女的妈妈。在"比尔街"，愿她们不断获得成功，也希望能时常从她们、从这个欢迎她们回家的社区传来的更多消息，包括她们之后的沟通能力如何，她们怎样去营造健康的家庭生活等等。为你们感到骄傲，并祝贺你们！你们俩值得得到这一切！

这个家庭为了描述她们的新技能所使用的一些创新、幽默并富有纪念意义的词汇，例如"大耳朵"等等，成为了社区中熟悉的语词。这对母女彼此承诺要共同面对过去的困难的意图也清晰可见。而且该文件也声明了，这个新故事还会继续进行下去。

此时每个人都有机会发言。许多青少年都对此发表了简短的看法，祝愿她们顺利，还拿 Kimberly 的新造型——大耳朵开了开玩笑。一个叫 Ed 的家庭工作者后来也作了评论："认识你很高兴。我也很欣喜地看到你不再用暴力对待男孩子们，而是开始和他们约会了。我会想你的，也希望你会来看我，还有我要说 Ya Hoo！"这些评论标志着 Kimberly 从一个社区里的孩子转变成为一个青少年的过程。每次这些青少年参加重聚仪式的时候，大家都期待着 Ed 的这声欢呼。这似乎就像是意味着 Kimberly 已经成为了这个项目中的元老了。

一位名叫 John 的家庭工作者评论道："今天对于 Kimberly 和 Donna 来说是个开心的日子。Donna，你是我见过的愿意助我们一臂之力摆脱困难的家长。我认为你值得为此得到大大的赞赏。经过了那么多事，你始终坚持如一。我认为这是一项非常了不起的成就。希望你们一切顺利，保持联络。"

另一个叫 Maureen 的家庭工作者补充说："我想要祝贺 Donna 和 Kimberly 你们俩，希望你们未来一切都好。Kimberly 最大的优点之一就是她对她自己相当尊重，并且她能在尊重他人的前提下去给别人一些建议。希望你们能常联系我，经过的时候来看看我哦。"

还有个 Donna 参加的家长支持小组的成员说："你们很幸运，祝贺你们，希望你们能够铭记心间：只要你们对彼此有足够的耐心，去倾听对方，很多问题都能迎刃而解的。"

Donna 的母亲说："我真的惊呆了，因为原本我以为只有几个人会来参加。我说'这么多客人都是谁啊？'这真是太棒了。我已经有大概两年没见她了吧？我觉得她看上去好极了。"

那位几个月来让 Donna 来家里生活的女士，把她其中一个双胞胎宝宝抱在怀里，此时 Donna 正抱着另外一个。她说："Donna 打电话给我，告诉我这件事的时候，一想到要来这儿我就很激动。Kimberly 在比尔街的时候，Donna 和我一起共度了许多时光，我真的为你们这个家感到高兴。我看到了她们付出的努力。我看到，她们为了今天这看似"浮生一刻"的生活情景，所付出的非常非常多的努力。"

Donna 的姐姐 Anne 一开口就忍不住哭了："我和她们在一起这么久，这真的是一段艰难的路，非常艰难，但是我很高兴现在走到了这里。祝你好运，Kim。祝你好运，Don。我们永远在一起。"

Kimberly 所在的公立学校的一个教学辅导员说："首先我要祝贺 Kimberly 和 Donna，因为你们付出的努力，你们重建了你们的家庭。同时，我也要祝贺所有比尔街项目的工作人员和参与其中的孩子们，你们真的做得很棒，因为在我看来，要带来这样的改变绝不可能是一蹴而就的。我想你们还不知道，Kimberly，九月当你离开医院的时候，校长对于你返回我们学校有许多担忧。然而实际上你表现得相当出色，你应该为自己感到非常骄傲。"

以上只是诸多肯定这个家庭的优势、表达对她们未来美好生活的期待，以及承诺会在她们的新生活中给予支持协助的发言中的一些典型。这种新的叙事方式被这些有着不同性格的听众们解读后，就会产生内容丰富的谈话。

在重聚仪式进行的过程中，不断因为有宾客进来而被干扰中断，另一间公寓内的音响开的很大声，猫抓伤了一个客人，邻居家的一个小孩在对着窗子看，双胞胎中的一个开始困了，有个孩子因为说话的时候满嘴食物被训斥了。这些种种非但没有让仪式的效果打折扣，相反，这些普通的突发事件突出了这次我们所庆祝的成功就是在这个家庭每天日常的生活中发生的。

当许多人都做了发言后，这个家庭治疗的全程参与者，治疗师 Cheryl 评论道：

> 这过去的七个月，令人兴奋，充满乐趣。这个过程发展这么快，我想应当归结于 Kimberly，你付出的如此多的努力，还有你的母亲也付出了很多努力。在这所房子里，看到你坐在这儿，还有这么多人为你庆祝，我感到很骄傲。我还记得刚开始的时候，你们两人也是一同坐在这间屋子里，当时你们的状况很糟糕。你们之所以能有如此大的变化，我想很重要的是因为你们彼此坦诚。而且，就像刚才许多朋友说到的，Donna，你每周 5 天、6 天甚至 7 天都在支持我们，给我们关于你女儿的以及烹饪方面的许多建议，也努力做好 Kimberly 的母亲。Kimberly，你克服了生活中的重重苦痛，现在看着你，就像一个普通的 13 岁女孩一样坐在这里。我

想还有很多归功于你的 Anne 阿姨,在家庭治疗初期我们邀请她来沟通咨询的时候,毫不犹豫地前来赴约。就像来自学校的 Gonsalves 女士所说的,你充分地利用了同伴和项目工作人员对你的支持。为了今天这个活动,我准备了一盘录音带,其中涉及 Kimberly,她的母亲和我的交流内容。这一段录音是关于四个月前对第一阶段做总结时,当谈到 Kimberly 打算要离开时,Kimberly 和她的妈妈是如何进行交流的,又是如何倾听对方的。所以,我想我们可以今天来听听看。

治疗师 Cheryl 所说的这盘录音带随后就开始向群众播放:

今天我问 Donna 和 Kimberly,她们有没有注意到有哪些因素,可能有助于她们日后更和谐地共处的。我提醒她们注意:自己有哪些不同以往的表现可以帮助她们达到"和谐共处"。Kimberly 先开口,她说她觉得自己可以更好地控制自己了,她能待在屋子里,而且也不会对别人"发飙"了。她母亲也注意到 Kimberly 在倾听方面有进步,她更耐心了,她也不用再同一件事情向 Kimberly 提两遍要求了。Donna 注意到她自己也能更好地倾听 Kimberly 了,她也更加关心 Kimberly 了,不论是她愤怒的时候,还是她取得成功的时候——Donna 说这是她第一次坚持了自己的原则,前后保持一致,并且她能更尊重自己和自己对 Kimberly 所付出的努力了。Kimberly 和 Donna 把这些倾听上的进步概括为"长出大耳朵",就像她们认识的一个小男孩说的那样。然后我们继续讨论在生活中还有哪些方面取得了进步,可以帮助她们更有效地倾听彼此的。Donna 说社区中负面的影响大大减少了。自从她们无家可归后,她注意到了几个更加积极的影响因素:Mary,就是那个向她提供临时居所和关怀的女人,就是其中之一。药物成瘾戒除小组是另外一个。Donna 说,在 Mary 身边,看着她养育她 3 岁的双胞胎,使她能直观地看到耐心和积极关注给孩子们带来的益处。Donna 也在和这对双胞胎的相处中,开始体验到自己和孩子的互动方式有所改变了,态度更温和了,更有耐心了,于是她也从孩子们的身上获得了更正面的反馈。她感到这种持续的经验也能让她更好地运用在和 Kimberly 的相处中。Donna 还注意到 Kimberly 通过比尔街项目,参加反馈交流会、团体,还有 Alateen[①] 组织的活动都有助于培养各项技能。所有的

---

① Alateen,为受酒精成瘾影响的家庭提供援助的家庭交流互助组织。

这些都有效地使她们变得更加耐心，也感受到了积极关注的益处。在对这个治疗阶段做总结的过程中，Kimberly同意以后担任这个项目的顾问，帮助后来的孩子们，也许还能用到这盘录音带。她也表示等她的家庭重聚仪式结束后，她还会和我们一同参与 Alateen 组织以及其他团体。Donna也同意以后担任这个项目家长组的顾问。（然后 Kimberly 就把录音播放暂停了。）

Cheryl继续说："这是四个月前，在我们计划这次家庭重聚仪式的初期。我们聊到了会邀请谁、要准备哪些食物。这也证明了一点：如果你真的开始计划并且开始讨论这些细节的话，那么家庭重聚仪式就能够成真，家庭的目标也就能够达成。"

Kimberly随后向屋内在座的每一个人简单说了几句，她表达了对大家的感谢，告诉大家她爱他们，然后给了他们许多应怎样去生活的建议。然后她谈到了她的母亲："她肯定马上要开始哭了。妈妈，我爱你。我很高兴我们能一起共同面对这一切。你是我认识的人中让我感到最羞于面对的人了。祝贺你成功戒酒六年。我知道如果到目前为止你都没有再过度饮酒，那么你以后也不会了。你真的坚持下来了。我爱你，爱所有的一切。"在场的所有人都鼓起掌来。

随后 Donna 也向大家做了发言：

　　我不想就我个人再多说什么了，我只想要谢谢一直陪伴着我们、鼓励着我们的项目工作人员。正是你们的行动鼓舞了我。每当我做了某个新决定，或是我做了些不同以往的事，甚至是当我不知道到底该做什么的时候，还有我跑来寻求帮助的时候，你们总是说"好的 Donna，很高兴看到你这么做，很高兴你能来，谢谢你来这儿。"我很好奇，你们是不是规定了必须这么说话（大家都笑了），你们总是说同样的话。（然后 Donna 就尖声模仿起了一个工作人员）"不，不，我们真的很高兴你这么做"（更多人笑了起来）那实在给了我莫大勇气，让我能坚持走下去，因为以前我对自己做的事都没有信心。我对自己该做什么总是很迷茫。我要谢谢你们大家，因为我的愚蠢、我的惶恐、我一切的一切都是 Kimberly 曾经经历过的。我要感谢你们的支持。对我的家人，我的姐姐，还有我的治疗师，还有今天到场的每一个人，谢谢你们。Kimberly，我爱你。

这已经是重聚仪式的最后一个正式环节了，然而许多人依然在这里，聊着，吃着，喝着,感到很愉快。

Kimberly 和 Donna 对治疗过程的讨论

在家庭重聚仪式过后,Kimberly 和 Donna 仍继续在比尔街项目中接受咨询。在重聚仪式的一个月后,他们对他们的家庭治疗师 Cheryl 提出的问题进行了如下讨论。

Cheryl:你们觉得在促成你们成功举办重聚仪式的诸多能力中,哪些最有助于你们去面对未来的挑战?

Donna:我十分警觉,而且很"坚持"。如果我说我会某一时刻到达某地,那我就一定会准时、准确到达。我有在努力去花时间和她在一起,也试着去弄明白她在做什么,她为什么要这样做,她要是最后不高兴了,我也会包容她。

Cheryl:你呢,Kimberly?

Kimberly:努力……一起……一起努力。你知道吗,我就喜欢混乱(嘲讽地笑着)。

Donna:我觉得你在努力避免制造混乱。你表现出来的是同混乱相反的行为。混乱是我们过去总是深陷其中的东西——每当混乱是由我们自己制造的时候,我们就会觉得很痛快。我认为 Kimberly 在非常努力地寻找不同的方式。她也得到过言语上的肯定。

Cheryl:当你准备搬回家住的时候,你还记不记得你做了什么让事情得以顺利进行的?

Kimberly:我们一起努力,而不是相互对立。一起努力!你问的每个问题都会得到我这个答案:一起努力。我不是在嚷嚷,我有在听。

Donna:我们针对许多原本不利的因素都做了改变,并尝试发展出些新的来。

Cheryl:你们周围有没有谁发现了这些变化,并向你们反馈过的吗?

Kimberly:我阿姨。

Donna:每个人都知道,每个人都注意到我和她在一起时和以往不同了,而她和我相处时、和别人相处时也和以前不一样了,类似这样。他们发现她会倾听了,不像以前那样大吵大嚷的了。有些朋友觉得她的变化很了不起。他们从她 3 岁起就认识她了。他们都说她变得平静了许多,她的注意力也比以前集中了不少。

Kimberly：他们会说……"喔，你妈妈在努力。"

Cheryl：当时他们是否说到了什么关于你妈妈的其他事？还是你从小到大他们都会这么跟你说？

Kimberly：其他事。

Cheryl：当你刚加入到这个项目中来的时候，你们家庭的故事是关于"暴力"和"无法共处"的。经过一段时间后，似乎你们已经为自己创造出了一个不同的家庭故事，这个故事是关于"一起努力"和"控制情绪"的。你们发现了什么、要做些什么，能使得这个新故事在未来继续发展？

Donna：每天我都会讶异于我们竟能这样地对待彼此。我太高兴了我们能有这样的飞跃式的进步。到今天，我们的关系已经好到超出了我的想象。

Kimberly：这很正常。

Donna：我觉得这简直太棒了。我们不再为什么事情而争斗。现在她还会为我做些很贴心的小事情，比如她会摘些丁香花给我。

Cheryl：我想请你们试着回忆看看，在你们家庭重聚仪式当天大家对你们做的那些评论。

Kimberly："我为你和你的母亲感到骄傲。"

Cheryl：是的。有没有哪个很重要的人当时没有在现场，没有办法听到当时所有人对你说的"我为你和你的母亲感到骄傲"？

Donna：她爸爸。来看看我们取得的这些进步。

Kimberly：是的，我爸爸。是，他错过了好机会！

Donna：是啊！看我们取得了成功，经过这么长的时间，这略显疯狂挣扎的六年半，但我们从另一边走了出来（哭）。我们周围的人，那些看到过我们最糟糕阶段的人，那些看到我对她态度糟糕的人，看到她对我态度糟糕的人，还有我好长时间都没有看到过的人，我想对他们说：Kimberly和我一起经历了很多事，现在我们从另一边走出来了——这里是我过去从没见过的一番天地。这简直不可思议，从来都没有如此好过。

Cheryl：你怎么才能让所有这些人知道呢？

Kimberly：我已经让很多人都知道了。

Donna：我一直想着要给她爸爸打个电话，或是写封信，告诉他，她现在变得有责任心了。

Kimberly：谁？是我们。别把这些都归到我一个人头上。

Donna：抱歉，Kim，是我们，我们变成了有爱、互相关怀的一个家，我们一起努力还……呜……（哭泣）

Cheryl：想向下一个进入比尔街项目的家庭提出一个你们觉得最重要的建议吗？

Donna：不要放弃。

Kimberly：不要放弃努力。

六个月后，在与 Cheryl 和比尔街项目负责人 Tim 交谈的过程中，Donna 做出了如下关于重聚仪式的意义的评论——那个在她们家举办的，象征着治疗结束的重聚仪式。

Donna：对我们来说，将重聚的仪式放在家中举行是意义重大的，因为你必须要将这一"重聚"带回家，家将是一切重新开始的地方。这是一个崭新的开端。当你们第一次说到家庭重聚的时候，我都无法想象那会是怎样的画面。随着它一天天地靠近，我开始能看清了，我们也开始激动起来。在这里举行更加私人化，也更棒，因为这是我们在新家里开启新生活的一部分。当我母亲看到那么多人在这里，看到我们有那么多的支持，她都惊呆了。我很高兴她终于听到了我怎么样，Kimberly 怎么样，还有我们有多少进步。Mary（提供住宿的女士）的到来对我来说也相当重要，因为她陪我走过了一整段疯狂的岁月。她自始至终都陪在我身旁。她的孩子们在现场对我来说也很重要，因为他们提醒我耐心、包容地对待孩子是多么的重要。所有构成我们支持系统的人们的到来，也是意义重大的，因为没有他们，我们根本走不到今天。还有，他们帮助我们在这里一起庆祝重聚也很有意义。这个重聚仪式见证了我们改变，预示着一个新的开始……

参考文献

Abrahamson, I. (Ed.). (1985). *Against silence：The voice and vision of Elie Wiesel* (Vol. 3). New York：The Holocaust Library.

Bruner, J. (1986). *Actual minds, possible worlds*. Cambridge, MA: Harvard University Press.

Durrant, M. (1993). *Residential treatment: A cooperative competency-based approach to therapy and program design*. New York: Norton.

Epston, D., & White M. (1992). *Experience, contradiction, narrative, and imagination*. Adelaide, South Australia: Dulwich Centre Publications.

Gilliland-Mallo, D., & Judd, P. (1986). The effectiveness of residential treatment for boys. *Adolescence*, 21(82),311 – 321.

Gutterman, N., & Blythe, B. (1986, December). Toward ecologically based intervention in residential treatment for children. *Social Service Review*, pp. 633 – 643.

Lewis, W. (1984). Ecological change: A necessary condition for residential treatment. *Child Care Quarterly*, 73(1),21 – 29.

Nichols, T. (1989). *The evaluation of specially supported aftercare programs for latency-age children: A comprehensive single subject design in conjunction with staff interviews*. Unpublished master's thesis, Smith College School of Social Work.

Taylor, D., & Alpert, S. (1973). *Continuity and support following residential treatment*. New York: Child Welfare League of America.

van Gennep, A. (1908). *The rites of passage*. London: Routledge & Kegan Paul.

White, M. (1991). Deconstruction and therapy. In D. Epston & M. White (Eds.), *Experience, contradiction, narrative, and imagination* (pp. 109 – 151). Adelaide, South Australia: Dulwich Centre Publications.

White, M., & Epston, D. (1990). *Narrative means to therapeutic ends*. New York: Norton.

第十五章 联结带来转变

作者：Janet Adams-Westcott 和 Deanna Isenbart　翻译：陈菲菲

在儿童期遭受"保守秘密"、"羞耻感"折磨的孩子，长大成人后就容易有孤独感。参与我们研究的人们报告说，他们感到很难信任别人，或是和别人发生联结。本章节描述的是如何用通过仪式的方法，帮助人们克服孤独感、摆脱受害者阴影的过程[①]。基于心理治疗中的一种叙事疗法，我们组建了一系列四阶段的团体治疗去帮助人们——（1）将自己与同自己有关的那些被定义为"受害"的故事割裂开；（2）认清自己的优势和能力；（3）发展出能与他人相互联结的人际交往模式；（4）试着去经历一些有助于反映出他们丰富的生活体验的故事[②]。小组成员向我们提供了参与观察者，帮助观察好现象，并挖掘关于个人和关系的更积极的叙事内容。

我们实践的理论依据

个人叙事

我们的研究受到社会建构主义流派观点中所提到的"自我"（Anderson & Goolishian，1990；Gergen，1991）的启发。因此，我们假设自我是一个人与人之间的现象，而不是一个人的内部现象。一个人的自我意识是在人际交往中，从个体的心理活动中发展出来的（Tomm，1989b）。这些谈话会被编辑成故事或是叙事内容，帮助我们去理解我们所经历的人和事。

关于自我的故事内容来源很多：我们的生活体验对我们关于自我和关系的故事影响最大（White & Epston，1990）。我们关于自己的叙述，也受到社会文化的影响，

---

① 此处是根据 1993 年 1 月在德克萨斯的圣安东尼奥的"德克萨斯家庭于婚姻治疗联盟"，以及 1994 年 4 月在不列颠哥伦比亚省的温哥华的"叙事理念与治疗方法"中的发言内容梳理出来的。

② 这些治疗小组得到了一项犯罪受害者基金的拨款支持，对参与者提供低收费或免费的治疗。

比如我们应该是怎样的两个个体，女人和男人的关系，朋友关系还是伴侣（Hare-Mustin，1991；Weingarten，1991；White & Epston，1990）。我们没有自己亲身经历过的叙事内容，也会影响我们如何地去演绎自己的故事。我们会被家庭中较年长的人所说的那些，关于我们是怎样的人的故事所影响（Parry，1991）。我们还会接受他人的邀请，而参与到有特定叙事内容的人际交往模式中去（Tomm，1989b）。

我们生活中所演绎的，关于自我的主要故事，会创造出一块"感性的镜片"，透过它，人们之后经历的生活事件都会被赋予意义（White & Epston，1990）。我们会去留意那些符合这个关于我们生活和人际关系的主要故事的信息。每当我们回顾自己的经验，就会把它们按照故事所提供的框架去作转译、理解，而现在我们与他人交流互动的方式也是与这种理解保持一致的。如图 15.1 所示，这些互动会被添加到人的经验中去，强化他的这个主要故事。

我们发展出的关于自我的故事，可能是具有积极意义的、有力量的故事，也可能是消极的、沉重的。当人们的心理活动可以反映出他们丰富的生活体验时，他们就能感受到自己的力量（Adams-Westcott，Dafforn，& Sterne，1993；Tomm，1989a）。这些故事会引导个体对生活中遇到的事件进行全面思考和解读，并能在面对生活中的挑战时，做出切实可行决策。

当人们的心理活动无法帮助他们提取全面的生活体验时，问题就产生了。这些故事就变得沉重起来，因为它们限制住了人变通地去思考和观察的能力。随着时间的推移，人们就会逐渐发展出一个关于自我的认识：到处都困难重重（White & Epston，1990）。这样，那些不符合这个问题故事的经历，他们就不会去在意它到底有没有意义，他们也不会拿这些来证明自己的无能。

改变的过程

人类学家们已经检验了在不同的文化下，是怎样通过仪式帮助人们渡过发展转折期的（Roberts，1988）。

当人们开始将自己和与自身情况不相符的地位或身份隔离开的时候，通过仪式就开始了。然后他们就要面临一个转折期，瓦解过去的经验，尝试实践新的认识和行为。等转折期完成，新的认识和行为就会被纳入到个体对自我描述中去。团体成员认识到了改变的发生，并可以告诉这个当事人他的新状态。

"通过仪式"还被 Michael White 和 David Epston 运用于定义叙事疗法中的改变

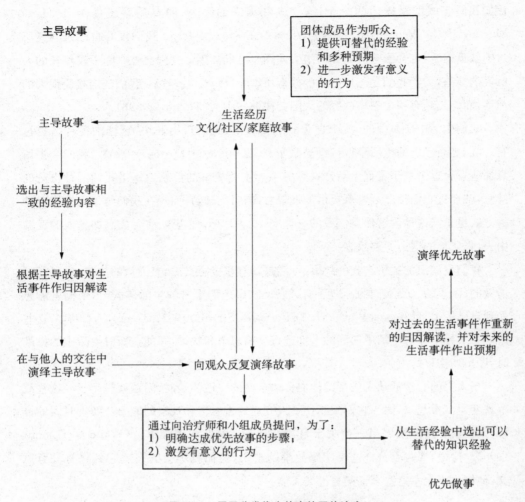

图 15.1　用于欣赏优先故事的团体治疗

（Adams-Westcott & Isenbart，1990；Epston & White 1990；White，1986；White & Epston，1990）。这项研究假设，当人们生活经验中的重要方面与他们原有的关于自己、关于人际关系的主导故事相矛盾时，他们就会愿意来参加治疗。症状和危机都被视作是进步，因为它们意味着个体已经开始与毫无现实意义的故事分离了。

人际间的交流沟通有助于这个分离的进程（Epston，1993；White & Epston，1990）。这些交流就把问题或有问题的信念、行为、故事等呈现了出来。当被提问时，个体就会去猜测这个观察者到底是怎么想的，自然他们就会回顾自己的已有经历。他们想起了那些与"问题重重的故事"相矛盾的经历,就开始去尝试演绎更多关于自己的优先故事。

当这个人的社交网络中有一个很重要的人发现了他的转变,这会对他重新整合这个优先故事有很大的促进作用。这个重要的人作为旁观者,共同见证并对他的这个关于自我的描述作出积极的肯定。Epston 和 White(1990)认为,这种重新的整合就象征着治疗的结束。他们记录下这些参与者的每一步成长,以避免他们再受原有问题故事的影响,再邀请他们从"来访者"的角色变为"咨询顾问"的角色。他们给"咨询顾问"们向其他有类似困扰的人们分享经验的机会。

性虐待的影响:关于无能感的故事

在我们的治疗中,有许多童年期遭受过虐待的人,他们关于自我的内在故事都表达出了一种无助感、无力感。这些故事就创造出了一块"虐待主题镜片",这使得个体只会选择性地关注那些能够强化其自身无力感的信息。当他们表现得很出色的时候、当其他人对他们表示出尊重的时候,他们都很少会留意到,或是不会去正面地归因(Durrant & Kowalski,1990;Kamsler,1990)。

由于个体内部的心理活动贬低了其自身的价值,进而制约了他们借助已有经验来对事件进行灵活多样的解读(Adams-Westcott et al.,1993;Gilligan,1991)。因此,这类人就会怀疑与主导叙事内容相矛盾的那些经验的可靠性。他的内心独白,致使他将这些"例外"看作是由精神错乱引起的,所以他们还是会继续遵照自己原有的行为习惯。他们的人际交往模式中,总是会将自己与他人的感受相割裂开,特别是别人与他们共处时的感受。

通常来说,只有从那些"有权威的人"那里才能获得可靠的知识,包括认识自己的经验。所以,许多人求助于媒体或是自助文学丛书,希望可以理解自己的经验。然而往往这些广受欢迎的演讲,只会让他们觉得自己空乏、机能失调,因而更强化了他们的无能感。

团体治疗中的叙事疗法

我们发展了一系列的治疗团体,运用通过仪式的方法,帮助那些在童年期经历过性虐待的人,让他们得以跳脱"受害"故事的阴影。① 我们采用了一个旅行的比喻,去描述这一系列的团体。我们鼓励团体成员之间建立联结,使这个团体能够支持到每一个,让每个团体成员都能参与到彼此个人成长之旅中去,互相给予支持。这个"团体"让成员们彼此共同见证(1)发展出新的自我认识,(2)体验更多关于自己的真实故事,(3)将优先叙事内容整合到他们的生活经验中去。

作为治疗师,我们感兴趣的是怎样去帮助人们发展他们的自我认识。为了达到这个目的,我们作为合作者,围绕成员们的生活经验提问或设计活动。我们可能随时会有新的咨询顾问加入,这些顾问们,也曾是先前治疗团体的成员。咨询顾问分享她的经历,为那些刚开始对抗虐待阴影的人们带来希望。②

久而久之,团体成员们成为自己和彼此的顾问。他们处在一个反馈者的位置上,聆听其他人诉说他们的困难与成功(Andersen,1991)。当他们拿自己的经验去和别人对比时,就会注意到自己在战胜虐待阴影中所取得的进步。当大家相互分享各自的经验时,就会产生多种不同的预期和可能性。

治疗团体成为了一个大家可以尝试运用新想法和新的互动方式的地方。团体成员可以给予彼此一些没有受到"虐待主题镜片"染色的预期。她们能拒绝参与"受害故事"中。她们能在交往中验证彼此的自我认识和价值。团体成员之间彼此聆听,亲眼见证优先故事的实行。她们还能帮助彼此发现并庆贺改变过程中的每一次进步。如图15.1中,团体成员邀请同伴共同参与丰富这个优先故事,这样一来,就有机会共同创造能够支持他们丰富叙事内容的生活经验了。

在过去的四年里,累计有300多人,包括女士和男士,参加到这些团体中。这些团体是由一家服务于某大城市的家庭服务机构发展起来的。私人机构和公共机构的专业人员都纷纷推荐人们去参与这个团体治疗服务。有些参与者将团体治疗作为他们参与治疗的首选。还有一些人则将团体治疗作为个别治疗的辅助。有一小部分施行转介的专业人员认为他们自己是叙事治疗师,或是结果导向的治疗师。

尽管团体治疗被设计成了一个系列,人们还是会被邀请去参加某些特定的团体活动,以巩固他们的改变历程。有些人倾向于去完成整个一系列的团体,还有一些人则

---

① 本章节所涉及的四个团体中,其中三个是针对那些遭受过童年性侵的个体的治疗团体。第四个团体是针对其中一方曾在童年受过性骚扰的伴侣的治疗团体。这个团体叫做"强化联结团体",旨在帮助那些伴侣能摆脱性虐待的阴影,发展出有疗愈作用的关系模式。
② 到目前为止,所有的咨询顾问都是女士。

只选择参加一到两个团体。

尽管有些团体中有男有女，但大多数的参与者都是女性。参与者们告诉我们：最初她们对这样的安排感到很不自在，但后来她们发现这个经验对她们改变对自己性别角色的刻板印象，尤其是她们因早期遭受伤害而产生的那些，关于男人与女人的特定理解都有革命性的意义。

我们会优先允许那些有自杀企图的、自残行为的人，或是那些妄想找出解决问题的方法来的人，来参加团体。我们对关于错误记忆综合征的争议非常熟悉，我们会认真地考虑应如何处理那种有成员不记得自己被性侵过的治疗团体。

踏出第一步：与无能感的故事分离

"踏出第一步"是一个为期六周的心理教育团体，旨在帮助参与者开始与虐待主导的故事和受害者的生活方式分离。设计成在教室的形式，是为了减轻参与者的不适感，因为在开始阶段需要她们揭开隐私、消除陌生感。治疗师为了避免在这个场合显得高高在上，就分享了我们自己的一些感受、发现，还有在我们的这个课程中的成功案例。我们允许讨论，尽管有些来参加这六周活动的始终都没有参与过讨论。那些没参与发言讨论的人，后来告诉我们，当她们被其他人的观点和经验所包围的时候，她们的内心也体验到了自己开始发生的一些改变。

在这六周的课程中，对于怎样帮助显现虐待的影响，我们拟定了一个步骤框架。大多参加"踏出第一步"这个团体的人，最初都有这样的想法：不论他们遇到什么困难，那都是由于他们自身的人格缺陷。而那些去听过讲座、看过畅销的心理自助书籍的人们会坚信，他们被性虐的经历彻底给毁了。

我们运用了许多干预手段，来外化性虐带来的影响。我们的工作中有很多人在用他们发展出来的故事，去分析他们童年的被性侵的经历。我们通过要求处在不同发展阶段的参与者试着以儿童的视角来看待性侵经历，就能呈现这种影响。例如，有人列举了一个典型的儿童视角，讲的是一个五岁的小女孩在寄养家庭里被她的养父性侵的经历。这个孩子突然开始怕去那家热门的快餐店了。他的治疗师发现，这个孩子是听到电视广告里说的"去这家快餐店就可以让你所有的梦都成真"。这个女孩认为如果这个寄养家庭也去这家餐厅吃饭的话，那么她的噩梦也会变成真的了。

参与者们被要求去思考——这个孩子对被性侵经验的理解，会怎样影响她的认知发展：

1. 她会发展出一个怎样的关于自我的故事呢？

2. "没有人保护她"的这个事实会让她给自己下怎样的定论呢？

3. 如果她的身体反应是快感的，那她将会怎样看待自己呢？

4. 如果一个孩子认为只有她一个人被性侵过的话，被性侵的经历会对她造成怎样的影响呢？

这段案例交流以一个孩子的视角去思考，引发了参与者们对自己的同情。这段交流帮助他们意识到，他们先前对自我的描述，也许只是虚构的故事，而并不能真正表明她们究竟是怎样的人。

大家还一同分享了能说明人是怎样被卷入受害者故事中去的例子。讲述的是一个少年的生活际遇，参与者们被要求去推测这个故事中的女孩会发展出怎样的主导故事。团体成员们需要去预测这个无能感的故事会怎样影响她的青少年时期和成年阶段。大家对这个问题故事提出了很多负面的看法。参与者们随后要思考的是，这个女孩在她的主导故事的影响下，会怎样去理解她的这些经历。

参与者还被要求去推测：这个人怎样才能开始尝试摆脱"虐待主导的故事"。我们请她们尝试对这个人做出与"无能力的故事"中所不同的描述。我们也要求参与者们思考，怎样才能让这个女孩愿意来了解她们对她的看法。参与者们还要去设想，这个女孩可不可以选择其他一些更具治愈作用的人际交往方式。

在讨论过程中，主导故事和可替代故事的组成要素，都分别以维恩图的形式列了出来。维恩图是小学老师用来说明集合与子集的概念的。符合主导故事的事件和符合可替代故事的项目，被分别标上不同的颜色。我们要求参与者们思考：怎样才能帮助这个当事人关注到可替代故事中的事件，并且让这些（正面的）事件能够在个人经验中凸显出来，这样就能使主导故事中的那些（负面的）事件隐没下去。有了可替代故事的参考，参与者们就开始对这个当事人过去的经验赋予更多新的意义了。

我们还鼓励参与者们去推测这个当事人在未来遇到压力性的事件时会如何去反应。由于考虑到"无能力故事"仍然还在这个当事人经验的某个角落，大家觉得有可能在压力和危机面前，她可能仍会有所后退。这个讨论是给了每个参与者一个放松的余地，每当周遭环境迫使她们不得不又沿用过去的方式来思考、表现的时候，可以让她们不要给自己太大压力。

这个讨论帮助大家尝试跳脱过去那种"任何问题总是由自己的人格缺陷引起的"想法。他们开始会将问题归结为是过去那些压抑的、无助的经验看法所导致的。这段对话对于引发观念上的改变有积极的推动作用。

我们会分享一些过去参与者的经历，他们就会明白，眼前这些看似"有点疯狂"的事，其实都挺正常的。例如，我们让他们比较龙卷风灾难的"幸存者"和童年遭性虐的"幸存者"，还要他们比较，观察者们会如何理解这两类人的行为反应。他们通常会推测说，这两类"幸存者"都会有睡眠困难、创伤画面的闪回和其他相似的反应。他们认为观察者们会更倾向于去同情龙卷风的幸存者的行为，而会把虐待幸存者的行为理解为是有病的。

那些经历过创伤经验闪回的人们很少知道，那些与性虐待有关的感官信息，和这些令人苦恼的知觉经验之间究竟有什么关联。我们要参与者们去辨认，哪些感官信息有可能会唤起这类闪回反应。以前的团体成员得出了一些实践经验，可以帮助参与者降低闪回的在日常生活中造成的负面影响。这种策略通常是要把那些可视的、可以代表控制感的经验的安全的象征物整合在一起。有一位团体成员在抚摸她那件以前团体朋友们送的珠宝时，闪回就会停止。因为这仿佛是在提醒她，她活在此刻，而不是过去，她周围有很多支持她的朋友。另一个人把她家里录像机的遥控器带在身边，提醒自己她可以"暂停"或是"终止"这些画面。还有一个参与者在绘画中把自己从一个脆弱的小孩，变成了一个强大的成人，而那个虐待过她的人则越来越小，直至最后消失。

我们也会分享一些其他的事例，来帮助参与者们意识到，在亲密关系和性生活方面有困难是很正常的。Sanders(1988)对性行为和暴利行为作了区分界定，"当一个攻击者为了抢劫而用球棒袭击了受害人，那么我们就不会把这称为'球棒'，而是称其为凶器了"(p. 26)。其中她探讨了一般意义上对性生活的描述界定——性生活是两个人之间的亲密互动，Sanders 认为伴侣双方都必然经过了选择、亲密、性兴奋、低防御性和信任。没有涵盖这些元素的互动都不能称之为性行为。从这个角度来看，如果一位女性被一位男性侵入时没有性的亲密，那么这只可能被视作是为了交易、任务、生殖，或是暴利。我们向参与者们提问，如果他们接受这种对性行为的定义，那么他们会怎样去重新理解他们过去的经验。

我们还分享了很多年轻人在面对性虐待的创伤时，会用分离、酗酒、读书、暴食等行为习惯，来获得安全感。参与者也可以列举他们自己曾运用过的行为习惯，并一同来分析这些行为是否真的有用。我们请他们来评价，当他们成年以后，这些行为习惯是否还在持续发挥作用。

我们还请团体成员们去探索，在那么多以结果为中心的技术中，他们还可以运用哪些。参与者们发现 Dolan(1991)创立的干预技术非常有用。我们问了他们许多问题,帮助他们认识到还有哪些策略,也包括他们自己现在的哪些做法是有帮助的。

1. 发生什么迹象,会让你意识到你开始摆脱性虐待的阴影了?
2. 你会做些什么特别的事吗?
3. 如果不想虐待的事,你会想到什么?
4. 有没有什么时候你感觉,某种程度上它(摆脱阴影)似乎真的发生了?
5. 真的发生(摆脱阴影)的时候,会有什么特别的地方吗?
6. 如果性虐待阴影对你生活造成的负面影响减小了,你觉得你周围那些很重要的人会怎么想?

我们请参与者们想象有一天他们老了,也更有智慧了(Dolan, 1991)。他们要去想象,那个更年长、更有智慧的自己,可能会给他们怎样的建议,助他们度过眼下这段艰难的时光。那个更年长、更有智慧的自己,需要去探索她所现有的个人资源、新的思维方式、新的交往方式等,帮助她摆脱性虐待的阴影。

思考以上这些问题,有助于把参与者的注意力从过去拉回现实。他们对这些问题的回答,也有助于他们为自己设立具体的治疗目标。确认他们的每一点改变,让这些参与者能带着希望,尝试去体会他们能为自己的生活作出怎样的改变。

逃离过去:内化个人动因

"逃离过去"是一个为期 16 周的心理治疗团体,帮助人们完成"通过仪式"的过渡阶段。上一阶段"踏出第一步"团体治疗结束两周后,新的团体就开始了。多数情况下,"逃离过去"这个团体中的参与者包括:已完成前阶段 6 周团体的人,以前有过参加这种团体的经验的人,参加长期个人治疗的人等。

心理治疗团体相对心理教育团体来说,结构化程度更低。团体交流的内容是由团体成员推荐而来的。治疗师组织讨论或其他活动,是为了让参与者们:(1)继续把"无能力自我的故事"外化出来;(2)获得对自我的认识,为生活经验做出与"无能力自我的故事"所不相同的归因;(3)开始创作一个能显示出个人动因的故事。

激发个人动因,是我们对那些童年受过性虐的人进行治疗时很重要的一项任务(Adams-Westcott et al. ,1993)。在"踏出第一步"的团体中,将个体与开始的问题分离后,参与者们就能够正确地认识自己,并愿意说出他们的经历。在"逃离过去"团体中,我们还会继续进行问题分离。参与者们需要去检视在"无能力自我的故事"中,他们的注意力的参与情况。我们请参与者们绘制出他们内在的对话模式和他们的人际交往模式。这个对于过去经验的检视，能促进他们的"选择"的经验：参与者们发现他们可以自由选择，不论是继续按照"无能力者"或"受害者"的思维模式或行为模式来进行人际交往，还是以更真实的自我去面对与他人的交往。

考虑到团体成员的偏好不同，我们会以提问的形式进行，问题的内容是关于团体成员的个人的某种特定的经历；还有一种测试的方式是设计一些能够解构"无能力自我故事"的活动。其中有一个活动就要求团体成员们去设想，如果一个人将她自己描述为是一个受害者，或是创伤的幸存者，还是那种不再贴有"被性虐待过"标签的人（有一个团体将后面的这一类人命名为"超越者"）。这些描述被一同列在小组讨论总结出的图表中，或是组内各人用抽象的绘画来表现。

这个活动，可以解构那些仍被受害者故事所左右着的信念和行为。如果给他们提供"创伤幸存者"或是"超越者"这两类人的描述参考，他们就会去考虑不同的信念或行为方式，他们就会去想如果他们也这样想、也这样去面对人际交往会是怎样的。然后他们就会开始意识到，这些"例外"正是被他们过去一直忽视的那些自身所拥有的能力。

我们还进行了一个练习，帮助他们外化其内部"无能力的"自我对话。在开始的时候，由一位成员描述他/她觉得特别困难的一个情境或一段关系。第二位成员同意扮演"无能力的"自我对话，而第三个成员则作为可替代的且更有疗愈意义的自我对话。其他团体成员作为反映者，观察这些参与此项练习的成员。如果这个困难是发生在一段特定关系中的，那就还需要一位团体成员来扮演有问题的那一方。那个描述这段困难情境的成员，会随时暂停这个角色表演，来和成员们一起讨论其中的"无能力的"或"疗愈性的"的对话。在切换问题前做总结时，团队成员们可以提问或反馈他们所观察到的。

不论是参与者还是练习小组中的成员们都说，通过这个练习，他们发现自己能够在日常生活中去运用疗愈对话中的内容了，都觉得是一种解脱。因为不同的团体成员有不同的需要，所以这个练习的形式也一直在调整和变换。例如，某人可能扮演的是那个提供案例对话人的"教练"，或者是，当某个问题情境中，那个"无能力的"对话的人威力过于强大时，部分成员可能会集合起来扮成"疗愈支援队"。

治疗师和咨询顾问所设置的问题，激发人们更多地去认识自己拥有的能力。治疗师一直在关注团体成员是否都朝着优先故事的方向去发展：

1. 你是怎样走出这一步的？

2. 当你能踏出这一步时，你觉得作为你个人来说它意味着什么？

3. 你的哪些人格特质有助于你做好准备，去踏出这一步的？

4. 踏出了这一步以后，你觉得你的未来是否有了更多的发展可能性？

我们会用今昔对比的方式来提问参与者，把进步凸显出来。例如，团体成员可能会被问到，相比他们在参加这里的团体之前，面对和眼前类似的挑战时，当时和现在的反应有什么不同。这些问题激发他们去关注、理解他们取得了怎样的进步。

人们通过分享自己所取得的持续进步，团体成员们开始质疑"无能力故事"的发展过程。当团队成员们叙述他们所看到的改变时，进步就被凸显了出来，这也让他们对未来燃起希望。

在16周的团体结束前，参与者们就已经开始认识到自己的能力，并能尝试去实践更多关于自己的，或是关于关系的优先故事了。我们通常会看到，他们从对自己"严厉的自我观察"状态转变为对自身充满好奇的状态。团体成员开始注意到彼此点滴的进步，并为每一次向优先故事迈进的脚步而感到高兴。

创造新的未来：纳入优先故事

我们设置了一个不限时间的持续性治疗团体，帮助参与者们将优先故事纳入到他们对自我的描述中。将优先故事传播到社区中去，这是通过仪式中的整合阶段的重要部分。每一位参加这个持续性团体的成员都是合作者。通常，讨论的内容集中在怎样在团体以外的人际关系情境中去实践这个优先故事。讨论也会关注如何进一步推动个体自己去修复他/她的关系。

1. 如果你能把你的经验感受同你的伴侣分享，你觉得这对于你个人来说意味着什么？

2. 和你的伴侣分享自己的感受，会怎样影响你对你自己的看法？

3. 这会如何改变你对待自己的态度？

在治疗过程中，团体的成员们时常停下治疗进程，大家一起商量举办仪式，来庆祝改变。当参与者们向团体中的新成员做自我介绍时，他们会举行一个临时的仪式，每个人会分享他们觉得什么对自己是最重要的，或是参加团体以来他们取得的最明显的进步。参与者们很喜欢通过这种方式来提醒自己取得的进步，并提出每次团体开始前就回顾一下从上次会面到现在，他们都取得了哪些小的进步。有些成员报告说，这个仪式提醒他们在这一周间隔期内,"让一些事情成真"。

有一个团体的成员花了几周的时间,举办了一场仪式,为了庆祝他们在团体以外,对待身边重要他人时的改变。他们一开始列举了那些他们不再抱有的信念,以及他们不想再参与其中的交往模式。在一次团体治疗中,他们举行了一个仪式,将这些信念和行为分别写在了卡片上,然后再烧毁它们。在问题故事"消逝"以后,他们还举行了一个"唤醒"的仪式。他们在新生宣告书上写下越来越多有疗愈意义的信念和人际交往模式,并拿去与他们的家人、朋友分享交流。

我们鼓励团体成员每日为自己准备一个小仪式,来维护他们的改变自我的新故事。有一个成员录了一卷磁带,上面都是团队成员们提出的关于疗愈性对话的建议,她每天上班去的时候就会听。还有一个成员每天都通过发送电子邮件给自己鼓励。

团体的成员们还创造出了许多不同的"结业仪式",来为已准备好离开团体的成员庆祝。有一位成员将这个团队称作是自己的"本垒",她说她有些担心自己离开团体以后是不是还能坚持这种改变。在她的最后一次参加团体治疗时,团体成员们把他们所看到的,在她身上发生的变化,写在了一个真的棒球本垒上,这对她来说就是她所获进步的象征。

临床案例

在这里,我们引用了某个"逃离过去"的团体治疗,用以说明团体成员是怎样为新涌现的叙事内容见证的。前几次的团体治疗主要帮助成员们克服闪回、暴怒、抑郁和自责。有些成员决定不再独守秘密,而开始分享他们与自己生活中重要人物之间相处的经历。其中一位成员直截了当地抨击了那个性侵她的人,并坚持说那个人必须为她的治疗费用负责。还有几位成员开始质疑羞耻感。其他人也开始在工作中或是在与大家庭中的亲属相处时维护自己的利益。

在第九次治疗团体中,成员们开始讨论信任、易受攻击性和情感封闭。他们决定在第十一次治疗的时候邀请他们的伴侣一同来参加,并列出了一系列问题框架,作为他们与伴侣谈话的内容。他们很想能建立与伴侣之间的相互支持的互动关系。他们希望伴侣去思考的问题包括:

1. 对于你的伴侣个人来说,你觉得是什么力量,让她能够将自己的生活从虐待的阴影中拉回来?

2. 你的伴侣凭借着勇气去战胜了性虐待的影响,你觉得你从中有何收获吗?

3. 你觉得帮助你的伴侣克服性虐待的影响,对于你个人有着怎样的意义? 你觉得你所做的哪些事,对于支持她摆脱性虐待的阴影有重要的意义? 你为帮助她摆脱性虐待的阴影而这么做的时候,她会对你说什么?

4. 如果你们俩都坚持为摆脱性虐待阴影而努力,你觉得你们的关系会有怎样的发展? 你们两人之间的互动模式会有什么变化吗? 你们会用什么样的方式去支持对方? 这对你们未来的关系带来怎样的改变?

这之后的一次团体治疗,主要是围绕团体成员在开始团体治疗之后所发生的改变。有位成员说,他正在为自己的人生谱写"新的篇章"。我们邀请成员们对比他们现在的"这一章"的标题和他们开始团体治疗前的"那一章"的标题。在这段谈话中,参与者们不断停下来,修正他们对自己的描述。通过思考如何为"下一章"命名,他们也开始展望未来,并设想怎样才能创造一个更好的未来。对每一位参与者来说,目前的"这一章"要做的是:提高他们与伴侣间的性生活水平。以下的这部分摘录内容,就是从这段对话的开头开始截取的。

Stacee:如果有人问我亲密是什么,我不确定我到底能不能回答他们。

Laura:我觉得我在亲密方面的体验似乎太复杂了,我不知道半个小时我能不能说清楚(当时,这次治疗时间还剩半小时)。

Stacee:我很难在想到"亲密"时不自动联想到性。

Laura:我就是这么想的。

Angie:我也是这么想的。

治疗师:也许这个对话会是个很有趣的开始。

Angie:就说挣扎吧——我总是难以让自己享受它。

Susan:享受"它",它指什么?

Angie:性! 做爱。我无法释放自己。我依旧囚禁在那个让我害怕的狭小空间里。我好想找到方法去突破。

Laura:这也是我的问题。

Sally:是啊,我觉得(这个问题)我也有。我觉得很重要的是,要让自己的意识与身体充分的联通,才能放松下来去享受性。我总是不得不时刻提醒自己:要放松、不要去想性虐待的事会不会影响我。我总是忙于思考,而无法放松下来,这就破坏了这整件事的意义了。

Angie：我还是很害怕，怕得不敢呼吸（当我想让自己试着性感一点的时候）。

Sally：比如上星期你（Angie）说到的，必须要闭着眼睛。不管是闭上眼睛，还是关掉灯，或是你的身体被以怎样的方式进入……这些必须要可控，不然我们就会想到当时被性虐待的经历。

治疗师：我们试试，我问你们两个人（Angie 和 Sally）更多关于亲密的问题，然后你们三个人（Susan，Stacee 和 Laura）来试着从一个未受过性虐待的人的视角去听，好吗？这样我们就有旁听小组来反馈他们听到的谈话内容了。你们觉得怎么样？

整个团体：好啊，可以……

治疗师：再多向我描述一些，这种挣扎是怎样影响你们的生活的。

Angie：尽管我有欲望，对我来说要表现出来太难了。甚至连说出来都很难。我想试着让自己开口说点什么。

治疗师：这就是你之前说的那些小目标之一吗？

Angie：是的。就是这样，这是一个目标。还有，（做爱的时候）睁开眼睛是另一个目标。

治疗师：你觉得有没有什么想法或者信念，可能会阻碍你实现这个目标呢？

Angie：我觉得对我来说还是有种肮脏的感觉。那种"这是坏事情"的感觉。那些事都是。这种感觉控制着我。

治疗师：你是指有性欲是坏事情吗？

Angie：是的，那种快感。就像当乱伦的时候，如果你发现自己很享受，那你就会想，"这事儿怎么会发生呢？除非我是坏人否则我怎么会如此享受呢？"

治疗师：我明白了。

Angie：我觉得我就是这么理解的，我也一直这么相信的。我不知道自己是否完全信任我丈夫，或许是我不信任我自己吧。

治疗师：我可以退回去一点吗？你刚才说，每当你想到你小的时候（对性虐待）有反应，就觉得很痛苦，因为你认为那说明你很坏是吗？

Angie：我做爱的时候感觉很糟。我就像你说的，我说 Sally，太紧张了，就想要能克服所有的这些感受。这就破坏了整个性爱的目的了。它提醒着你的头脑时刻关注着你此刻在做什么。

Sally：它让你不得不集中所有的注意力去关注现在在发生什么。

Angie：是啊。

Sally：我没想到这和快感有什么关系，我就是觉得性行为只是男人对女人做的某件事。

治疗师：你说的性是指性交吗？

Sally：是的。老早就听说过的，"这本来就不是什么欢愉的事。只不过是你尽的义务而已"。所以，我从来没主动过。只有男人会觉得很享受。我老是这么认为，这就是我的问题。我知道这样想不对，但是每当这个想法冒出来的时候，我甩也甩不掉。

治疗师：这个想法为什么会对你有这么大的威力呢？不但剥夺了你的判断力，还剥夺了你愉悦的感受？

Sally：我被性虐待的时候是在很冷的地方，类似浴室的地上。没有爱可言，连半点兴奋感都没有。（她说了一个故事，其中有部分经历使她坚信她现在身体上的问题是因为那个性虐待所导致的。）冰冷冰冷的，那根本就不能算爱。

治疗师：听上去你是被暴力（性）侵犯了。

Sally：的确是暴力。肢体上的暴力。把你推倒在地，"我让你做什么就做什么"那样的。非常残忍。我记得地板特别的冷，也非常残忍。而且发生了好多次。我就这么想，"这是你为男人们做的，这就是女人该做的"。

Angie：就好像你就在这儿等着他们来占有。

Sally：是的。你躺在地上是为了让他们获得享受而不是为了你自己。

治疗师：我明白。而且这些想法仍然……

Sally：很强烈。

治疗师：你以后想要有一天能放弃这些想法吗？还是说你需要坚持着这个信念？

Sally：我想要能放下它们。是的！我要。我要主动寻求改变。（Sally表示她希望能够弄明白，是不是因为性虐待导致她的身体受了伤害所以性交的时候才会痛。这使得她比较容易地能去探索性虐待导致的情感方面的影响。她还说她希望自己能够和亲近的女性朋友讨论性方面的经历。Sally把她受到的虐待称作"性"。）

治疗师：似乎对你来说"性"就意味着暴力。对你来说它们是联系在一起的。

有这么一位精神科治疗师,他反对把性虐待称为"性虐待"。他认为这应该叫做"生殖器侵犯"。他的意思是说,如果你拿一个平底锅去打人,你不能把这称之为做饭。如果你用棒球棍打人,你也不能把那称之为打棒球。他认为你经历的那根本就不是性。那就是暴力。我很好奇,如果你认为发生在你身上的不是性而是暴力,那你会想到些什么?

　　Angie:愤怒!

　　Sally:我总是把"性"这个词视作是身体与身体之间的结合,没有爱。如果我能够试着把性视为是亲密、爱以及除了暴力之外刚才我们说的所有那些内容,那我也许就能更平静地来看待它了(更有欲望了)。

　　治疗师:那你觉得什么情况下你会认为你所经历的性虐待是侵犯呢?

　　Sally:愤怒、怨恨,就像她(Angie)刚才说的。难以置信,你那么亲近的一个人会像那样去侵犯你。

　　Angie:也许这个想法(认为性虐待是侵犯)能够让你把矛头(愤怒和怨恨的感受)直接指向那么做(性虐待)的那个人,而不是与你在一起的人。

　　治疗师:那要如何做到呢?

　　Angie:我只知道有时候我真的容易把我爸爸带进卧室里来。我不得不提醒我自己:(我丈夫)很爱我,而且永远不会伤害我。这样的话,能更容易把他们分隔开。

　　治疗师:你有没有曾经这样成功做到过?

　　Angie:也许最近有多一点。

　　治疗师:当你成功分隔这两个人的时候,是什么感觉?

　　Sally:太棒了。你可以享受它了……

　　Angie:……(当我)不允许那一部分发挥那么重要的作用,试着去体会这种两个人在一起的快乐,也许(性快感)就会来了。

　　治疗师:你那样试过的吗?

　　Angie:是的。

　　治疗师:有用吗?

　　Angie:是的,有用。

　　治疗师:它有没有帮助你获得那种你想要的亲密感?

　　Angie:有。

治疗师：我已经说过了，发生在你们身上的是暴力，不是性，现在我继续问，所谓的"性"，是指性交吗？如果你开始把性看作不单是性交还有更多其他的意义，会有什么不一样的感受吗？

Angie：很难做到。就是亲密——我就是想要能做到这样。

治疗师：是什么让你那么想获得亲密感呢？

Angie：放松。那种可以享受一切的感觉。沉浸其中，而不是只有性行为。

Sally：头几年（一段关系）你们会有很多亲密的举动——很多的拥抱。我觉得对我来说，一旦你开始意识到那最终会发展成性交，你就会越来越少、越来越少地去那么做，直到某天演变成像我这样，每当他伸出手来要抱或者是要亲吻我的时候，我就退后。

治疗师：我知道我们还没谈完，但是我们为什么不请那些刚才听我们说话的人来谈谈她们对我们谈话的看法呢？以一个没有被性虐待侵犯过的人的视角。

Susan：对我来说，要去理解这个人挺容易的，因为这些内容听上去就像一般女人之间的对话。

Stacee：我也是这么觉得的。这段谈话不像是只有被虐待过的人才会聊到的。她们从小就知道那是自己的角色——做个"接受者"，我想大概是这样的。

Laura：这听起来像是女人们之间的交流。

治疗师：她们觉得你们的对话听起来就像是一对女性朋友的谈天，你们听到这个会觉得惊讶吗？

（Stacee分享说，她认识一个朋友，就是因为觉得女人的职责就是要无条件地让自己的丈夫获得性满足，就很困扰。Stacee举这个例子是觉得这个想法"很荒谬"。）

治疗师：为什么你觉得那样"很荒谬"？

Stacee：因为我觉得她就像是个任人践踏的……

治疗师：你们两个（Laura和Stacee）听这段对话时有什么感受？如果从你们自身经历的角度去看，把性虐待，理解为是暴力？

Laura：真的大受启发。我似乎对那个被暴力侵犯的孩子更加同情了。如果把这理解为暴力，我更容易体验到这个孩子而感到难过。

（Stacee也说到了同情，还表达了她对这周新闻里播报的那个被强奸了五次的人的愤怒。她对比说其他遭遇乱伦的人她都能理解，但这种她做不到。她认为，乱伦不应该被视为"肮脏的秘密"，而需要被视为暴力行为。）

　　Laura：我认为（这段对话）能帮助我将过去发生的事情同亲密区分开。当年发生在我身上的是暴力犯罪。我一刻不停地想着这个事，我早该这么想，以后也该这么想。

　　这段 Angie，Sally 和治疗师之间的对话引入了暴力与性的差别，以及性交与性的差别。那些支持受害者经历的信念，例如"有性欲是坏的"和"性是女人对男人的职责"，都被外化呈现了出来。

　　团队的其他成员作为反映者，通过假装自己是不再受性虐待影响的人，来倾听。团体的成员们想象着他们会有个更好的未来，可以对事情有不同的看法。Angie 和 Sally 不再纠结于她们自身的人格缺失，而是以更大的社会背景视角去看待。通过这个更大的视角，团体的成员们萌生了对自己的同情感。

结论

　　这项团体的实践被证明能有效地帮助人们克服性虐待的影响。[1] 从结果的数据上来看，这项研究对参与这些团体的女士和男士都有积极的作用。[2]

　　1993 年 1 月，有 12 位参与者（11 位女士和 1 位男士）同意作为我们的顾问，谈谈他们在团体中的感受。[3] 他们告诉我们，他们觉得从很多角度来说，团体治疗的经历都比个体治疗更有用。他们觉得团体非常真实。认识、尊重那些童年时受过性侵的人，让他们能打开自己的秘密，克服羞怯，萌生对自己的同情。有几个成员说到了听其他成员介绍自己的经历所给他们带来的影响。但他们去倾听别人的时候，也能引发他们的思考和感受，而且有很多都是生平第一次想到的。通过把自己的经验感受和别人进行比较，他们能发现自己的进步，也树立起了对未来的信心。在团体中有机会让他

---

① 这项治疗服务的提供人均花费 34 美元。

② 在对这个以社会建构理论为背景的研究作客观评价时，不可避免存在着一些内在的矛盾。我们对参与者们在研究前后的自尊、自我效能感和创伤后压力等进行了测量和比较，结果很有意义。在过去的四年中，这些心理治疗团体中的参与者们展示了他们在自我掌控感方面的进步。这与我们努力帮助参与者认识到他们的能力，发展自我认识，自己修复人际关系，在人际互动中更多实践优先的模式是分不开的。

③ 这次咨询的录音带被收录在 1993 年 1 月在德克萨斯的圣安东尼奥的"德克萨斯家庭于婚姻治疗联盟"中。

们去练习怎样和别人建立连接。有一个咨询顾问这样解释她的经历：

"不再说'我是一个受害者'，而是从这里开始（向前伸直手臂），说，'我曾受过伤害'。在团体中的交流让我作了这个区分：我不再觉得自己是受害者了。过去，我受过伤害。我决定不再像一个受害者那样去表现、去思考了。团体给了我很长一段时间去练习运用新的思维方式，让我可以把那种受害者的思想和行为表现卸下来。"

我们之中参与过他们这些团体的人，也有机会参与了他们的改变之旅——从一个蒙着"被虐待"的阴影的自我，转变为一个有许多能力的自我。

参考文献

Adams-Westcott, J. , Dafforn, T. , & Sterne, P. (1993). Escaping victim life stories and co-constructing personal agency. In S. Gilligan & R. Price (Eds.), *Therapeutic conversations* (pp. 255 – 270). New York: Norton.

Adams-Westcott, J. , & Isenbart, D. (1990). Using rituals to empower family members who have experienced child sexual abuse. In M. Durrant & C.

White (Eds.), *Ideas for therapy with sexual abruse* (pp. 37 – 64). Adelaide, Australia: Dulwich Centre Publications.

Andersen, T. (Ed.). (1991). *The reflecting team: Dialogues and dialogues about the dialogues*. New York: Norton.

Anderson, H. , & Goolishian, H. (1990, November). *Changing thoughts on self, agency, questions, narrative and therapy* Paper presented at the Reflecting Process, Reflecting Teams Conference, Salzburg, Austria.

Dolan, Y. (1991). *Resolving sexual abuse: Solution-focused therapy and Ericksonian hypnosis for adult survivors*. New York: Norton.

Durrant, M. , & Kowalski, K. (1990). Overcoming the effects of sexual abuse: Developing a self-perception of competence. In M. Durrant & C. White (Eds.), *Ideas for therapy with sexual abuse* (pp. 65 – 110). Adelaide, Australia: Dulwich Centre Publications.

Epston, D. (1993). Internalizing discourses versus externalizing discourses. In S. Gilligan & R. Price (Eds.), *Therapeutic conversations* (pp. 161 – 177). New York: Norton.

Epscon, D. , & White, M. (1990). Consulting your consultants: The documentation of alternative knowledges. *Dulwich Centre Newsletter*, pp. 25 – 35.

Gergen, K. (1991). *The saturated self: Dilemmas of identity in contemporary life*. New York: Basic Books.

Gilligan, S. (1991, March). *Healing trauma survivors: An Ericksonian approach*. Paper presented at the Family Therapy Networker Conference, Washington, DC.

Hare-Mustin, R. (1991). Sex, lies and headaches: The problem is power. In T. Goodrich

(Ed.), *Women and power: Perspectives for family therapy* (pp. 63 - 85). New York: Norton.

Kamsler, A. (1990). Her-story in the making: Therapy with women who were sexually abused in childhood. In M. Durrant & C. White (Eds.), *Ideas for therapy with sexual abuse* (pp. 9 - 36). Adelaide, Australia: Dulwich Centre Publications.

Parry, A. (1991). A universe of stories. *Family Process*, *30*, 37 - 54.

Roberts, J. (1988). Setting the frame: Definition, function, and typology of rituals. In E. Imber-Black, J. Roberts, & R. Whiting (Eds.), *Rituals in families and family therapy* (pp. 3 - 46). New York: Norton.

Sanders, G. (1988). An invitation to escape sexual tyranny. *Journal of Strategic and Systemic Therapies*, *7*, 23 - 34.

Tomm, K. (1989a). Externalizing the problem and internalizing personal agency. *Journal of Strategic and Systemic Therapies*, *8*, 54 - 59.

Tomm, K. (1989b, October). *Pips, tips, & slips: A heuristic alternative to the DSM-III.* Paper presented at the meeting of the American Association of Marriage and Family Therapy, San Francisco.

Weingarten, K. (1991). The discourse ofintimacy: Adding a social constructionist and feminist view. *Family Process*, *30*, 285 - 305.

White, M. (1986). Ritual of inclusion: An approach to extreme uncontrollable behavior of children and young adolescents. *Dulwich Centre Reuiew*, pp. 20 - 27.

White, M., & Epston, D. (1990). *Narrative means to therapeutic ends.* New York: Norton.

收尾的回顾

关于沟通、联结、对话

作者：Steven Friedman

打开多层的视野需要同时具备务实性和共情力。

——Mary Catherine Batesen

在本书中，读者们见识了在家庭治疗这个变化领域中，涌现出的一系列新兴的理念和方法。排除理论的必然性和客观现实，书中提到的方法反映出的是对差异的尊重，对含糊不明的容纳，以及对不同观点的开放。技术，构架，以及实证主义者的绝对化被一个共同发现的背景所替换。在一个生发意义的过程中，治疗师和他/她的小组都是共同成员，或搭档，大家彼此尊重，协作并带着希望。治疗变成了一个更公开化的过程，在其中，成员都得以参与构建、见证和传递新的叙事。治疗对谈起到的作用是成为一个扩展案主心声的媒介。治疗的过程就像是一个刺绣，或编织，治疗师和来访者在他们的对谈中一起编织出图案，并给予它意义和一致性（Chenail，1993）。

这个治疗织锦中的主要线络被总结如下。

1. 我们与自己和他人的对话会塑造我们的观念并决定我们的行为。我们人类是"剧情性"的动物。如我们所见，人为自己所编织的故事就如同镜片一样，会影响我们加工新的信息。反思的过程可以同时帮助治疗时和来访者去扩充各自的镜片，这样新的视角变得可能，继而发现更多的选择。治疗师作为治疗系统的一部分被包括在其中。因为意义本身具有不确定性，是可以被探讨的，所以谈话的过程具有"让治疗师和来访者心中的世界都变得新奇"的潜能。(Bruner，1986，p.24)

2. 作为咨询师我们不免会受到主流文化论述（Hare-Mustin，1994；Law & Madigan，1994）关于性别、等级和种族的影响。因此我们需要保持警觉，不要让压迫性的思想渗透到治疗工作中。通过使治疗的操作公开化,咨询师的价值观和偏见不再处于隐藏,能够更开放地被我们帮助的人审视。这样的方式让咨询师对自身的言行更有承担。通过让我们的理念和行为"透明化",来访者可以了解到咨询师的思维。咨询师不再躲藏于公式化的干预手段背后,而需面临真实地呈现出自己思维的挑战。回顾反思的过程为来访者提供了一个向团体成员提问的机会,并要求咨询师/团体成员联想自己的生活经验。这样,治疗过程使得治疗师和来访者都需要面临生活的困境和障碍,因而变得更人性化和更常规化。

3. 在谈话中,治疗师给予来访者空间去讲述他们的故事,并回观自己内在和外在的对话。

　　对谈从来不是立刻开始的,也不会以急促的方式展开。没有人会急着问问题,不管问题多么重要,也没有人会急着得到答案。一个给予时间思考的停顿是真正适宜开始和引导谈话的方式。沉默对于 Lakota 是有意义的,他给予说话者的沉默空间以及他自己在说话之前沉默的时刻,是在实践真正的礼貌,和遵循"思维先于言说"的准则。(Luther Standing Bear,奥格拉拉苏族的首长,引用于《美国土著居民的智慧》,1993)

4. 回顾反思的过程让治疗师(和他/她的团体)能自发联想出一些可以或不可以与来访者产生共鸣的理念。这样的方式让来访者自由去运用或"听见"对他们有价值的有关联的内容,并摒弃没有用的。用这种方式工作的治疗师必须培养自己的创造力、想象力、自发性,能饶有趣味地通过比喻和意义吸引来访者。

5. 专业人士正从关闭的门中走出来,来到来访者的身边。这个转变使得带有贬损意味和距离感的专业病理术语,被日常生活用语[①]所替代。同时,治疗师不再只和自己的同事闲聊,治疗中的理念、想法和猜测在一个开放性的场域中得

---

① 约翰尼纳·博德(1994)提出有几种方法可以"防止"我们进入"专业性对谈",这里只列出其中一部分:"在任何说话的时候,想象你的来访者就在身边……问你自己'如果来访者听到我的想法,他/她会怎么想'……在咨询中做笔记时……让来访者也可以看到你记的内容……如果要给专业人士写信,要么和来访者一起写这些信,要么把信的副本寄给来访者一份。"也可以参考皮尔金顿和弗雷泽(1992)关于对来访负责的意见。

以分享,团体成员要求以一种正向的方式分享他们的评论。这样来访者就会感受到被倾听、尊重、理解,而不是感受被评判和审核。

6. 后现代的治疗师和来访者一起设立治疗目标,协商治疗方向。来访者被置于驾驶席上,作为他们自己困难和麻烦的专家。治疗是由来访者的要求而开始的,这个要求必须被尊重和认真对待。治疗师对新的理念和规范之外发展方向打开空间,而不再依赖于那些看不见、虚幻的诠释框架关于什么代表"健康"什么代表"障碍"的固有定义。当来访者的目标被优先考虑时,治疗变得更有时效性(Friedman & Fanger, 1991);如果以治疗师的目标为导向,治疗通常会比必要更长。讽刺的是,让治疗的过程慢下来(具体来说,倾听来访者的故事,不过早地给出诠释或转移治疗过程的方向),反而能缩短整个治疗的长度。目标不是用一个信念去替换另一个信念,而是尊重来访者的信念系统,将新的理念引介到对谈中,让来访者的视野和框架得到扩张。给予的空间可以使来访者去自己想出他们的策略。

7. 当生活被固守的理念所限制,而这些理念又是匮乏和具有障碍的,人们就会形成对自己消极和悲观的看法。治疗师不是要成为一个发现病理的侦探,将来访者根据固有的标准进行诊断,而是需要寻找和放大来访者的能力、强项和资源。后现代的治疗师对于改变保持乐观感,以及接纳而肯定的立场(Hoffman,1993)治疗师的好奇感关注在人们是如何克服生活中的困境的,而不是他们怎样在困难面前屈服的。

8. 治疗师和来访者邀请其他人加入治疗的过程,并让他们提供意见,见证改变。来访者通过与团体中其他人的亲近从而接触到更多本土知识。我们如何来构架连接,人际的支持,好让本土知识(而不是专业知识)更受关注? 我们如何打开本土社团知识的大门?

在纽约布鲁克林的一个地区,犹太人和黑人之间的矛盾愈发愈烈,导致了几起暴力事件的发生。双方各自派出了几位成员开始谈判,以"实现对彼此的尊重"。会谈提议让各自团体的年轻人一起创作一个壁画,以祭奠该地区死去的两个孩子。另外,两个团体中的女人也聚在一起制作一匹纪念拼布。这些活动让人们邀请对方来到他们的住宅区,并创造出一个新的和谐和联结的社会团体。(Teltsch,1991)

在传统的夏威夷文化中,大家庭的成员会聚在一起进行一个叫做"Ho'oponoponi"的仪式,来解决麻烦,让事情恢复正常。这个仪式的重点在于还原和宽恕。加害者的罪过("卡拉")被视为一条线,把他们和受害者连在一起。卡拉仪式围绕着将人们从自己的罪行中松动和释放出来。"当你把你的兄弟从他的罪行中释放出来的时候,你也将自己释放出来。你在宽恕的同时,也被宽恕。"(Pukui, Haertig, & Lee, 1972)

9. 我们需要对职业工作中所使用的方法和过程保持敏感。我们如何才能避免在来访者的生活中成为一个"殖民式的存在"?(Hoffman, 1991; Kearney, Byrne, & McCarthy, 1989)如博科(1965)所强调过的,我们给出的诠释和客观化的事实可以对来访者的自由形成强力的限制。理念可以被禁锢。

在 19 世纪末 20 世纪初的时候,一位名叫理查德·亨瑞·普拉特的美国中尉发起了"文明化美国印第安人"的行动。他招募美国土著孩童到教养院中生活,并把他们的头发剪成像"其他"美国人的样子,他们传统的服装被拿走,他们的习俗被视为需要被再社会化的原始残余。普拉特的目标是要让美国土著民变成"智能的、勤奋的公民"。主流的社会观点将美国土著民视为原始的荒蛮人,需要以"白人的形象"被文明化。在普拉特中尉的任职期间,他被视为革新的、善益的公众官员。在他的墓碑上刻着"一位印第安人的朋友和顾问"。但是普拉特中尉究竟是印第安人善益有爱的朋友,还是一名以摧毁美国土著文化为目标的无情压迫者?取决于人的历史观点,那个纪元的事件可以从很多不同的角度去看(Lesiak, 1992)

我们作为治疗师多少时候是在扮演压迫者的角色,却认为自己是在帮助和解救?所谓解救,是真的如同精神病学术定义的那样,是一种善益的举动并为来访者开启改变的选择,还是在通过贴标签的方式压迫别人?受职业驱动为来访者制定治疗方案是一个疗愈的行为还是让对方屈从的过程?在来访者的记录保存中,那些负面和贬损的评注是在履行"为来访者的最大利益"的职业准则,还是一种治疗师疏离来访者的人性和挣扎的手段?儿童的入院治疗是出于医学的必要性,还是否定了家人才是最了解孩子的资源?为某种特定行为贴上精神病态的标签(比如,注意力缺陷/多动症或者创伤后遗症)可以将信息简明分类从而改善治疗规划的手段,还是一个将诊断具体化的方式,增加其可见性,从而也增加了其普遍性?

后现代的途径为治疗师提供了一个可以审视自己行为造成的影响的透镜。通过和来访者共同协商,决定治疗的走向和目标,治疗师可以开始改变社会结构。回观过程是一个媒介,让治疗师在提供一个更平等和平衡的场的同时放下自己的权力。回观过程也可以打破职业化的屏障,对治疗产生助益。通过支持消费者参与机构政策的开发,支持以人为本的政策而不是以科技为导向的,我们可以为社会机构带来正面的影响。

　　总的来说,在这后现代的织锦中,有几条主要的线络:(1)承诺让个体对自身的了解凌驾于专业知识之上;去倾听和尊敬人们的故事,在过程中不施加我们规范性观点;(2)对社会政治背景和文化背景影响力的敏感,以及对主流论述以各种方式压制人们的敏感;(3)对团体作为一个本土资源的信念,提供更亲善的知识,为不同的叙述打开大门;(4)治疗时的透明——愿意将我们的想法和理念置于个人化的框架中,更自发的提出我们的观点而不是躲藏在那些演练过的公式背后;(5)通过给来访者提供一个既可以对治疗过程提问又能决定治疗目标和走向的空间,对治疗中固有的权力动力的再平衡,再协调。

　　我们是否如同一些作者所指出的那样面临危险(Amundson, Stewart & Parry, 1994),让自己陷入现代主义议程之中,相信"叙述的框架"就是"最终版本",是"唯一的真相"? 这些作者指出,避免这种可能性的方法就是要不断地重新塑造自己,将我们的治疗工作视为一个在演化中的故事,会随着时间不断改变。在本书中提出的理念和技术就反映了这个演化的过程。各个作者都在尝试着阐述他们各自工作领域中的个人观念。我为自己能成为其中的一部分感到荣耀,并感激各位作者,以如此清晰的形式,让读者得以瞥见他们在这个阶段的理念和技法。

鸣谢

　　特别感谢 Donna Haig Friedman 博士在这一章的建设性提议。

参考文献

Amundson, J. K. , Stewart, K. , & Parry, A. (1994). Whither narrative? The danger of getting it right. *Journal of Marital and Family Therapy*, *20*, 83 - 89.

Bird, J. (1994). Talking amongst ourselves. *Dulwich Centre Newsletter*, pp. 44 - 46.

Bruner, J. (1986). *Actual minds, possible worlds*. Cambridge, MA: Harvard University Press.

Chenail, R. (1993). Making maps. In A. H. Rambo, A. Heath, & R. J. Chenail (Eds.), *Practicing therapy: Exercises for growing therapists*. New York: Norton.

Foucault, M. (1965). *Madness and civilization*. New York: Random House.

Friedman, S., & Fanger, M. T. (1991). *Expanding therapeuic possibilities: Getting results in brief psychotherapy*. New York: Lexington Books/Macmillan.

Hare-Mustin, R. (1994). Discourses in the mirrored room: A postmodern analysis of therapy. *Family Process*, *33*, 19 – 35.

Hoffman, L. (1991). A reflexive stance for family therapy. *Journal of Strategic and Systemic Therapies*, *10*, 4 – 17.

Hoffman, L. (1993). *Exchanging voices: A collaborative approach to family therapy*. London: Karnac Books.

Kearney, P. A., Byrne, N. O'R., & McCarthy, I. C. (1989). Just metaphors: Marginal illuminations in a colonial retreat. *Family Therapy Case Studies*, *4*, 17 – 31.

Law, I., & Madigan, S. (1994). Introduction to power and politics in practice. *Dulwich Centre Newsletter*, pp. 3 – 6.

Lesiak, C. (Producer). (1992, February 13). *In the white man's image*. Lincoln, NE: Nebraska Educational Television Network.

Native American Wisdom. (1993). Philadelphia: Running Press.

Pilkington, S., & Fraser, N. (1992). Exposing secret biographies. *Dulwich Centre Newsletter*, pp. 12 – 17.

Pukui, M. K., Haertig, E. W., & Lee, C. A. (1972). *Nana I ke kumu [Look to the source]*. Honolulu, HA: Hui Hanai.

Teltsch, K. (1991, September 1). Youth groups edge closer in Brooklyn. *The New York Times*, p. 35.